Cultura e salute

Cultura e salute

La partecipazione culturale
come strumento per un nuovo welfare

a cura di
Enzo Grossi
Annamaria Ravagnan

Presentazione di
Pier Luigi Sacco

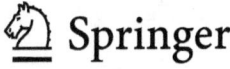

Enzo Grossi
Professore di Cultura e Salute
Libera Università di Lingue
e Comunicazione IULM

Membro Comitato di Gestione
Fondazione Bracco
Milano

Annamaria Ravagnan
Regione Lombardia
D.G. Istruzione, Formazione e Cultura
Struttura Musei, Ecomusei, Biblioteche
e Archivi, Milano

ISBN 978-88-470-2780-0
DOI 10.1007/978-88-470-2781-7

ISBN 978-88-470-2781-7 (eBook)

© Springer-Verlag Italia 2013

Quest'opera è protetta dalla legge sul diritto d'autore e la sua riproduzione anche parziale è ammessa esclusivamente nei limiti della stessa. Tutti i diritti, in particolare i diritti di traduzione, ristampa, riutilizzo di illustrazioni, recitazione, trasmissione radiotelevisiva, riproduzione su microfilm o altri supporti, inclusione in database o software, adattamento elettronico, o con altri mezzi oggi conosciuti o sviluppati in futuro, rimangono riservati. Sono esclusi brevi stralci utilizzati a fini didattici e materiale fornito ad uso esclusivo dell'acquirente dell'opera per utilizzazione su computer. I permessi di riproduzione devono essere autorizzati da Springer e possono essere richiesti attraverso RightsLink (Copyright Clearance Center). La violazione delle norme comporta le sanzioni previste dalla legge.

Le fotocopie per uso personale possono essere effettuate nei limiti del 15% di ciascun volume dietro pagamento alla SIAE del compenso previsto dalla legge, mentre quelle per finalità di carattere professionale, economico o commerciale possono essere effettuate a seguito di specifica autorizzazione rilasciata da CLEARedi, Centro Licenze e Autorizzazioni per le Riproduzioni Editoriali, e-mail autorizzazioni@clearedi.org e sito web www.clearedi.org.

L'utilizzo in questa pubblicazione di denominazioni generiche, nomi commerciali, marchi registrati, ecc. anche se non specificatamente identificati, non implica che tali denominazioni o marchi non siano protetti dalle relative leggi e regolamenti.

Le informazioni contenute nel libro sono da ritenersi veritiere ed esatte al momento della pubblicazione; tuttavia, gli autori, i curatori e l'editore declinano ogni responsabilità legale per qualsiasi involontario errore od omissione. L'editore non può quindi fornire alcuna garanzia circa i contenuti dell'opera.

9 8 7 6 5 4 3 2 1   2013   2014   2015

Layout copertina: Ikona S.r.l., Milano

Impaginazione: Ikona S.r.l., Milano

Springer-Verlag Italia S.r.l., Via Decembrio 28, I-20137 Milano
Springer fa parte di Springer Science+Business Media (www.springer.com)

Presentazione

Il rapporto tra cultura e salute è un tema relativamente nuovo nella letteratura scientifica, ma allo stesso tempo oggetto di un'attenzione crescente che non si limita alla sfera della ricerca, trasferendosi sempre più spesso sul versante della policy. Le esperienze pilota non mancano: dall'arte negli ospedali ai successi della musicoterapia, dal ruolo delle esperienze culturali nella terapia del dolore all'impatto delle stesse nei processi di invecchiamento attivo, tanto per fare qualche esempio. Ma per molto tempo questi esperimenti, per quanto promettenti nei loro risultati, sono stati confinati al rango di curiosità, di curiose bizzarrie, e quindi di episodi marginali rispetto alla ricerca scientifica "seria" e agli approcci "concreti" e "realistici" al welfare.

Lo scenario, però, sta cambiando piuttosto rapidamente. Ci si comincia ad accorgere che forse allestire i luoghi di cura in modo da farli somigliare a una caserma più che a una abitazione non è poi una scelta così saggia, nemmeno dal punto di vista dei costi, in una prospettiva di lungo termine. I modelli offerti dai primi ospedali, come ad esempio il Santa Maria della Scala a Siena, che accudivano i pellegrini e i malati all'interno di ambienti affrescati dai migliori artisti del tempo, immergendo letteralmente i sofferenti nella bellezza, erano probabilmente molto più saggi e lungimiranti di quanto siamo oggi portati a pensare, un po' presuntuosamente, sulla base di approcci centrati sulla malattia piuttosto che sulla persona, e spesso basati su una concezione alquanto meccanica e ingegnerizzata della salute e del benessere.

La ricerca e le esperienze in atto stanno mostrando sempre più chiaramente l'emergere di una prospettiva nuova e per molti versi entusiasmante: quella del *welfare culturale*, ovvero di un approccio al benessere e alla salute nel quale i temi dello sviluppo umano e della qualità dell'esperienza individuale diventano parte integrante delle strategie di prevenzione e di cura. I risultati di cui già disponiamo fanno sperare ragionevolmente che questo approccio possa anche abbattere i costi del welfare per quella componente, tutt'altro che trascurabile, legata alla povertà esperienziale del malato, producendo allo stesso tempo un notevole miglioramento della qualità della vita percepita: questa dinamica, oltre a configurare un netto aumento del benessere sociale, finirebbe per essere auto-sostenibile, perché potrebbe finanziare gli interventi culturali migliorativi interamente attraverso le economie di costo generate dalla migliore qualità di vita dei malati, producendo verosimilmente ampi margini di risparmio netto. Altrettanto interessanti sarebbero le implicazioni in termini di formazione di nuove figure professionali e di nuove tipologie di impresa, soprattutto sociale, disegnando nuove specializzazioni a cavallo tra medicina, arti e *humanities*. Per la sua lunga tradizione storica, l'Italia può senz'altro candidarsi a diventare uno dei Paesi leader di questo nuovo scenario, con ovvii benefici in termini di potenziale vantaggio competitivo, occupazione, e appunto qualità della vita.

L'Università IULM ha creduto fin dall'inizio a queste possibilità, da un lato dando il suo contributo a un progetto di ricerca che inizia a dare i suoi frutti in termini di pubblicazioni scientifiche e di riconoscimento internazionale, e dall'altro operando scelte innovative anche sul fronte della didattica, offrendo un corso che a nostra conoscenza presenta pochi precedenti nel sistema universitario italiano, interamente centrato appunto sul tema del rapporto tra cultura e salute. Questo libro è il frutto del primo anno di corso, tenuto dal Dott. Grossi, e rappresenta in se stesso una sperimentazione nella sperimentazione, in quanto prodotto col decisivo contributo degli studenti che lo hanno frequentato, e che non si sono limitati ad apprendere contenuti, ma li hanno immediatamente rielaborati criticamente rendendosi protagonisti di una esperienza, che speriamo sia per loro significativa e motivante, di produzione scientifica. L'intenzione è che questo esperimento non resti isolato ma si espanda nel tempo, magari coinvolgendo anche altre università e altri profili formativi, fino a dare luogo a un gruppo di lavoro ancora più interdisciplinare; inoltre, ci auguriamo che costituisca una base concreta per attestare nel nostro Paese questo orizzonte di ricerca così promettente e così rilevante su tanti, diversi piani della nostra vita economica e sociale.

Per ora, il mio ringraziamento va al Dott. Enzo Grossi e agli studenti, che con coraggio e generosità hanno accettato una sfida difficile ma che, credo, siano stati ampiamente ripagati dai risultati raggiunti. Complimenti a tutti e ad maiora.

Milano, dicembre 2012

Pier Luigi Sacco
Facoltà di Arte, Mercati e Patrimoni della Cultura
Libera Università di Lingue e Comunicazione IULM
Milano

Prefazione

L'idea di questo volume nasce dall'esigenza di fornire un libro di testo agli studenti del Corso "Cultura e Salute" che lo IULM ha istituito a partire dall'anno accademico 2011-2012.

Il libro, come il corso stesso, è del tutto inedito. In effetti in nessuna Università italiana, europea o internazionale è stato mai istituito un corso che trattasse in maniera sistematica i temi legati al rapporto privilegiato tra partecipazione culturale e stato di salute. Questa materia ha visto una notevole crescita di interesse solo negli ultimi anni, dopo la pubblicazione di alcuni studi epidemiologici, frutto di osservazioni prolungate nel tempo e di campioni rappresentativi di popolazione generale, i quali hanno dimostrato in maniera inequivocabile come l'intensità di fruizione intelligente del tempo libero si associ a un prolungamento della aspettativa di vita e alla riduzione di gravi patologie croniche degenerative, come la malattia di Alzheimer o il cancro.

Il libro intende quindi fornire le chiavi interpretative del ruolo esercitato dalla cultura nelle sfere del benessere individuale e della società, un tema ad oggi mai approfondito con strumenti scientifici e con un approccio multidisciplinare.

L'obiettivo è fornire gli strumenti per costruire possibili strategie volte a incrementare le opportunità di sviluppo del benessere individuale e, più in generale, della popolazione di un territorio di riferimento.

La cultura è nel nostro Paese considerata generalmente "intrattenimento", quindi ricondotta al superfluo. Secondo quanto esposto in questo volume, l'attività culturale assume invece una precisa valenza, dimostrandosi un importante strumento in grado di prevenire malattie croniche anche gravi, assicurare una maggiore longevità ed attenuare gli effetti negativi dello stress cronico sullo stato generale di salute, letto e interpretato con un concetto olistico in linea con la nuova interpretazione OMS sulla salute socialmente determinata.

Il volume mette quindi a fuoco la rilevanza della esperienza culturale sullo stato di salute e sugli indicatori della qualità di vita e del benessere psicologico attraverso una rivisitazione accurata degli studi scientifici condotti in Italia e in vari Paesi occidentali, introducendo anche alcuni dati inediti ricavati da due indagini di popolazione: una svolta sul territorio italiano nel suo complesso e una nella città di Milano.

Il quadro che ne emerge suggerisce che le politiche volte a promuovere l'accesso culturale possono essere considerate (e conseguentemente trasformate e riprogettate) come politiche per il welfare.

Un'altra particolarità di questo libro è che molti degli studenti che hanno seguito con successo il corso sono diventati autori o co-autori di molti dei capitoli che compongono il libro, al fianco di noti esperti universitari delle varie discipline che convergono in questo ambito: Giorgio Piga, Chiara Bocchi, Elettra Chiereghin, Ginevra Are, Chiara Tampieri, Lara Villa, Cristina Riso, Alfonso Casalini e Chloé Dall'Olio.

Nel primo capitolo "Salute e malattia" Enzo Grossi e Chiara Tampieri evidenziano alcuni dei limiti dell'attuale modello biomedico per la salute e la malattia, e offrono le basi concettuali di un approccio più integrato, scientificamente più valido e omnicomprensivo, basato sul modello biopsicosociale di Engel. In estrema sintesi, il medico, per comprendere e risolvere la malattia, deve occuparsi non solo dei problemi che interessano le funzioni vitali e gli organi, ma deve anche rivolgere l'attenzione agli aspetti psicologici, sociali, familiari dell'individuo, che interagiscono fra loro e che sono in grado di influenzare l'evoluzione della malattia.

Nel secondo capitolo si affronta l'affascinante tema della complessità, con la descrizione dei costrutti fondamentali sviluppati negli ultimi decenni intorno ai sistemi complessi e delle loro potenziali ripercussioni sulla piena comprensione dei rapporti tra cultura e salute.

L'autore del terzo capitolo (Giorgio Piga) indaga il significato della parola cultura analizzando l'etimologia e la storia del termine, commentando e approfondendo le visioni principali del dibattito internazionale, secondo l'approccio umanistico e quello antropologico. La analisi di due fondamentali documenti prodotti dall'UNESCO fornisce una preziosa mappa teorica e le basi concettuali dell'approccio statistico alla partecipazione culturale.

Il quarto capitolo si pone l'obiettivo di definire il concetto di cultura, le varie declinazioni dal punto di vista sociale ed economico e di descrivere la funzione che assume nei processi di sviluppo delle società post-industriali. Guido Ferilli e Ginevra Are, autori del capitolo, focalizzano la loro attenzione in particolare sul Distretto Culturale Evoluto, il quale, grazie alla valorizzazione della dimensione culturale locale, attiva la generazione di un circuito permanente di strutture e servizi capaci incrementare le potenzialità di sviluppo sociale ed economico di un territorio.

Il quinto capitolo curato da Alfonso Casalini e Giorgio Tavano Blessi si concentra sul rapporto esistente tra beni relazionali, consumo culturale e benessere. I beni relazionali sono quella particolare categoria di beni immateriali che si sviluppa allorquando si genera un rapporto afinalistico tra due o più individui. Questi beni, che hanno altre peculiarità quali il consumo necessariamente condiviso e l'identificazione tra il tempo di produzione e di consumo, generano attraverso la creazione di comportamenti sociali condivisi un clima di fiducia relazionale che agisce in maniera positiva sul benessere degli individui: la cultura viene inserita in questo processo di creazione di valore sia come input sia come output.

Annamaria Ravagnan nel sesto capitolo affronta la gestione associata dei beni culturali, strumento recentemente definito da Regione Lombardia. I progetti condivisi e le sperimentazioni attuate attraverso questi strumenti innovativi hanno permesso di introdurre i concetti di benessere e di diletto nella valorizzazione dei beni culturali e attraverso il consolidamento e la regolamentazione di questi strumenti sarà più facile sostenere ed attuare progetti culturali inseriti nello scenario attuale.

Il settimo capitolo tratta di un argomento su cui poche volte ci si è soffermati a riflettere: un museo potrebbe o dovrebbe essere considerato un luogo di divertimento? Annamaria Ravagnan e Chloé Dall'Olio, autrici del capitolo, analizzando le prospettive di questa piccola rivoluzione culturale, ci ricordano che l'International Council of Museums (ICOM) ha indicato tra i fini museali il "diletto". Ma i musei hanno fatto propria la definizione di questo organismo internazionale?

La qualità della vita, conosciuta oggi come importante parametro per la ricerca in medicina e nel campo della salute, ha avuto origine nel campo delle statistiche del benessere. Una parte di queste, quelle relative agli indicatori soggettivi, si è coniugata con tendenze che erano già in atto da tempo in medicina. Ricordando questi antecedenti, l'ottavo capitolo scritto da Mauro Niero e Cristina Lonardi presenta le tipologie di strumenti per l'analisi della qualità della vita in medicina, con particolare riguardo alle attuali applicazioni e agli scenari futuri del loro uso.

In ambito psicologico, dopo decenni di enfasi sulle strategie di compensazione dei deficit, sono stati recentemente formalizzati modelli di comportamento positivo. A ciò ha contribuito la psicologia positiva, una prospettiva di studio e ricerca che presta attenzione alle risorse dell'individuo, alle sue abilità, potenzialità e competenze come leve per supportare la crescita personale e lo sviluppo sociale. Nel nono capitolo Antonella Delle Fave e Raffaella Sartori spiegano come questo approccio abbia dirette conseguenze sulle politiche di intervento in quanto enfatizza la prevenzione rispetto alla cura, il potenziamento delle risorse rispetto alla riduzione dei problemi, il benessere in senso lato rispetto alla salute o al funzionamento in senso organicistico e pragmatistico. In questo capitolo sono anche descritti alcuni costrutti fondamentali sviluppati in questo ambito e le loro potenziali applicazioni, inclusa la pratica culturale, tema di questo volume.

Lo stress è stato recentemente definito come la malattia del nuovo secolo. La crescente consapevolezza che molte delle malattie croniche nella società moderna sembrano risiedere nelle crescenti richieste e pressioni provocate dai nuovi stili di vita, ha portato con sé l'esigenza di una riflessione sul peso che tali pressioni rivestono sulle condizioni di salute degli individui. Con il progredire delle conoscenze e della specializzazione in campo medico, l'approccio interdisciplinare e multifattoriale si è rivelato particolarmente importante e sempre più necessario. Nel decimo capitolo Angelo Compare e collaboratori analizzano il concetto di stress, in quanto fenomeno complesso, attraverso un approccio multifattoriale con l'obiettivo di integrare le varie componenti di tipo biologico, genetico, ambientale, psicologico, sociale e culturale. Inoltre viene delineata la storia del termine *stress* e le più recenti scoperte neuropsicologiche, che sottolineano l'imprescindibile legame tra mente e corpo. Tra gli aspetti che vengono messi a fuoco dalla ricerca emergono soprattutto i seguenti: il ruolo delle emozioni e dei processi di elaborazione cognitiva in relazione allo stress, il ruolo attivo che il soggetto ha nella gestione dello stress e nell'utilizzo di strategie (coping) per fronteggiare gli eventi stressanti e, soprattutto, il ruolo che la personalità e le emozioni svolgono nel mediare gli effetti nocivi dello stress attraverso l'elaborazione cognitiva.

Luca Francesco Ticini nell'undicesimo capitolo ci guida nel mondo affascinante della neuroestetica, la scienza che studia le basi neurobiologiche della bellezza. Recenti studi realizzati utilizzando avanzate tecniche di visualizzazione dell'attività cerebrale, come la risonanza magnetica funzionale, hanno dimostrato come l'arte stimoli nel nostro cervello le aree cerebrali coinvolte nella sensazione di ricompensa e benessere, generando così una risposta biochimica molto simile a quella rilevata durante l'innamoramento. Questi risultati testimoniano come il piacere estetico, il desiderio e il benessere siano strettamente interconnessi dal punto di vista neurobiologico, e suggeriscono come l'arte e la partecipazione culturale possano essere di beneficio contro l'ansia e la depressione.

Enzo Grossi e Ginevra Are affrontano nel dodicesimo capitolo un passaggio fondamentale, e cioè le evidenze scientifiche sul ruolo della cultura nella promozione della salute. Vengono riassunti i risultati ottenuti nei numerosi studi condotti in vari paesi sul ruolo della partecipazione culturale nella promozione dello stato di salute. Le evidenze disponibili sono convergenti e unanimemente a favore di un ruolo importante giocato dalla partecipazione culturale sull'allungamento della durata della vita e sulla prevenzione delle principali malattie croniche degenerative.

Il tredicesimo capitolo esplora diversi fenomeni di declino cognitivo e demenza, tra cui il morbo di Alzheimer, che coinvolgono la vecchiaia. Tra i fattori preventivi di queste degenerazioni, quelli legati alla partecipazione in attività di tipo culturale sono tra i più studiati. Enzo Grossi, Lara Villa e Cristina Riso, autori del capitolo, identificano 18 studi (9 sul declino cognitivo e 9 sul rischio di demenza) che hanno coinvolto oltre 10000 soggetti anziani, che dimostrano una robusta associazione tra la quantità di attività mentale e l'entità di riduzione del declino cognitivo e del rischio di demenza. L'ordine di grandezza dell'effetto è notevole: un'attività mentale di livello elevato si associa a un dimezzamento del rischio di demenza.

Chiara Bocchi ed Elettra Chiereghin analizzano nel quattordicesimo capitolo la letteratura medica che studia l'associazione tra arti/discipline umanistiche e il settore sanitario e l'influenza, a vari livelli, delle arti sulla salute. È infatti spesso ribadita l'influenza positiva esercitata dalle arti e dalle scienze umanistiche sugli esiti clinici dei pazienti, l'ambiente lavorativo, l'istruzione e la formazione degli operatori sanitari, la cura di pazienti con disturbi mentali.

Il lettore si stupirà nello scoprire come alcuni importanti ospedali internazionali – il Chelsea and Westminster Hospital di Londra in primis – abbiano consapevolmente inserito l'arte nella loro missione.

Gli ultimi tre capitoli sono dedicati a due importanti progetti di ricerca condotti in Italia e nella città di Milano. Le indagini sono state condotte con Doxa su un totale di 4000 cittadini campionati in modo da essere rappresentativi del Paese Italia (N = 3000, capitolo 15) e della città di Milano (N = 1000, capitolo 16). I risultati ottenuti confermano che uno stile di vita sano, l'uso intelligente del tempo libero e la continuità nella fruizione culturale, attività fisica compresa, diventano un fattore determinante del benessere psicologico individuale. Nel genere femminile, dove si evidenzia una maggior vulnerabilità al *distress* anche per una maggiore esposizione a malattie croniche, si osserva un maggior vantaggio tratto dalle attività di partecipazione culturale, vantaggio che si concretizza in un maggior benessere percepito. Nel profilo di benessere della donna, le attività culturali diventano inaspettatamente un fattore fondamentale nella determinazione del benessere soggettivo.

I risultati di queste ricerche sono incoraggianti, e sollevano una serie di interrogativi che sono stati discussi nell'ultimo capitolo, scritto da Cristina Lonardi e collaboratori.

Milano, dicembre 2012 Enzo Grossi
Annamaria Ravagnan

Indice

1 Salute e malattia: una visione moderna, olistica e sfumata 1
Enzo Grossi, Chiara Tampieri
1.1 Da Ippocrate al modello biomedico 2
1.2 Il modello biomedico 3
1.3 Logica classica versus logica sfumata... 8
1.3.1 La logica fuzzy in medicina.. 10
1.3.2 Logica fuzzy in medicina e bioinformatica................................. 12
1.4 Il modello biopsicosociale... 13
1.5 Modello biomedico e biopsicosociale a confronto 16
1.6 Metodi e strumenti dell'approccio biopsicosociale..................... 20
1.7 Riflessioni conclusive.. 21
Bibliografia... 23

2 Teoria della complessità applicata all'interazione tra cultura e salute 25
Enzo Grossi
2.1 Introduzione... 25
2.2 La teoria del caos deterministico... 27
2.3 La geometria frattale 29
2.4 Le reti complesse... 30
2.5 Direzioni future 33
Bibliografia... 33

3 Cultura: significato, evoluzione e domini operativi secondo l'UNESCO... 35
Giorgio Piga
3.1 Un approccio complesso alla cultura 35
3.1.1 Etimologia e breve storia del termine 35
3.1.2 Tre, due, una e nessuna definizione 36
3.2 L'UNESCO e la statistica culturale... 39

	3.2.1	Le definizioni di cultura	39
	3.2.2	La statistica culturale	41
	3.2.3	Partecipazione culturale	42
	Bibliografia		45

4 Distretto Culturale e capitale culturale: aspetti socioeconomici 47
Guido Ferilli, Ginevra Are Cappiello

4.1	Introduzione	47
4.2	Cultura, società ed economia	48
4.3	La tassonomia: cultura e territorio	50
4.4	Il Distretto Culturale	52
4.5	Conclusioni	56
Bibliografia		57

5 Cultura, beni relazionali e benessere 59
Alfonso Valentino Casalini, Giorgio Tavano Blessi

5.1	Introduzione	59
5.2	L'approccio teorico ai beni relazionali	60
5.3	I beni relazionali e il paradosso della felicità: quale benessere?	63
5.4	Beni relazionali, cultura e benessere: alla base neurobiologica della tassonomia	64
5.5	Conclusioni	67
Bibliografia		68

6 La gestione associata dei beni culturali 71
Annamaria Ravagnan

6.1	Introduzione	71
6.2	Breve storia della normativa sui musei in Italia e introduzione della gestione associata	72
6.3	La gestione associata in Lombardia: la nascita dei Sistemi Museali Locali	73
6.4	Altri strumenti della gestione associata	78
6.4.1	Reti regionali di musei	78
6.4.2	Distretti Culturali	80
6.4.3	Ecomusei	80
6.5	Conclusioni	82
Bibliografia		82

7 Il museo come luogo di "diletto" 85
Annamaria Ravagnan, Chloé Dall'Olio

7.1	Introduzione	85
7.2	Breve storia dei musei	87
7.3	Definizione di museo	91
7.4	Attenzione al benessere del pubblico	95

	7.5	Conclusioni	98
	Bibliografia		101

8 Benessere, stato di salute e qualità della vita: aspetti teorici e metodologici ... 103
Mauro Niero, Cristina Lonardi

	8.1	Premessa: il PIL, la qualità della vita e le varietà del bene	103
	8.2	Il connubio fra QoL e medicina e i suoi eventi anticipatori	104
	8.3	I diversi tipi di PRO e la QoL	108
	8.3.1	I sintomi e il dolore	108
	8.3.2	Le misure di autonomia e di funzionalità fisico-sociale	109
	8.3.3	Salute generale, QoL generica e HRQoL	109
	8.3.4	Le misure del benessere percepito	110
	8.3.5	Le misure specifiche per patologia, per condizione e per dominio	112
	8.3.6	Le misure individualizzate: la SEIQoL	113
	8.3.7	La misura delle preferenze: le utility	114
	8.4	Nuove frontiere nell'analisi della QoL e dei PRO	115
	Bibliografia		116

9 La psicologia positiva e la scienza del benessere ... 121
Antonella Delle Fave, Raffaella D.G. Sartori

	9.1	Teorie psicologiche e modelli di salute: lavori in corso	121
	9.2	Verso una definizione di benessere	122
	9.3	La psicologia positiva	123
	9.3.1	La promozione della salute	124
	9.3.2	Benessere al lavoro e nello studio	125
	9.3.3	Il valore positivo del tempo libero	125
	9.4	Cultura e promozione del benessere	126
	Bibliografia		126

10 Dalla salute mentale a quella fisica: medicina psicosomatica, stress e personalità ... 129
Angelo Compare, Cristina Zarbo, Elena Baldassari, Alberto Bonardi

	10.1	Il rapporto mente-corpo e il concetto di stress	129
	10.1.1	Cenni storici sull'evoluzione del rapporto mente-corpo e lo sviluppo della psicosomatica	129
	10.1.2	La nascita del concetto di stress	131
	10.1.3	Basi neuropsicologiche dello stress	132
	10.1.4	DSM-IV-TR e classificazione delle malattie psicosomatiche	135
	10.2	Le patologie da somatizzazione	136
	10.2.1	Stress e sistema gastrointestinale	138
	10.2.2	Stress e disturbi del sonno	139
	10.2.3	Stress e malattie dermatologiche	139
	10.2.4	Altri quadri clinici rilevanti	140

10.3	Il ruolo delle relazioni in rapporto allo stress	141
10.3.1	Teoria e prassi	141
10.3.2	Il supporto sociale come mediatore nella percezione dello stress	142
10.3.3	Il ruolo delle relazioni sulla malattia cardiaca	144
10.4	Il ruolo delle emozioni e dei processi di elaborazione cognitiva	145
10.4.1	Differenze individuali nella risposta emotiva allo stress	146
10.4.2	Le strategie di coping	147
10.4.3	La regolazione delle emozioni	148
10.4.4	La mentalizzazione	149
10.4.5	Emotion-Focused Therapy	149
10.5	La personalità come modalità tipica di elaborazione cognitiva delle emozioni	150
10.5.1	Personalità di tipo A	10
10.5.2	Personalità di tipo D	151
10.5.3	Ostilità, rabbia e aggressività	151
10.6	Conclusioni	152
Bibliografia		155

11 Neuroestetica: le basi neurobiologiche della bellezza e del benessere ... 161
Luca Francesco Ticini

11.1	Introduzione	161
11.2	Evidenze	162
11.3	Conclusioni e prospettive	164
Bibliografia		165

12 Studi internazionali su cultura e salute: revisione della letteratura ... 167
Enzo Grossi, Ginevra Are Cappiello

12.1	Introduzione. Le prove di efficacia basate sulle evidenze: il ruolo degli studi osservazionali	167
12.2	Efficacy versus effectiveness	169
12.3	La relazione tra cultura e benessere: gli studi internazionali a sostegno del ruolo della cultura nella promozione della salute	171
12.4	Ipotesi sui meccanismi biologici in gioco	176
12.5	Conclusioni	177
Bibliografia		177

13 Invecchiamento, declino cognitivo, Alzheimer; ruolo della cultura nella prevenzione della demenza ... 179
Enzo Grossi, Lara Villa, Cristina Riso

13.1	Invecchiamento: meccanismi e teorie biologiche	179
13.2	Invecchiamento e malattie cronico-degenerative	181

13.2.1	Demenza e malattia di Alzheimer	183
13.3	Ruolo della cultura nella prevenzione del declino cognitivo e della demenza	188
13.3.1	Il Bronx Aging Study	188
13.3.2	Revisione della letteratura	189
13.4	Conclusioni	190
Bibliografia		191

14 Arte e ospedali: evidenze scientifiche del ruolo terapeutico della cultura 193
Chiara Bocchi, Elettra Chiereghin

14.1	Introduzione	193
14.2	Letteratura scientifica dell'Arts Council England	194
14.3	Un studio sperimentale al Chelsea and Westminster Hospital	197
14.3.1	Medical Day Unit	197
14.3.2	Clinica prenatale e prenatale ad alto rischio	198
14.3.3	Reparto maternità e clinica postnatale	198
14.3.4	Day Surgery Unit e postoperatorio	199
14.3.5	HIV/AIDS Unit	199
14.3.6	La valutazione dello staff	199
14.4	Due casi internazionali: i programmi Art in Hospital di Glasgow e del Texas	200
14.5	Conclusioni	201
Bibliografia		201

15 Progetto cultura e benessere sul territorio italiano: interazione tra cultura, salute e benessere 205
Enzo Grossi, Giorgio Tavano Blessi, Pierluigi Sacco

15.1	Introduzione	205
15.2	Metodi	205
15.3	Risultati	206
15.4	Conclusioni	212
Bibliografia		214

16 Stili di vita, salute, cultura e ambiente nel determinismo del benessere psicologico soggettivo: uno studio di popolazione nella città di Milano 215
Enzo Grossi, Ginevra Are Cappiello

16.1	Introduzione	215
16.2	Metodi	216
16.2.1	L'indice di benessere psicologico generale (PGWBI)	217
16.2.2	Analisi dei dati	218
16.3	Risultati	218
16.3.1	Descrizione del campione	218
16.3.2	Principali determinanti del benessere psicologico	219

16.4 Conclusioni 226
Bibliografia 227

17 Approfondimenti su differenze di genere nell'influsso della cultura sul benessere psicologico 229
Cristina Lonardi, Enzo Grossi, Angelo Compare, Renata Cerutti, Mauro Niero
17.1 Introduzione 229
17.2 Disegno della ricerca, concetti e misure 229
17.2.1 Il disegno della ricerca 229
17.2.2 Il benessere e la sua definizione operativa 230
17.2.3 Altri indicatori e indici 231
17.2.4 Analisi dei dati 231
17.3 Risultati 232
17.4 Discussione e conclusioni 238
Bibliografia 243

Indice analitico 245

Elenco degli Autori

Ginevra Are Cappiello Libera Università di Lingue e Comunicazione IULM, Milano

Elena Baldassari Dipartimento di Scienze Umane e Sociali, Università degli Studi di Bergamo

Chiara Bocchi Libera Università di Lingue e Comunicazione IULM, Milano

Alberto Bonardi Dipartimento di Scienze Umane e Sociali, Università degli Studi di Bergamo

Alfonso Valentino Casalini Facoltà di Arti, Patrimoni e Mercati, Libera Università di Lingue e Comunicazione IULM, Milano

Renata Cerutti Fondazione Bracco, Milano

Elettra Chiereghin Libera Università di Lingue e Comunicazione IULM, Milano

Angelo Compare Psicologo specialista in Psicoterapia, Professore presso il Corso di Laurea in Psicologia, Università degli Studi di Bergamo

Chloé Dall'Olio Libera Università di Lingue e Comunicazione IULM, Milano

Antonella Delle Fave Dipartimento di Scienze Biomediche e Cliniche "Luigi Sacco", Università degli Studi di Milano

Guido Ferilli Research fellow, Facoltà di Arti, Mercati e Patrimoni della Cultura, Libera Università di Lingue e Comunicazione IULM, Milano

Enzo Grossi Professore di Cultura e Salute, Libera Università di Lingue e Comunicazione IULM, Membro Comitato di Gestione, Fondazione Bracco, Milano

Cristina Lonardi Sezione di Sociologia, Dipartimento Tesis, Università di Verona

Mauro Niero Sezione di Sociologia, Dipartimento Tesis, Università di Verona

Giorgio Piga Corso di laurea magistrale in Arti, Patrimoni e Mercati, Libera Università di Lingue e Comunicazione IULM, Milano

Annamaria Ravagnan Regione Lombardia – D.G. Istruzione, Formazione e Cultura, Struttura Musei, Ecomusei, Biblioteche e Archivi, Milano

Cristina Riso Libera Università di Lingue e Comunicazione IULM, Milano

Pierluigi Sacco Corso di laurea magistrale in Arti, Patrimoni e Mercati, Libera Università di Lingue e Comunicazione IULM, Milano

Raffaela D.G. Sartori Dipartimento di Scienze Biomediche e Cliniche "Luigi Sacco", Università degli Studi di Milano

Chiara Tampieri Libera Università di Lingue e Comunicazione IULM, Milano

Giorgio Tavano Blessi Facoltà di Arti, Mercati e Patrimoni della Cultura, Libera Università di Lingue e Comunicazione IULM, Milano

Luca Francesco Ticini Società Italiana di Neuroestetica "Semir Zeki", Trieste; Max Planck Institute for Human Cognitive and Brain Sciences, Lipsia, Germania

Lara Villa Libera Università di Lingue e Comunicazione IULM, Milano

Cristina Zarbo Dipartimento di Scienze Umane e Sociali, Università degli Studi di Bergamo

Salute e malattia: una visione moderna, olistica e sfumata

Enzo Grossi, Chiara Tampieri

> *La più grande rivoluzione della nostra generazione*
> *è la scoperta che gli esseri umani, modificando*
> *gli atteggiamenti interiori delle loro menti,*
> *possono cambiare gli aspetti esteriori della loro vita*
> William James

Ci troviamo in una fase critica di rivisitazione culturale dei concetti sulla salute e sulla malattia, rivisitati in connessione a fattori psicologici, ambientali e sociali. Questo rinnovamento e riconfigurazione filosofica potrebbe avere presto profonde ripercussioni sul nostro futuro [1].

Lo scopo di questo capitolo è quello di evidenziare alcuni dei limiti dell'attuale modello biomedico per la salute e la malattia, e di offrire le basi concettuali di un approccio più integrato, scientificamente più valido e onnicomprensivo.

Uno dei maggiori problemi sociali del nostro tempo è che, nonostante cifre enormi spese nel contesto medico attualmente vigente sia in termini di ricerca che di implementazione tecnologica, rimangono ancora problemi enormi da risolvere sul miglioramento dello stato di salute e della qualità di vita della popolazione occidentale che, dopo aver raggiunto un plateau, non sta migliorando ulteriormente. Al contrario, malattie croniche come l'obesità, il cancro e la malattia di Alzheimer sono in aumento e segnano prematuramente il destino di una quota imponente della popolazione attuale, nuove forme di batteri stanno eludendo e superando la protezione offerta dagli antibiotici e, anche per questo motivo, il numero di pazienti che muoiono di infezioni nosocomiali è in crescita; inoltre, un crescente numero di persone si ammalano ogni anno di malattie *idiopatiche*, cioè con causa ignota.

In settori particolari, come quello della pediatria, lo spettro delle patologie si è profondamente trasformato con la comparsa di malattie croniche degenerative che

---

E. Grossi (✉)
Professore di Cultura e Salute, Libera Università di Lingue e Comunicazione IULM
Membro Comitato di Gestione, Fondazione Bracco, Milano
e-mail: enzo.grossi@iulm.it

E. Grossi, A. Ravagnan (a cura di), *Cultura e salute*,
DOI: 10.1007/978-88-470-2781-7_1, © Springer-Verlag Italia 2013

hanno soppiantato quelle acute. Questa vera e propria escalation è quantificabile da una serie di dati: l'asma ha avuto un raddoppio della frequenza negli ultimi 30 anni; le malattie da alterato sviluppo cerebrale (dislessia, *attention-deficit-disorder*, autismo) affliggono ormai il 5–10% dei bambini, la leucemia e i tumori cerebrali hanno avuto un aumento del 30% negli ultimi 40 anni; il parto prematuro è aumentato del 27% negli ultimi 30 anni e, infine, l'obesità ha triplicato la sua prevalenza [2].

Nonostante i grandi successi raggiunti in determinati settori, e gli spettacolari avanzamenti della biologia molecolare, della genomica e della tecnologia medica, lo stato di salute della popolazione non sta migliorando come ci si aspetterebbe. Molti pazienti sono alla ricerca di nuove risposte per migliorare il proprio stato di salute e la propria qualità di vita attraverso pratiche mediche non convenzionali [3].

L'opinione pubblica si sta rendendo conto che i trattamenti orientati ai segni e ai sintomi e ispirati al modello biomedico non sono in grado di risolvere al meglio tutte le problematiche emergenti [1].

In questo capitolo affronteremo il problema della salute attraverso una rivisitazione storica, epistemologica e filosofica dei modelli dominanti, nel tentativo di tracciare un'agenda per gli anni a venire.

1.1 Da Ippocrate al modello biomedico

Per millenni la malattia è stata considerata un fenomeno magico-religioso.

Si deve attendere il quinto secolo avanti Cristo per avere con Ippocrate la nascita di una medicina che, pur priva di quelle basi scientifiche che si sarebbero sviluppate solo due millenni più tardi, cerca un approccio razionale fondato sull'osservazione e la deduzione. Dopo la nascita della medicina scientifica, che si può collocare alla fine del Seicento, inizia a svilupparsi quello che due secoli dopo, con il contributo di Claude Bernard e di altri scienziati illuminati, diventerà il modello biomedico, in concomitanza con la nascita della società industriale.

Il modello biomedico ha come oggetto specifico la malattia che diventa un bersaglio da isolare, comprendere e debellare. I concetti di salute legata alle condizioni di vita e a quelle lavorative della popolazione non sono parte di questa visione e ne rimarranno fondamentalmente estranei sino ai giorni nostri.

L'approccio positivista, infatti, basato su una matematica derivata dalla meccanica Newtoniana, porta a immaginare di poter dominare le problematiche mediche attraverso una scomposizione sempre più sottile delle componenti dell'organismo umano che hanno un riscontro anatomico: dagli apparati agli organi, dagli organi alle componenti elementari, dalle componenti elementari alle cellule e così via.

Questi antefatti sono le basi per la nascita di una medicina basata su specializzazioni per organi e apparati, nella convinzione che le malattie siano a carico di una sola parte o di un solo organo. Questo "specialismo" esasperato si sviluppa soprattutto nel XX secolo e allontana sempre più il medico dall'individuo come persona, come unità psico-fisica interagente con l'ambiente circostante, il presupposto per una "medicina della persona" vista nella sua totalità.

Un problema ancestrale è quello della definizione del termine salute. Cosa intendiamo per salute oggi?

Non esiste una definizione univoca di questo concetto, in quanto l'idea della salute è funzione del patrimonio di conoscenze posseduto da una data società in un determinato contesto storico.

La salute può avere molti significati a seconda dei punti di vista e del fruitore finale. Può essere infatti intesa come stato ideale, come fitness fisica e mentale, come bene di consumo, come forza/capacità dell'individuo o come sviluppo delle potenzialità personali.

La visione che domina la medicina concepisce salute e malattia come polarità opposte e considera la salute semplicemente come assenza di malattia.

Concezioni socialmente e storicamente differenziate danno luogo ad abiti mentali e a modelli di salute che risultano spesso in competizione tra di loro nella società. Attualmente si confrontano tre modelli principali, di cui il primo è dominante:
1. biomedico;
2. comportamentale;
3. biopsicosociale.

1.2　Il modello biomedico

Il modello biomedico, anche detto "modello medico", poiché incentrato sul ruolo del medico nel processo di cura della malattia, deriva da un approccio di matrice positivista, occidentale, consolidatosi tra la fine dell'Ottocento e i primi del Novecento, e si basa sull'idea di un sapere medico-scientifico potenzialmente incrementabile all'infinito e, in ultima istanza, in grado di debellare ogni tipo di malattia.

Dopo essersi diffuso nelle discipline mediche del XX secolo, è ancora oggi il modello medico imperante e si fonda sempre più sull'innovazione tecnologica, sull'idea che l'uomo tramite la tecnologia e l'economia possa dominare la natura, sulla medicina come scienza oggettiva in grado di scoprire cause e rimedi.

Come indica il termine stesso, si tratta di un modello che combina biologia e medicina e ne fa il perno della pratica clinica.

Gli assunti fondamentali del modello biomedico sono molteplici; nel 2001 Seedhouse identificò in tale modello le seguenti caratteristiche [4]:
1. dualismo mente e corpo: si tratta di entità separate o separabili;
2. riduzionismo biologico: si basa sulla biologia molecolare, e considera la malattia come un'alterazione delle variabili biologiche di norma;
3. la salute è assenza di malattia per definizione: ciò significa assenza di anormalità fisiologiche;
4. la medicina è una scienza oggettiva: essa scopre le cause delle malattie e i rimedi per riportare il paziente a uno stato di salute;
5. la salute è una sorta di merce, inserita in una dimensione commerciale/di business;
6. la scienza medica si applica ai corpi: le conoscenze derivate dalla ricerca scien-

tifica sono applicate al corpo alla stregua di un oggetto fisico, piuttosto che a delle persone;
7. il livello di salute dipende dalla scienza: sono le conoscenze medico-scientifiche (e tecnologiche) e la disponibilità di risorse mediche a condizionare lo stato di salute di una popolazione.

Il primo assunto nel modello biomedico, ovvero la separazione tra mente e corpo, si sviluppa nella filosofia analitica angloamericana che trae le proprie origini dal dualismo di origine cartesiana concernente il rapporto mente–corpo (o mente–cervello).

Si tratta di una concezione metafisica che sostiene che la realtà sia costituita da due sostanze fondamentali, ontologicamente separate e incapaci di interagire causalmente l'una con l'altra.

René Descartes, riferendosi a *res cogitans* e *res extensa*, parte dalla convinzione per cui ogni individuo si percepisce come se fosse una persona all'interno di un corpo (non è raro che si utilizzino espressioni come "la mia mano, il mio cuore" come se fossero oggetti che ci appartengono e non parti integranti di noi) e sostiene che esista una separazione tra mente e corpo che conduce l'uomo a non essere un'unità compatta bensì la somma di due insiemi multifattoriali distinti: quello fisico e quello psicologico.

Abbracciando tali convinzioni, il modello biomedico non considera la multifattorialità della causa di malattia ma si limita a definire come causa unica i problemi fisici del paziente, ignorando gli altri aspetti della vita che potrebbero garantire il raggiungimento di un benessere completo.

Nel caso di pazienti con stili di vita negativi, ad esempio, le sole cause che vengono individuate da tale modello sono la sovralimentazione, il fumo o il consumo eccessivo di alcool. I biomedici, con un approccio semplicistico, sostengono che il rimedio consiste nel cambiare dieta o smettere di fumare, ma ignorano che tali raccomandazioni difficilmente possono garantire al paziente un reale effetto benefico, poiché alla base del suo malessere potrebbero esserci problemi psicologici, stati depressivi o altri disagi che purtroppo non vengono considerati problemi clinici e rimangono pertanto irrisolti.

L'attenzione si concentra soprattutto sulla causa della malattia e sulla sua rimozione, vengono somministrati analgesici nel tentativo di rimuovere la causa fisica all'origine del dolore del paziente e farlo stare bene, senza considerare che il paziente possa avere alla base una qualche forma di disagio psicologico.

Tale approccio ha effetti negativi anche sul modo in cui il paziente si affida alle cure, poiché la sottovalutazione del ruolo giocato dal disagio psicologico nella genesi di sintomi fisici, come il dolore cronico, lo porta a cercare automaticamente l'assistenza medica, ignorando i disturbi ambientali, comportamentali e sociali del proprio vivere quotidiano [5].

Un altro assunto del modello biomedico, derivante dal dualismo cartesiano, è il presupposto che mente e corpo possano essere trattati separatamente e che, pertanto, il corpo sia considerato come una macchina, molto complicata ma pur sempre macchina. Il medico, come un buon meccanico, è in grado di studiare il malfunzionamento di ogni pezzo di questa macchina e, se necessario, sostituirlo con un pezzo nuovo di ricambio [6].

Dalla convinzione che le malattie possano essere considerate come risultanti da cause fisiche identificabili, cioè che alla base possa esserci un elemento meccanico, il modello biomedico presuppone che l'applicazione di indagini tecnologiche sempre più sofisticate, in grado di determinare la natura meccanica della malattia, possano comportare un vantaggio crescente per il paziente: tale soluzione, tuttavia, non può avere validità assoluta.

È giunto il momento di abbandonare questa visione semplicistica della malattia, poiché ormai la complessa interazione tra fattori genetici e ambientali, l'invecchiamento della popolazione e la variabilità interindividuale rendono l'assistenza medica centrata solo sulla diagnosi ormai superata, se non addirittura nel peggiore dei casi dannosa, con il rischio di accanimento terapeutico del paziente [7].

Un medico può ottenere grandi vantaggi nella propria professione dai progressi tecnologici; una gamma completa di test diagnostici può certamente consentire ai medici di salvaguardarsi rispetto alla responsabilità per diagnosi errate o trattamenti impropri, ma non necessariamente l'essere meglio informati porta a un trattamento migliore.

Il progresso medico durante il secolo scorso ha coinciso con la specializzazione e subspecializzazione della ricerca e della pratica medica. La frammentazione dell'individuo in organi e, successivamente, degli organi in tessuti, dei tessuti in cellule e delle cellule in molecole, ha facilitato l'acquisizione di nuova conoscenza di evidente importanza clinica. Il riduzionismo biologico, altro importante assunto del modello biomedico, ha consentito certamente notevoli progressi ma, come diremo più avanti, questi progressi non sono stati proporzionali alle aspettative di una scienza di base, esplosiva nelle sue premesse.

La ricomposizione dell'enorme insieme di informazioni riferite a malattie sempre meno organocentriche, dove sono altamente presenti effetti paradossali e impredicibilità, richiede un nuovo paradigma concettuale che viene spesso definito come "la scienza dei sistemi adattivi complessi". Riprendendo le parole di E.O. Wilson, il padre della biologia della diversità [8]:

> The greatest challenge today, not just in cell biology and ecology but in all science, is the accurate and complete description of complex systems. Scientists have broken down many kinds of systems. They think they know most of the elements and forces. The next task is to reassemble them, at least in mathematical models that capture the key properties of the entire ensembles[1].

A caratterizzare il modello biomedico è la grande attenzione alla malattia. Si presume che la salute sia l'assenza di malattia, cioè qualcosa che esiste in assenza di qualcos'altro.

---

[1] La più grande sfida oggi, non solo in biologia cellulare e in ecologia, ma in tutta la scienza, è l'accurata e completa descrizione dei sistemi complessi. Gli scienziati hanno scomposto molti sistemi in piccoli pezzi. Essi pensano di conoscerne la maggior parte degli elementi e delle forze. Il prossimo compito sarà quindi quello di riassemblarli, almeno nei modelli matematici che catturano le proprietà chiave di interi insiemi.

Questa ipotesi è in contrasto con quanto oltre cinquant'anni fa affermava l'Organizzazione Mondiale della Sanità sostenendo che la salute fosse uno stato di completo benessere fisico, mentale e sociale e non semplicemente assenza di malattia o infermità.

Perché coloro che dovrebbero essere maggiormente interessati a definire la malattia e la salute, elementi base del loro lavoro, sono proprio quelli che sembrano meno interessati alla sua definizione concettuale? Richard Smith, direttore del *British Medical Journal*, ha dichiarato che per i medici le domande su cosa sia la salute siano poco stimolanti poiché a interessarli è la malattia stessa [9]. Ma cosa si intende per malattia? E quali sono le caratteristiche della medicina centrata sul modello biomedico nei confronti della malattia? Eccone alcune:

- semplicità: l'evento malattia è analizzato attraverso la sua scomposizione in elementi minimi che lo costituiscono e lo esauriscono; l'approccio biologico consente la riduzione di un fenomeno complesso, quale la malattia, a un rapporto semplificato di causa (biologica) / effetto (patologico);
- predittività: la malattia è l'effetto di una causa biologicamente identificabile che si ripresenta in soggetti diversi: la costanza dei rapporti di causa-effetto consente al medico non solo di diagnosticare malattie ma di indicarne la prognosi;
- chiarezza del metodo clinico: sono indicati non solo i grandi obiettivi della medicina (identificare le malattie e trattarle) ma soprattutto sono esplicitati in modo preciso gli obiettivi che il medico deve raggiungere nella consultazione e i passi che deve effettuare per raggiungerli;
- verificabilità: l'approccio anatomo-patologico garantisce la possibilità di verificare la diagnosi clinica; inoltre, la chiara e semplice identificazione dell'oggetto di pertinenza della medicina consente la verifica di ipotesi attraverso il disegno sperimentale;
- insegnabilità: il metodo clinico, come testimoniano le università, è oggetto di insegnamento e di apprendimento.

Un altro degli assunti principali del modello biomedico è la convinzione di poter individuare una causa specifica per ogni malattia.

Se questo concetto può essere valido nel caso di malattie acute, esso mal si adatta alle malattie degenerative croniche che non hanno una causa specifica ma sono piuttosto il risultato di un'interazione complessa di fattori multipli, in cui spesso l'effetto è la causa di se stesso (Fig. 1.1).

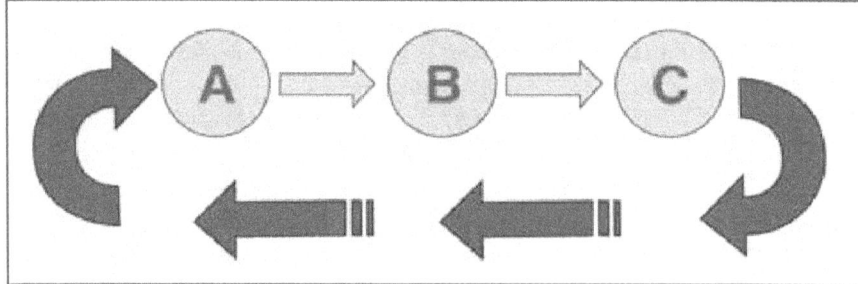

Fig. 1.1 Il concetto di circolarità e retroazione tra causa ed effetto

Nonostante ancora oggi risulti essere il modello più diffuso, il modello biomedico è stato fortemente criticato a causa dei limiti che impone e delle visioni distorte che ha costruito in campo medico: innanzitutto, col tempo si è compreso che la forte riduzione della mortalità da malattie acute è correlata solo parzialmente all'intervento medico, in quanto un ruolo importante è stato giocato dal generale miglioramento delle condizioni a tutti i livelli sociali (nutrizione, igiene e abitazione, ecc.). Risulta pertanto limitativo cercare un'unica causa in un contesto di influenza sul paziente molto più complesso, così come affidarsi solo all'intervento medico senza agire su più livelli.

In secondo luogo, l'importanza data al medico ha comportato nel tempo la nascita di un vero e proprio "mito della guarigione" che ha provocato dipendenza e aspettative eccessive nella popolazione, deresponsabilizzando le persone rispetto al prendersi cura di se stesse.

Come già ricordato, il modello biomedico è risultato ben presto limitativo a causa di un altro assunto basilare, cioè l'utilizzo della logica dicotomica nella definizione di salute e malattia e nella concezione di salute come semplice assenza di malattia.

In realtà, la considerazione che il modello biomedico fa di salute e malattia viste come estremità opposte di un unico asse ha contribuito a creare non poca confusione in ambito medico, provocando da parte dei medici un approccio euristico al problema [5].

Credere che una specifica malattia sia esclusivamente caratterizzata da piccole componenti biochimiche isolabili come cause prime di malattia (riduzionismo), o che in assenza di anomalie a livello biochimico non si tratterebbe di malattia, causa non poche distorsioni.

Nel modello biomedico, la presenza dimostrabile di una specifica deviazione biochimica è generalmente considerata uno specifico criterio diagnostico di una malattia; tuttavia, in termini di esperienza umana della malattia, i dati di laboratorio possono indicare soltanto la malattia potenziale, non l'effettiva realtà della malattia in quel dato momento.

L'alterazione potrebbe essere presente ma il paziente potrebbe non essere malato: ad esempio, potrebbe presentarsi il difetto biochimico del diabete o della schizofrenia ma si tratterebbe di una condizione necessaria ma non sufficiente perché si verifichi l'effettiva esperienza umana del disturbo, cioè la malattia.

Inoltre, il difetto biochimico non solo costituisce uno dei tanti fattori la cui complessa interazione può culminare in un disturbo attivo o in una malattia conclamata, ma non può nemmeno essere utilizzato per spiegare tale malattia, poiché per essere pienamente compresa essa necessita di ulteriori schemi di riferimento, come ad esempio la considerazione di fattori sociali, economici e culturali in cui si è sviluppata e anche come il paziente si comporta nei diversi contesti.

La malattia è pertanto da considerarsi come un processo, per di più complesso, in evoluzione, e non un brusco passaggio da uno stadio a un altro: dai sintomi si passa alle sindromi, cioè ai loro raggruppamenti, per giungere poi alle malattie specifiche con la loro specifica patogenesi e patologia.

1.3 Logica classica versus logica sfumata

A rompere la monotonia della logica dicotomica o bivalente per cui una funzione V(x) può assumere solamente i valori vero (V=1) o falso (V=0), secondo una concezione aristotelica del mondo bianco o nero, pieno o vuoto, interviene nel secolo scorso una nuova logica, invece polivalente, che vede il mondo a colori, in uno spettro di tonalità diverse, che variano in modo continuo tra i vari estremi sopra esemplificati.

Il merito di questa vera e propria rivoluzione filosofica è da attribuire a un logico-matematico polacco, Jan Lukasiewicz[2] (Fig. 1.2), che nel 1920 (due millenni dopo Aristotele) fu il primo a proporre un'alternativa sistematica alla logica bivalente, cioè una logica trivalente con un terzo valore oltre al vero-falso (esiste ora il "possibile") e a dichiararsi in grado di descrivere anche una logica multivalente.

L'assimilazione di questo tipo di logica a una matematica formale si deve però a Lotfi Zadeh[3] (Fig. 1.3), che negli anni '60 introdusse la *theory of fuzzy sets*, dando così il nome a una nuova logica, la logica sfumata, la *fuzzy logic*.

Nella definizione di Zadeh [10]:

> A fuzzy set is a collection of objects that might belong to the set to a degree, varying from 1 for full belongingness to 0 for full non-belongingness, through all intermediate values[4].

Zadeh impiegò il concetto di una funzione di appartenenza (*membership function*) assegnando a ogni elemento dell'insieme un valore numerico compreso tra 0 e 1 a indicare l'intensità di questa appartenenza (1 = piena appartenenza, 0 = non appartenenza).

Nel tentativo di rappresentare matematicamente l'incertezza e la vaghezza, oltre che di offrire strumenti formali per confrontarsi con l'imprecisione intrinseca dei molti problemi naturali, Zadeh stravolge così la tradizionale teoria degli insiemi: nella concezione classica un insieme è di solito un gruppo di "oggetti" che hanno

---

[2] Jan Lukasiewicz (1878–1956). Nato a Leopoli, Galizia (oggi Ucraina), è stato uno dei principali matematici polacchi. I suoi principali lavori sono centrati sulla logica matematica; in questo campo introdusse infatti importanti novità nella logica proposizionale, nel principio di non contraddizione e nel principio del terzo escluso. Si dedicò molto alla filosofia, avvicinandosi agli aspetti umani della teoria scientifica e sviluppando idee simili a quelle di Karl Popper. Egli è anche conosciuto per l'invenzione di una notazione senza l'uso di parentesi ma basata sulla posizione degli operatori, la notazione polacca inversa, utilizzata nelle espressioni algebriche, soprattutto in ambito informatico.

[3] Lotfi Asker Zadeh (Baku, 1921) è un matematico, ingegnere e ricercatore iraniano. Dopo aver studiato all'Università di Teheran nel 1944 si trasferisce negli Stati Uniti, dove nel 1959 comincia a insegnare all'Università della California. È noto soprattutto per i suoi lavori che segnano la nascita della teoria degli insiemi *fuzzy* (nota in italiano anche come teoria degli insiemi sfocati) nel 1965 e la teoria della *logica fuzzy* (nota in italiano anche come logica sfocata) nel 1973. I suoi lavori più recenti riguardano l'introduzione del *soft computing* nel 1991, la computazione con le parole, la teoria computazionale della percezione e il linguaggio naturale precisato.

[4] Un insieme sfumato (*fuzzy set*) è una classe di oggetti che possono appartenere all'insieme secondo dei gradi di appartenenza, da 1 che indica la completa appartenenza a 0 che indica l'assoluta estraneità, attraverso tutta una serie di valori intermedi.

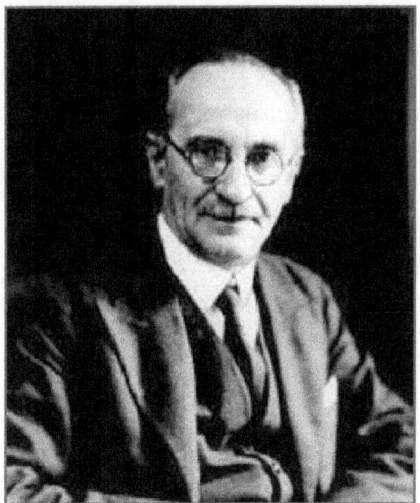
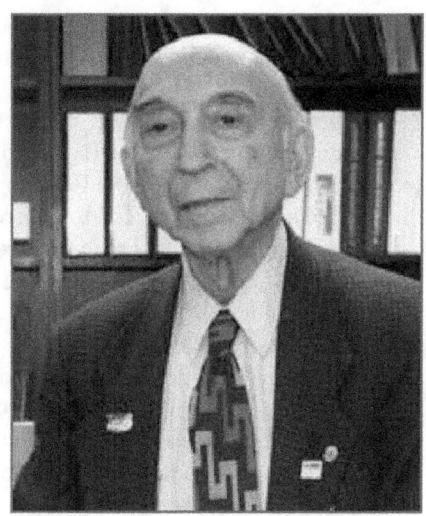

Fig. 1.2 Jan Lukasiewicz   **Fig. 1.3** Lotfi Asker Zadeh

una proprietà in comune, ciascun oggetto appartiene o meno a tale insieme, non esistono vie di mezzo.

Nella logica fuzzy, invece, viene associato a ogni elemento il grado di appartenenza a quella classe, in modo che il concetto di appartenenza venga ridefinito in maniera quantitativa così da avvicinare la teoria degli insiemi sfumati alle modalità di apprendimento del pensiero umano: il ragionamento umano è infatti sotteso a un processo decisionale ed è basato su informazioni approssimative e incerte. Molti dei processi che hanno a che fare con le decisioni e la risoluzione dei problemi sono troppo complessi per essere compresi quantitativamente. Ciononostante, gli esseri umani sono in grado di approssimarli, utilizzando una forma di cognizione "imprecisa" piuttosto che quella precisa.

La logica fuzzy è stata specificamente progettata per rappresentare dal punto di vista matematico l'incertezza e la vaghezza e fornire strumenti formalizzati per trattare l'imprecisione intrinseca ai vari problemi. Per contrasto, il calcolo tradizionale richiede precisione fino al singolo bit.

Poiché la conoscenza può essere espressa in un modo più naturale usando insiemi sfumati, molti problemi di ingegneria e di decisione possono essere ampiamente semplificati.

Come si è visto, un insieme sfumato è una raccolta di oggetti che possono appartenere all'insieme non completamente, ma a un grado intermedio di appartenenza, variante tra 1 (appartenenza completa) e 0 (totale non appartenenza), con la possibilità di prendere tutti i valori intermedi.

Zadeh ha impiegato il concetto di funzione di appartenenza, assegnando a ciascun elemento un numero nell'intervallo unitario, per indicare l'intensità dell'appartenenza; ha inoltre definito le operazioni di base sugli insiemi sfumati, essenzialmente come estensioni delle loro controparti nella logica convenzionale. La logica sfumata rispetto alla logica standard è una generalizzazione, nella quale un concetto può possedere un valore di verità qualunque nell'intervallo compreso tra 0.0 e 1.0. La logica standard si applica solo a concetti che sono completamente veri (cioè hanno un valore di verità = 1.0) o completamente falsi (con un valore di verità = 0.0).

Si suppone che invece la logica sfumata sia usata per ragionare su concetti intrinsecamente vaghi, come ad esempio il concetto di "alta statura": potremmo dire che "il signor X è alto con un valore di verità di 0.6".

A questo punto, è importante rimarcare la distinzione tra sistemi sfumati e probabilità. Entrambi operano sullo stesso intervallo numerico e, a colpo d'occhio, hanno valori simili: 0.0 rappresentante il falso (e non appartenenza) e 1.0 rappresentante il vero (e appartenenza totale). Tuttavia, c'è una distinzione da fare tra i due enunciati: l'approccio probabilistico rende l'enunciato in linguaggio naturale: "c'è il 90% di probabilità che il signor X sia vecchio", mentre la terminologia sfumata corrisponde a: "il grado di appartenenza del signor X all'insieme dei vecchi è 0.9".

La differenza semantica è significativa: il primo punto di vista suppone che il nostro signor X o sia vecchio o non sia vecchio; abbiamo semplicemente e solo il 90% di probabilità di conoscere in quale insieme il signor X si trovi. Per contrasto, la terminologia sfumata suppone che il signor X sia "più o meno" vecchio, o qualche altro termine che corrisponda esattamente al valore di 0.9.

L'uso della logica sfumata nel trattare con un certo grado di incertezza, ci permette di sfuggire alla trappola della teoria delle probabilità, rendendo il significato di una certa classificazione più facile da comprendere.

È importante reiterare come a livello matematico i valori fuzzy possano essere facilmente confusi con le probabilità e che si possa ritenere che la logica fuzzy sia un modo "snob" di gestire le probabilità.

Una differenza fondamentale consiste nel fatto che, mentre la somma delle probabilità di due insiemi contrapposti deve essere sempre uguale a 1 (legge di additività), le misure fuzzy possono essere super- o sub-additive. In altri termini: gli insiemi che sono fuzzy (gran parte del mondo reale funziona in questo modo) o multivalenti rompono la regola aristotelica del terzo escluso, secondo la quale non è possibile essere e non essere qualcosa contemporaneamente.

Come è chiaramente espresso da Bart Kosko, dopo Zadeh uno dei più autorevoli esponenti della logica fuzzy, la probabilità tenta di stabilire se qualcosa accadrà o non accadrà mentre la *fuzziness* tenta di fissare il grado di verosimiglianza o plausibilità di tale accadimento e quali condizioni lo determinano.

1.3.1 La logica fuzzy in medicina

Benché i sistemi statistici tradizionali, basati sulla logica bivalente, siano impiegati con successo nelle decisioni mediche in diverse aree specialistiche, è sempre più evidente che il loro ricorso obbligato alla teoria della probabilità per gestire l'incertezza può essere inappropriato in molte circostanze e crea non pochi problemi nella comunicazione, proprio per l'esposizione relativamente recente della specie umana al concetto di probabilità.

Negli ultimi anni sono comparse in letteratura proposte interessanti per l'applicazione della logica fuzzy in medicina, e nel panorama internazionale una menzione particolare merita il lavoro di Cathy Helgason, cui si devono una serie di lavori tesi a migliorare l'individualizzazione della prescrizione di farmaci al malato anziano [11].

Nel nostro paese tra i pochi studiosi interessati al tema della logica fuzzy ci sembra doveroso citare il pensiero di Maurizio Musolino, medico operante presso la ASL Roma B, tra i primi a divulgare in Italia questa tematica:

> Cosa significa affermare che oltre un certo valore prestabilito un parametro biochimico è considerato fuori norma, o sostenere che l'assunzione di un contraccettivo orale aumenta il rischio di trombosi venosa, o ancora che per valori pressori arteriosi oltre un certo limite si è considerati ipertesi? Le procedure ed i protocolli clinico assistenziali sono quotidianamente disattesi nell'applicazione pratica in quanto sono solitamente articolati in flow chart dicotomiche e quindi poco o affatto rappresentative del caso clinico reale.
>
> Un sistema fuzzy, anche in contesti molto complessi, replica molto bene la modalità umana con cui viene stimato un giudizio in merito ad un rischio clinico per eventi avversi o ad un orientamento diagnostico. Nella pratica quotidiana i pazienti appartengono, con gradi variabili, a classi di senescenza, di variabilità ponderale, assumono in una certa misura contraccettivi orali, o sono parzialmente diabetici e fumatori. In altri termini, è possibile la gestione della complessità della realtà organizzativa, clinica ed assistenziale solo a patto di abbandonare l'idea di una ingegnerizzazione meccanicamente deterministica e lineare dei processi sanitari.
>
> La logica fuzzy tollerando i paradossi e le ricorsività proprie dei sistemi complessi facilita la modellizzazione orientata alla ricerca biomedica, alla tecnologia applicata all'assistenza ed ai sistemi di supporto decisionale clinici ed organizzativi.

A differenza della logica binaria, per permettere una maggiore aderenza al linguaggio naturale, in logica fuzzy, gli insiemi non hanno confini "rigidi" ma includono una variazione del valore limite simile alla approssimazione usata normalmente da ogni persona nel giudizio soggettivo (Fig. 1.4). Nella Figura 1.5 si delinea un confronto tra teoria classica e teoria fuzzy nella separazione tra salute e malattia.

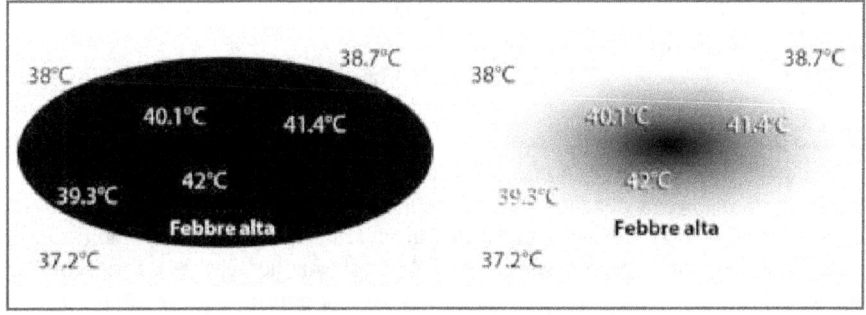

Fig. 1.4 Confronto tra l'insieme classico e l'insieme sfumato

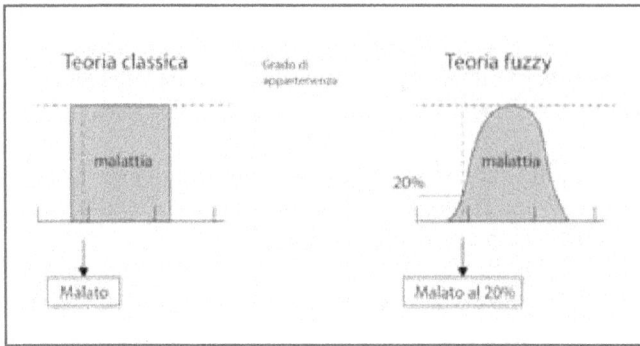

Fig. 1.5 Confronto tra teoria classica e teoria fuzzy: per uno stesso valore della variabile x, per la teoria classica il paziente risulta malato, mentre per la teoria fuzzy risulta malato al 20%

1.3.2 Logica fuzzy in medicina e bioinformatica

I processi medico-biologici possono essere così complessi e imprevedibili che i medici talvolta devono prendere decisioni basate sull'intuizione. I computer sono in grado di svolgere calcoli a velocità elevate e costanti oltre che memorizzare infinite quantità di dati e possono, pertanto, essere utilizzati per la gestione di reti decisionali di elevata complessità. Tuttavia, la logica binaria è eccessivamente limitata per poter gestire situazioni e variabili derivanti da processi biologici medici dove i risultati dipendono dalle attrezzature ma soprattutto dalle reazioni corporee e soggettive dei pazienti; pertanto, l'utilizzo di una logica multivalore che si occupa di ragionamenti approssimativi e imprecisi offre un grande valore aggiunto.

È la diagnosi stessa di una malattia a coinvolgere diversi livelli di incertezza e imprecisione: una singola malattia può infatti manifestarsi in modo diverso a seconda del paziente, con varie intensità, così come un unico sintomo può corrispondere a svariate malattie. D'altra parte molte malattie presenti in un paziente possono interagire e interferire con l'usuale descrizione di una delle malattie (anche perché descrivere una malattia comporta l'utilizzo di termini linguistici che possono venire mal interpretati) pertanto i valori di verità parziale della logica fuzzy sono molto utili.

Pensiamo ad esempio all'affermazione "si è sani": lo si è davvero con un'unghia rotta? È falso se si ha un cancro in fase terminale? Tutti si è sani e malati in una certa misura, è molto raro non avere qualche problema di salute anche se minore (un lieve mal di gola); possiamo constatare quanto sia la malattia che la non-malattia siano di natura fuzzy (Fig. 1.6).

La Figura 1.6 rappresenta in percentuale la distribuzione di giudizi di medici generici su sintomi che secondo loro costituiscono o meno una malattia: ad esempio, se per la malaria o la tubercolosi il giudizio di "malattia" è unanime, non lo è invece per l'ipertensione o la malnutrizione.

In medicina la mancanza di informazioni, l'imprecisione e molte volte la natura contraddittoria sono fatti comuni; le fasi di incertezza dipendono da molti fattori come informazioni lacunose sui pazienti, la storia medica che essi forniscono in modo impreciso, il margine di errore dei test di laboratorio o anche la presenza di sintomi simulati/esagerati dai soggetti stessi [12].

1 Salute e malattia: una visione moderna, olistica e sfumata

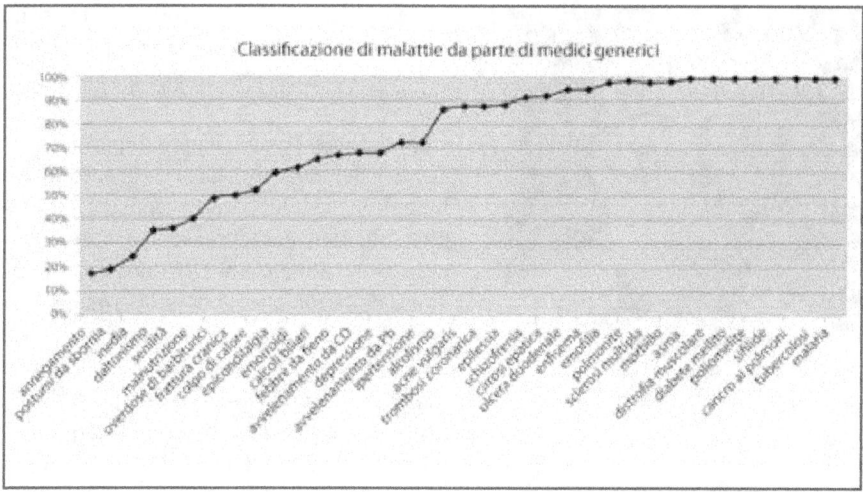

Fig. 1.6 Proporzione dei medici interpellati che considerano "malattie" le variabili elencate

Pertanto, la logica fuzzy svolge un ruolo importante in diverse attività di campo medico, col suo contributo ai macchinari; ad esempio, permette di caratterizzare sottotipi di ictus con cause non ancora ben definite attraverso logaritmi, di controllare l'ipertensione durante l'anestesia, di determinare nuove tecniche di riparazione alle flessioni tendinee, rilevare cancri al seno o alla prostata, visualizzare le fibre nervose del cervello umano, insomma consente di trattare in modo adeguato l'imprecisione intrinseca alla biomedica.

Un ambito fertile per la logica fuzzy è inoltre la bioinformatica, che deriva la propria conoscenza dall'analisi digitale di dati biologici che possono consistere in informazioni memorizzate nel codice genetico o anche in statistiche dei pazienti; si tratta di un ambito che unisce la scienza dei computer alla biologia, principi fisici e chimici a strumenti per l'analisi di malattie croniche o per lo studio del calcolo molecolare.

1.4 Il modello biopsicosociale

Il modello biopsicosociale è una strategia di approccio alla persona, sviluppato da Engel[5] (Fig. 1.7) negli anni Ottanta sulla base della concezione multidimensionale della salute descritta nel 1947 dalla World Health Organization (WHO) [13]:

---

[5] George Engel (1913–1999). Nato a New York City ha completato i propri studi laureandosi in chimica e in medicina. Nel 1941 a Boston incontra per la prima volta lo psichiatra John Romano e con lui inizia ad appassionarsi agli studi psichiatrici. Nel 1946 insegna all'Università di Rochester e continua ad appassionarsi a studi psicosomatici che pubblica sul suo giornale "La medicina psicosomatica". Nel 1977 con Romano e il sostegno accademico definisce il modello biopsicosociale,

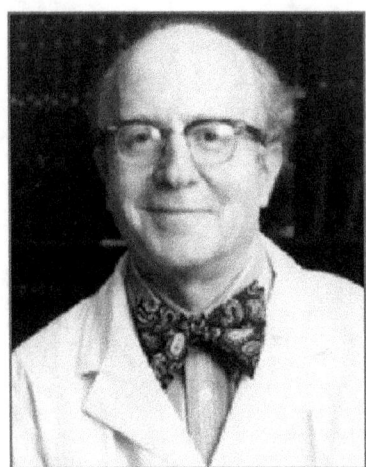

Fig. 1.7 George Engel

Health is a state of complete physical, mental and social well-being and not merely the absence of disease or infirmity[6].

George Engel fu uno dei più importanti critici del modello biomedico, ritenuto insufficiente per sviluppare un approccio completo che non si traducesse in una di-sumanizzazione del paziente, in una parcellizzazione della malattia o nella ipermedicalizzazione nei confronti del paziente. Nel 1977 decise di elaborare questo nuovo modello "perché divenisse un quadro concettuale per guidare i medici nel loro lavoro quotidiano coi pazienti", oltre che per avere una più ampia comprensione scientifica di ciò che Engel chiama il "dominio umano"; lo scopo era di creare un modello che agisse come quadro generale per indirizzare l'esplorazione teorica ed empirica non solo verso la comprensione dei processi o delle malattie, ma anche verso una comprensione della dimensione umana nel suo insieme.

Partendo dalla convinzione che per comprendere i concetti di malattia e salute, oltre agli aspetti fisici dell'organismo malato, si debba considerare come esso interagisce con il mondo circostante, Engel individua un modello che pone il soggetto ammalato al centro di un ampio sistema influenzato da molteplici variabili. Per comprendere e risolvere la malattia, il medico deve occuparsi non solo dei problemi di funzioni e organi, ma deve rivolgere l'attenzione agli aspetti psicologici, sociali, familiari dell'individuo, fra loro interagenti e in grado di influenzare l'evoluzione della malattia. Bisogna considerare che la salute dell'individuo è legata non solo a fattori quali l'età e il sesso, ma anche a fattori costituzionali, allo stile di vita individuale così come alle relazioni sociali che l'individuo coltiva o alla sua integrazione nella comunità. La salute può essere influenzata da fattori che a prima vista potrebbero sembrare totalmente distaccati dal nostro malessere, quali ad esempio le condizioni di vita/lavoro stressanti, le problematiche in ufficio che accrescono il nostro stato di tensione rendendoci irritabili e causano poco appetito e insonnia, ma anche dall'efficienza dei servizi quotidiani come l'avere immediata disponibilità d'acqua per assicurarsi benessere e igiene senza fatica, avere la disponibilità di un ascensore che ci sollevi dalla fatica di salire le scale o di un supermercato vicino che ci eviti di trasportare pesi per lunghi tragitti, o anche risiedere in alloggi con-

---

il cui presupposto fondamentale è che la salute e la malattia siano conseguenze dell'interazione tra fattori biologici, psicologici e sociali. Ricevette numerosi premi dall'American College of Physicians e dall'American Psychiatric Association.

[6] La salute è uno stato di completo benessere fisico, psichico e sociale e non semplice assenza di malattia o infermità.

fortevoli che ci garantiscano sicurezza e comodità evitandoci condizioni d'umidità o ambienti malsani.

In tal modo, il modello biopsicosociale si contrappone alla convinzione del modello biomedico per cui la malattia è riconducibile a variabili biologiche che il medico deve identificare e correggere con interventi terapeutici mirati.

Noto a tutti è ormai il concetto di salute della WHO che fa riferimento alle componenti fisiche (funzioni, organi strutture), mentali (stato intellettivo e psicologico), sociali (vita domestica, lavorativa, economica, familiare, civile) e spirituali (valori), per identificare tra queste le variabili collegate alle condizioni soggettive e oggettive di benessere (salute nella sua concezione positiva) e "malessere" (malattia, problema, disagio ovvero salute nella sua concezione negativa) di cui tenere globalmente conto nell'approccio alla persona. Nella pratica però i vari professionisti, pur attribuendo valore all'approccio biopsicosociale, finiscono per focalizzare l'attenzione sull'aspetto che più attiene al proprio background culturale e professionale. Così, coloro che si occupano di "salute fisica" (medici, infermieri, ecc.) tendono a rilevare i problemi legati alle funzioni e alle strutture del corpo, i professionisti della "salute mentale" (psichiatri, psicologi, ecc.) attribuiscono rilevanza ai problemi delle funzioni intellettive, psicologiche, emozionali, mentre gli operatori della "salute sociale" (sociologi, assistenti sociali, educatori, ecc.) sono interessati ad affrontare i problemi dell'ambiente di vita del paziente.

Il modello di tipo integrato di Engel è basato sulla teoria generale dei sistemi.

Esso tiene conto dei fattori psicosociali e ritiene che la diagnosi medica, nel valutare lo stato di salute dell'individuo e nel prescrivere un trattamento adeguato, debba considerare l'interazione degli aspetti biologici, psicologici e sociali. Ognuno di questi elementi è di per sé un sistema, in cui si intrecciano componenti multiple in stretta interazione reciproca, che contemporaneamente interagisce con gli altri sistemi multi-componenziali in maniera complessa.

Il modello prende quindi in considerazione il paziente come persona, il contesto sociale in cui vive e l'apparato sanitario che la società di appartenenza ha sviluppato.

Il ruolo centrale non è più costituito dalla malattia e dal medico ma dall'individuo.

In questo modo, mediante il trasferimento dell'attenzione dal medico all'individuo e la nascita di un'integrazione tra dimensione biologica della malattia e la prospettiva in cui il malato diviene protagonista, tale modello ci introduce nell'ambito di una nuova disciplina trasversale rappresentata dalla teoria della complessità: grazie alla concezione dell'uomo come un sistema complesso, che può essere analizzato come insieme di parti (sistemi) che lo compongono (organi, tessuti, cellule) e come parti di sistemi sovrastanti (sistema familiare sociale), viene abbandonata la possibilità dicotomica biomedica di essere "sani" o "malati" e, con l'inserimento della componente esperienziale e del concetto di "qualità della vita", si comprende come le condizioni di vita possano modificare una patologia o una condizione psichiatrica.

Un individuo può avere problemi fisici pur godendo di benessere psicologico ma può anche non sentirsi bene senza che ci siano cause fisiche evidenti.

La novità di questo approccio è evidente rispetto al modello biomedico standard, per il riconoscimento del legame e dell'influenza reciproca tra mente e corpo, in un'interazione che coinvolge diversi livelli. Tuttavia, questo modello, sebbene sia in grado di raccogliere diverse informazioni su ciò che avviene a ogni livello, non garantisce però una descrizione dettagliata delle modalità con cui tali livelli si influenzano a vicenda, ponendo così la questione di quanti dettagli siano necessari per comprendere l'intero organismo (limiti per cui anche tale nuovo modello venne ampiamente criticato).

Sarebbe ragionevole scegliere di considerare ogni livello come una "scatola nera", ignorando cosa avvenga al suo interno e concentrandosi solo sul funzionamento di ogni scatola nel suo insieme, senza entrare nel dettaglio del suo funzionamento interno né dall'interazione tra essa e gli altri livelli? Il modello biopsicosociale ci introduce nell'ambito di una nuova disciplina trasversale in forte crescita espansiva che è rappresentata dalla teoria della complessità.

Questa condivisione deve molto al contributo intellettuale di Ludwig von Bertalanffy, fondatore della "teoria generale dei sistemi" fondata sulla comprensione del comportamento di un sistema nel suo complesso, diverso dalla somma dei comportamenti delle sue parti. Il sistema è percepito come "un complesso di elementi che stanno in interazione" [14]. Se in ingegneria ogni scatola nera è un qualcosa che può essere visto semplicemente in termini di input-output, per comprendere un sistema nel suo complesso è più utile ignorare quello che si trova all'interno della scatola, ignorandone i processi individuali e trattandola come scatola nera, dai contenuti ignoti, a favore di una visione del funzionamento d'insieme.

1.5 Modello biomedico e biopsicosociale a confronto

Secondo il punto di vista attuale della medicina biotecnologica, siamo in guerra [1]. La medicina moderna ha definito una guerra contro il cancro, una guerra contro l'AIDS, e persegue l'impegno per conquistare le malattie, combattere gli attacchi di cuore, e uccidere i germi e batteri che attaccano i nostri corpi. Il sistema medico, come il Calvario, ci offre un'ancora di salvezza dalla "crudeltà" della natura, e spesso ci lascia credere che siamo vittime inermi che non possono sopravvivere senza l'intervento della scienza moderna.

La forza più grande della medicina moderna consiste nel controllo dei fenomeni acuti e nell'approccio della gestione delle crisi, riabilitandoci dopo un incidente d'auto, salvandoci la vita dopo un attacco di cuore, ripristinando le nostre ossa dopo una frattura, ecc.

La medicina mostra invece grandi limiti nella prevenzione e nella cura delle malattie croniche che interrompono la sopravvivenza prematuramente. Il modello biomedico crea quindi un medico "meccanico" dove invece avremmo bisogno di un "giardiniere" [6].

Un medico meccanico ripara i pezzi di una macchina che si è rotta o che ha bisogno di riparazioni materiali ricorrendo al meglio della biotecnologia e lavorando su malfunzionamenti sempre più precisamente osservabili con strumenti sofisticati di laboratorio e di imaging diagnostico, orientati dalla presenza di segni e sintomi specifici della fisico-chimica del corpo.

L'approccio del giardiniere, invece, è molto diverso: egli si concentra sui diversi aspetti che contribuiscono alla salute di una pianta, la quantità di sole e ombra, la temperatura, la quantità di acqua, il suolo, le piante circostanti, gli insetti, ecc.

Se una pianta mostra segni di malattia, il giardiniere esplorerà l'intero ambiente della pianta al fine di valutare la cura adeguata. L'obiettivo del giardiniere non è di fissare un sintomo o una malattia, ma di ripristinare le condizioni idonee a sostenere l'integrità del sistema e la vivacità naturale al fine di usare le sue proprie capacità di auto-guarigione.

Il modello biomedico utilizza il paradigma meccanicistico che vede il corpo come la somma delle sue singole parti. Come tale, la medicina moderna si concentra sulla forma e la funzione di una parte particolare (ad esempio, il polmone) e dei suoi sintomi, trascurando i collegamenti con le altre parti che compongono il sistema, nell'illusione di poter dominare la comprensione del funzionamento come se si trattasse di un organo isolato. Questo approccio favorisce anche la concezione di un rapporto paternalistico in cui il paziente (la macchina) dipende dal medico (il meccanico) per la sua capacità di guarigione, legata essenzialmente a rimedi esterni (farmaci, interventi chirurgici, tecnologia, ecc.), sottovalutando le capacità di guarigione naturali della persona.

Nonostante il modello biomedico occupi ancora un posto di rilievo nel mondo della medicina occidentale e si sia rivelato utile, al di là delle varie critiche, nella creazione di una griglia interpretativa dell'evento malattia (definita in termini biologici con caratteristiche più o meno identiche nei diversi malati) è un modello che dovrebbe essere ampliato e migliorato proprio in vista di tale riduzione del corpo umano a una macchina.

Siamo consapevoli che tutti i modelli siano di per sé della astrazioni: come la rappresentazione di un uccello non potrà mai raffigurare esattamente tutti i dettagli di un qualsiasi uccello, ma potrà piuttosto riferirsi nello specifico solo a una specie (trattandosi pertanto di un disegno generico), analogamente in medicina un modello incentrato sul corpo e sulla malattia sarà eccessivamente generico per essere utile a pazienti diversi con reazioni a malattie diverse: è necessaria quindi una differenziazione. Lo stesso termine "paziente" è una generalizzazione, ci sono pazienti diversi che abbisognano di cure mediche differenti [5].

La necessità di differenziare le persone, approcciandosi a un modello medico più attento alle loro esigenze ha comportato che il modello biopsicosociale si sviluppasse in modo diverso da quello biomedico e nascesse proprio dalla volontà di colmarne le lacune.

Innanzitutto tale modello, oltre alla *disease* (malattia intesa come deviazione dalla norma di variabili biologiche, somatiche misurabili) comincia a occuparsi anche dell'*illness*, cioè di come il malato percepisce ciò che gli sta accadendo e come reagisce emotivamente, e della *sickness*, ovvero dell'interpretazione che il contesto sociale e familiare dà della malattia, o delle azioni che le persone o la stessa società compiono per supportare il malato [15].

Se, come afferma Karl Jaspers, medico e filosofo, "nella pratica dell'intervento biologico, diretta al mero corpo e guidata dal pensiero della sua utilizzabilità come strumento di lavoro, l'uomo va perduto e distrutto", nel modello biopsicosociale di

Engel si tenta proprio di allontanarsi da tali limitazioni rinnovando una pratica medica ormai disumanizzata.

Il nuovo modello definisce innanzitutto un nuovo concetto di salute a partire dalla reinterpretazione, in chiave relazionale, della definizione WHO del 1948 per cui "la salute è lo stato completo di benessere fisico, mentale e sociale e non consiste solo nell'assenza di malattia o infermità. Il possesso del massimo stato di salute che è capace di raggiungere costituisce uno dei diritti fondamentali di ogni essere umano" [13]. Secondo il modello biopsicosociale la salute è infatti fortemente influenzata dall'ambiente sociale, politico, culturale e naturale in cui un individuo vive, e non semplicemente "assenza di malattia". Essa è il processo di interazione reciproca tra corpo, mente e "ambiente esterno" in cui l'uomo vive; contano gli aspetti biologici, psicologici e sociali con cui l'individuo entra in relazione, e anche la relazione tra miglioramento della salute umana e benessere ecologico del pianeta [16].

Questo approccio considera ciascun individuo come somma di due dimensioni simultanee e intrecciate che lo allontanano dall'ambito meccanico (ricordiamo l'approccio diverso da meccanico a giardiniere):
1. la dimensione fisica: l'individuo è un insieme di processi fisiologici che vengono monitorati a livello fisico attraverso diverse forme di feedback;
2. la dimensione esperienziale: l'individuo non è una macchina, è esperienzialmente consapevole di sé sia a livello conscio che subconscio, ed è pertanto capace di monitorare ciò che lo colpisce da un livello superiore (ad esempio se il corpo si disidrata, a tale cambiamento fisico accompagnato da concomitanti risposte fisiologiche, si aggiunge il più elevato livello di "esperienza della sete").

Partendo dal presupposto che gli esseri umani abbiano capacità di auto-consapevolezza, sono cioè consapevoli di come si sentono e solitamente lo sono anche della necessità di rispondere ai cambiamenti sfavorevoli dell'ambiente in cui si trovano, il modello biopsicosociale concepisce la salute come la capacità di ciascuno di risolvere i problemi e gestire le emozioni, riuscendo così a mantenere o ristabilire un'idea positiva del sé e il benessere psicologico e fisico (senso di coerenza dell'individuo) [5].

La promozione della salute si realizza attraverso un insieme di interventi non solo di carattere medico-sanitario, ma che sono finalizzati anche a mettere l'individuo nella condizione di sviluppare l'insieme delle proprie potenzialità; nel caso di malattie solo un approccio diverso al paziente avrebbe potuto garantire una maggiore collaborazione da parte sua ma anche fare in modo che colui che non è riuscito a mantenere uno stile di vita adeguato si rendesse conto dei propri errori e di cosa fosse possibile modificare.

A tal proposito con Engel si comincia a parlare di "comportamenti di salute" che l'individuo può adottare per stare bene, o comunque meglio, attingendo ai vantaggi dall'ambiente circostante e contrastandone le eventuali minacce. Essi si suddividono in:
- azioni consistenti nel "fare" (ad esempio fare sport, seguire una dieta salutare);
- azioni consistenti nell'"astenersi dal fare" (non fumare, non bere alcolici, ecc.);
- eventi mentali o sensazioni: da *object-oriented* a *experience-oriented*.

Esistono molti elementi determinanti in grado di influenzare i comportamenti di salute; ad esempio, elementi cognitivi (ciascuno ha le proprie credenze o aspettative, valori o percezioni), la personalità di ciascuno (inclusi stati emotivi e affettivi), patterns comportamentali (cioè azioni/abitudini relative al mantenimento e al miglioramento della salute).

Una delle maggiori differenze fra modello biomedico e biopsicosociale si riscontra sul piano relazionale medico-paziente: tale relazione non è più concepita come un mezzo per formulare una diagnosi, come nel modello biomedico, ma diviene essa stessa uno scopo della medicina: Engel introduce infatti una nuova concezione di tale rapporto per cui, se nel modello biomedico contava la dimensione patologica della malattia mentre i dati sociali e personali del paziente venivano manipolati dal medico che doveva condurre la conversazione quasi si trattasse di un colloquio, nel nuovo modello questo confronto è un vero e proprio dialogo tra due esperti: il medico è esperto della *disease* e il malato esperto dell'*illness*.

Se il concetto di *disease* sottende una matrice puramente biologica della malattia intesa, come abbiamo già detto, esclusivamente come alterazione di variabili biologiche rispetto a una norma, il concetto di *illness* è molto diverso poiché esprime la dimensione puramente soggettiva del vissuto di malattia che appartiene solo al paziente [15].

All'interno della relazione, la comunicazione si modifica profondamente come conseguenza del nuovo ruolo assunto dal paziente. Diventano importanti i suoi sentimenti, il contesto e le interpretazioni che dà della propria malattia, il medico può ora intervenire sia con i farmaci sia rendendo il paziente consapevole del proprio stato perché si attivi e cerchi di guarire. La componente comunicativa e relazionale in tale modello è diventata lo strumento più importante per il raggiungimento degli obiettivi. Alla base degli strumenti di comunicazione nasce il termine "agenda del paziente", cioè ciò che il paziente porta con sé e con la sua malattia; essa comprende i sentimenti e le idee che il paziente ha del proprio male, le aspettative e i desideri, il contesto familiare in cui si svolgerebbe la terapia.

Nonostante questa serie di modifiche, e i punti di forza di questo modello su quello biomedico (di cui peraltro mantiene inalterato l'approccio alla patologia ampliando solo gli obiettivi generali del modello all'area dell'*illness*) è importante osservare come il modello biopsicosociale, sebbene ampiamente citato nella letteratura medica, rimanga in gran parte ai margini della medicina.

Il modello di Engel non è riuscito a sostituire il modello biomedico fondamentalmente per due motivi:
1. le istituzioni professionali e di ricerca sono ancora fortemente radicate al modello biomedico;
2. i medici e gli scienziati continuano a sottolineare il passaggio dall'eziologia della malattia all'esclusione della salute come un risultato.

Tuttavia, tale modello ha instaurato una concezione di salute molto dinamica, collegata a fattori sociali, ambientali, economici. A livello di popolazione si pensa oggi che la definizione di salute si evolva con il cambiamento sociale: le aspettative crescenti degli ultimi 150 anni hanno portato a un allontanamento dalla salute vista come sopravvivenza, alla salute come libertà dalla malattia, poi come capacità di un individuo di eseguire tutti i giorni più attività, e più recentemente la si riconduce ai termini di felicità o di benessere emotivo.

È ormai mentalità diffusa che l'individuo debba percepire la propria salute anche in rapporto alla società e al suo andamento, tanto che recenti dibattiti sul concetto di salute negli Stati Uniti hanno iniziato ad applicare alla salute dei principi economici per cui, ad esempio, la salute è come un capitale sociale durevole ereditato dagli individui, aumenta con l'investimento e diminuisce però con l'età, risentendo sia del cambiamento del capitale sociale (insieme di relazioni dinamiche con altri) che delle capacità fisiche; inoltre, la salute di ogni individuo è indissolubilmente legata ad altri individui socialmente rilevanti (partner, amici) e tale dipendenza reciproca per la salute comporta la condivisione delle risorse disponibili, poiché la condivisione può generare un surplus maggiore di quanto genererebbe una risorsa singola [17].

1.6 Metodi e strumenti dell'approccio biopsicosociale

Nonostante la sua limitata diffusione, l'approccio biopsicosociale dovrebbe rientrare nella pratica clinica di ogni medico. Per tale finalità deve fare riferimento a metodi scientifici e a strumenti standardizzati che consentano a équipe multispecialistiche, necessarie nell'approccio ai pazienti complessi, di interagire con strumenti trasversali rispetto alle varie professioni.

Per ampliare il metodo di diagnosi e cura della malattia tradizionale e considerare i diversi fattori del contesto in modo professionale, il medico deve lavorare infatti a stretto contatto con altri professionisti sanitari e sociali o quantomeno accedere a informazioni da loro raccolte.

Tre strumenti che dimostrano quanto la multifattorialità introdotta da Engel come arricchimento del modello biomedico venga tenuta in considerazione e comporti un progressivo miglioramento sanitario sempre più incentrato sui bisogni del paziente sono:
- l'*International Classification of Functioning* (ICF), proposta dalla WHO, che nasce per avere una visione d'insieme sui bisogni multidimensionali del paziente e racchiude tutti gli aspetti della salute umana, rapportandoli a 4 componenti: funzioni e strutture corporee, attività e partecipazione, fattori ambientali. Ciascuna componente può essere espressa in termini positivi (funzionamento, ad esempio capacità di guidare una carrozzina, ma anche facilitatori ambientali cioè ottimismo e fiducia) o negativi (problemi di funzioni, ad esempio incontinenza, o strutturali, ad esempio mancanza di un arto). Basandosi sul modello di Engel, l'ICF prevede una codifica della gravità dei bisogni del paziente, fornendone una fotografia completa che tocchi l'ambito familiare-fisico-sociale, e consente di fornire servizi appropriati alla cura o all'assistenza a partire dai problemi emersi;
- la "stesura del piano assistenziale individuale" (PAI), che scaturisce direttamente dall'ICF e che, dopo aver rilevato i vari bisogni, prevede che per ogni bisogno rilevato, come per ogni capacità, vengano definiti gli obiettivi, gli interventi clinici oltre che i prodotti e gli strumenti adatti a compensare mancanze fisiche o mentali,

piuttosto che consigli sul contesto familiare: si tratta di uno strumento utile per garantire al paziente complesso continuità di cura e assistenza nel tempo [18];
- il *Social Intensity Support* (SIS), originariamente concepito e formalizzato negli Stati Uniti e dal 2007 disponibile in Italia in versione standardizzata. È uno strumento multidimensionale che consente di raccogliere dati sulle esigenze di sostegno di persone con disabilità intellettiva (ID), permettendo di creare dei profili individualizzati che facciano emergere le necessità di supporto di ciascun individuo in determinate aree d'azione, perché possa effettuare con efficacia e dignità qualsiasi attività quotidiana. La scala d'intensità dei sostegni si suddivide in tre sezioni:
  - le sottoscale che compongono la *prima sezione*, ognuna delle quali fornisce informazioni sul "bisogno d'assistenza" del malato nell'area specifica considerata, sono sei: vita casalinga, vita comunitaria, attività di apprendimento, occupazione, salute e sicurezza, attività sociali;
  - la *seconda sezione* è dedicata alle esigenze di protezione e di tutela legale;
  - la *terza sezione* è inerente ai sostegni necessari di tipo medico e comportamentale non ordinari.

Per le prime due sezioni, in corrispondenza di ognuna delle attività indicate, viene indagata attraverso una scala di valori che va da 0 a 4 la frequenza, la durata quotidiana del sostegno e il tipo di sostegno necessario al malato perché svolga al meglio l'attività considerata; tale procedimento è utile per misurare l'eventuale aumento della quantità di sostegno necessario, che può passare da 0 (nessun supporto necessario) a 4 (necessità di assistenza fisica totale).

Per la terza sezione, invece, i valori oscillano tra 0 e 2, dove 0 indica che non c'è necessità di sostegno, 1 indica che c'è una parziale necessità, mentre con 2 si richiede un sostegno necessario intensivo.

I dati raccolti vengono successivamente analizzati da un operatore del personale che valuta a livello quantitativo e qualitativo la necessità di sostegno di ciascuno.

Ad oggi, il SIS è lo strumento più efficace e personalizzato in tale ambito. È infatti l'unico in grado di misurare non il "bisogno", inteso come la percezione di una mancanza da soddisfare, ma il "bisogno di sostegno" degli individui disabili affinché, attraverso l'aiuto altrui, riescano a compiere il più normalmente possibile le attività quotidiane.

Si tratta di uno strumento efficace e di un metodo affidabile per la pianificazione e per la valutazione individuale, oltre che di un indicatore valido per valutare i fattori coinvolti nell'allocazione delle risorse [19].

1.7 Riflessioni conclusive

Cosa possiamo dedurre da tutto questo? Sebbene molti studiosi abbiano sostenuto che l'approccio biopsicosociale e l'utilizzo di strumenti come quelli citati avrebbero reso le visite interminabili facendo perdere tempo ai medici e ai pazienti, e sebbene sempre più spesso i medici si trovino di fronte pazienti che non possono permettersi farmaci o controlli regolari (specie quelli più anziani che da soli non riescono a gestire la propria salute), il processo a cui Engel ha dato inizio per promuovere una collaborazione interdisciplinare necessaria per un nuovo approccio alla scienza e all'individuo ci ha offerto una speranza per un metodo più integrato, scientificamente più valido e più consapevole di quanto lo fosse in passato.

Nel nuovo modello, non solo le tempistiche si sono mantenute uguali a prima che tale modello venisse considerato, ma l'attenzione propugnata da Engel nei confronti dell'*illness* ha anche permesso, a parità di tempo, di ottenere maggiori informazioni clinicamente utili dal punto di vista diagnostico e terapeutico, apportando così un miglioramento della quantità e qualità dei dati raccolti, ma anche una maggiore soddisfazione da parte dei pazienti. Quello che più dobbiamo a Engel, e a tutti coloro che in passato e anche oggi ne seguono le orme, è aver messo a punto una nuova concezione e una consapevolezza di cosa veramente significhi la salute individuale e di quello che noi possiamo fare per noi stessi per stare meglio, valorizzando ad esempio stimoli sociali e ambientali in grado di influenzare il fisico ma anche la mente. Da qui l'importanza di stare in compagnia, di entrare in contesti nei quali è possibile esprimere le proprie idee, di far viaggiare la propria fantasia permettendoci un po' di leggerezza. È in tale ottica che si inserisce il concetto di consumo culturale, una valvola di sfogo da cui possiamo trarre benefici in grado di migliorare il nostro *well-being*.

Già Ippocrate diceva che la salute è una questione di equilibrio circa l'interazione tra i mondi esteriori e interiori, l'uomo e l'ambiente [20], e col senno di poi possiamo affermare come egli per primo abbia avuto una visione ampia e omnicomprensiva della salute, anticipando l'approccio olistico di Engel.

Con l'approfondimento dei livelli di guarigione, ci stiamo sempre più rendendo contro del legame profondo di ciascuno col proprio mondo e con la propria società e, quindi, con la propria cultura: noi plasmiamo il mondo con le nostre scelte e ciascuno partecipa attivamente a questa co-creazione collettiva di un mondo migliore, e quindi anche di una salute migliore.

Era proprio questo che intendeva dire il ricercatore sociale Paul Ray parlando di "creativi individuali": persone che, pur provenendo da varie classi sociali, etnie e generazioni, credono nell'autenticità personale, nello sviluppo, nella guarigione olistica e nella sostenibilità ecologica, nel cambiamento insomma, che ci consente di incarnare una nuova forza e un nuovo collante sociale in grado di includere e integrare gli aspetti migliori delle culture tradizionali e di modificarli in una nuova espressione [21], espressione che avrà benefici su moltissimi fattori, sul nostro umore, sulle nostre abitudini quotidiane, sulla nostra propensione ad approcciarci agli altri.

Al fine di promuovere una nuova visione della salute e della guarigione, si deve davvero ridefinire la medicina e la sanità, cioè ripensare ciò che costituisce e determina la salute, quali sono gli strumenti per mantenere la salute e curare le malattie.

Dobbiamo essere ottimisti e capaci di vivere "olisticamente": come insegna Marcel Proust, "il vero viaggio di scoperta non consiste nel cercare nuove terre ma nell'avere nuovi occhi, nel vedere l'universo con gli occhi di un altro, o di cento altri, e nel vedere i cento universi che ognuno di essi vede" [22].

È in questa chiave di lettura che saranno affrontate in questo volume le complesse interrelazioni tra partecipazione culturale e salute individuale.

Bibliografia

1. Miles R (1996) Exploring the frontiers of integral health. New Health Catalyst, n. 4
2. Landrigan PJ, Miodovnik A (2011) Children's health and the environment: an overview. Mt Sinai J Med 78(1):1–10
3. Eisenberg DM, Davis RB, Ettner SL et al (1998) Trends in alternative medicine use in the United States, 1990–1997: results of a follw-up natinal survey. JAMA 280(18):1569–1575
4. Seedhouse D (2001) Health: the foundations for achievement, 2nd edn. John Wiley and Sons, Chichester
5. Lewis S (2011) Conceptual models of the human organism: towards a new biomedical understanding of the individual. Intech, n. 5
6. LeShan L (1999) Mechanic and the gardener. Holistic health and human nature. Readings and Resources, p. 242
7. Tinetti ME, Fried T (2004) The end of the disease era. Am J Med 116(3):179–185
8. Wilson EO (1998) Consilience. The unity of knowledge. Knopf, New York
9. Smith R (2002) In search of "non-disease". BMJ 324(7342):883–885
10. Zadeh LA (1965) Fuzzy sets. Inf. Control 8:338–353
11. Helgason C (2004) The application of fuzzy logic to the prescription of antithrombotic agents in the elderly. Drugs Aging 21(11):731–736
12. Torres A, Nieto JJ (2006) Fuzzy logic in medicine and bioinformatics. J Biomed Biotechnol 2006(2):91908
13. WHO (1946) Preamble to the constitution of the World Health Organization as adopted by the International Health Conference. Official Records of the World Health Organization 2:100
14. Bertalanffy L (1968) General system theory: foundations, development, applications. George Braziller, New York
15. Moja E, Vegni E (2009) La visita medica centrata sul paziente. Raffaello Cortina Editore, Milano
16. Ausubel K (2001) The coming age of ecological medicine: our health depends on a healthy planet. UTNE Reader, pp 56–61
17. Albasi C, Clerici CA (a cura di) (2006) Nucleo monografico sul saggio di G. Engel: la necessità di un nuovo modello di medicina. AeR – Abilitazione e riabilitazione, Anno XV, n. 1
18. Becchi MA, Carulli N (2009) Le basi scientifiche dell'approccio biopsicosociale. Medicina Italia, n. 3
19. ANFFAS (2007) Introduzione nel Sistema Italiano del 10° Sistema di diagnosi, classificazione e definizione dei sostegni alle persone con disabilità intellettive dell'American Association on Mental Retardation (AAMR - 2002). http://www.anffas.net/Page.asp/A201=1065/day=2/id=396#.UG1YAlGpZ-w
20. Wolch J (2001) Rethinking medicine: health and healing in the 21st century. Canadian Broadcasting Corporation
21. Ray PH, Anderson SR (2001) The cultural creatives: how 50 million people are changing the world. Harmony Books, New York
22. Proust M (1913) Alla ricerca del tempo perduto. Grifo Edizioni, Napoli

Teoria della complessità applicata all'interazione tra cultura e salute

Enzo Grossi

2.1 Introduzione

La medicina rappresenta la disciplina nella quale il concetto di complessità è all'ordine del giorno. Molte delle malattie croniche degenerative che sono prevalenti nell'età avanzata presentano caratteristiche particolari, tali da renderle definibili appunto "complesse". Molto complessa è anche la relazione tra salute e cultura. Ma cosa vuole dire complesso? E quali implicazioni filosofiche questo concetto introduce?

Scopo di questo capitolo è di mettere a fuoco il tema della complessità in campo medico cercando di recuperare alcuni contributi recenti dei gruppi di ricerca che hanno fatto dello studio della complessità la loro principale ragione di attività.

Un semplice modo di definire la complessità è mettere in luce le differenze tra un sistema complesso e un sistema complicato.

I sistemi complicati, come un Boeing 747, consistono in un enorme numero di diversi componenti elementari (nel caso specifico circa 200.000). Il montaggio di un Jumbo è chiaramente deterministico; c'è solo un modo di assemblare questi componenti per assicurare che il Jumbo sia capace di volare. Una vite usata nel montaggio rimane una vite, sia che si tratti di un modello per bambini, sia che si tratti di un vero aviogetto. La struttura originata da quel montaggio determina la relazione tra i vari componenti e la matematica sottostante è spesso basata su funzioni lineari. Per sistemi come questo, il tempo che scorre durante il loro uso e la loro esistenza è proprio un "rumore" e non rappresenta alcuna variabile privilegiata. In altre parole, da un sistema complicato non possiamo aspettarci un miglior adattamento a un ambiente dinamico.

Al contrario, con i sistemi complessi le regole sono alquanto differenti. Questi ultimi possono adattarsi a un ambiente dinamico, e per loro il tempo non è "rumore", ma è piuttosto un modo per ridurre potenziali errori. La complessità è un processo adattivo, è influenzato dal tempo e, nel tempo, i processi complessi possono

E. Grossi (✉)
Professore di Cultura e Salute, Libera Università di Lingue e Comunicazione IULM
Membro Comitato di Gestione, Fondazione Bracco, Milano
e-mail: enzo.grossi@iulm.it

evolvere o degenerare. La complessità è basata su piccole unità elementari che lavorano insieme in piccole popolazioni di processi asincroni.

In un sistema complesso ciascun componente cambia, nel tempo, perdendo la sua identità al di fuori del sistema. Consideriamo la sequenza: bruco, bozzolo, farfalla, uovo e di nuovo bruco e così via. Se prese separatamente, queste forme di vita potrebbero essere viste addirittura come animali diversi. La considerazione che tutte fanno parte di un sistema (in questo caso di sviluppo) permette di mantenere l'unità nonostante la perdita di identità.

Nella Tabella 2.1, per facilitare la comprensione di questa definizione, data in maniera operativa, riportiamo un compendio parallelo delle proprietà dei sistemi complicati e dei sistemi complessi.

L'esperienza con questi concetti relativamente nuovi ci ha aiutato a comprendere che le "malattie acute" si comportano più come sistemi complicati, mentre le malattie croniche degenerative assomigliano maggiormente a sistemi complessi. La Tabella 2.2 riassume i lineamenti principali sotto questo rispetto. Per comprendere la potenza di tali concetti si noti l'analogia con la Tabella 2.1, in cui i concetti sono del tutto generali e non fanno alcun riferimento a stati patologici.

La matematica della complessità è differente da quella dei sistemi lineari classici. Nei sistemi complessi prevalgono la dinamica caotica, le soglie critiche, la geometria frattale e le funzioni non lineari. A seguito della maggiore comprensione

Tabella 2.1 Confronto tra sistemi complicati e sistemi complessi

Sistemi complicati	Sistemi complessi
Funzioni lineari	Funzioni non lineari
Adattamento a un ambiente statico	Interazione con un ambiente dinamico
Causalità semplice	Causalità reciproca
Deterministici	Probabilistici
La struttura determina le relazioni	Struttura e relazioni interagiscono
La media domina, i casi estremi sono irrilevanti	I casi estremi sono i determinanti-chiave
I componenti mantengono la loro identità/essenza	I componenti cambiano la loro identità/essenza

Tabella 2.2 Le malattie acute (complicate) e le malattie croniche (complesse)

Malattie acute (complicate)	Malattie croniche (complesse)
Insorgenza improvvisa	Insorgenza graduale nel tempo
Spesso tutte le cause possono essere identificate e misurate	Cause multivariate, mutevoli nel tempo
Diagnosi e prognosi sono spesso accurate	Diagnosi e prognosi sono spesso incerte
Spesso disponibile una specifica terapia o trattamento	Terapia causale spesso non disponibile
La struttura determina le relazioni	Struttura e relazioni interagiscono
Le tecnologie di intervento sono usualmente efficaci: la cura comporta verosimilmente il ritorno nel tempo alla normale salute	La *restituito ad integrum* è impossibile; per migliorare la salute sono necessari accurata gestione, assistenza personale e auto-cura

delle caratteristiche dinamiche intrinseche dell'organismo umano e con l'avvento dell'Intelligenza Artificiale, con i suoi paradigmi e strumenti (teorie del caos, dell'incertezza e della complessità) è ora evidente che noi, come il resto del mondo vivente, apparteniamo ai sistemi complessi piuttosto che a quelli complicati.

Negli ultimi anni, in medicina è emerso il concetto di complessità, così come una crescente consapevolezza di sensibilità per l'aspetto multidimensionale e di sistema a rete, sia della salute, sia della malattia. È ormai chiaro che il corpo umano non è una macchina e il suo malfunzionamento non può essere adeguatamente analizzato solo scomponendo il sistema nei suoi componenti e considerando ciascuno di essi isolatamente.

Un piccolo cambiamento in una parte di questa rete di sistemi interagenti può portare a un cambiamento molto più grande in un'altra parte attraverso effetti di amplificazione. Per tutte queste ragioni né la malattia né il comportamento umano possono essere modellati su un semplice sistema di causa ed effetto.

2.2 La teoria del caos deterministico

Una delle maggiori scoperte del ventesimo secolo, favorita dalla scienza informatica, è rappresentata dal riconoscimento che semplici regole non sempre conducono a un "ordine stabile", ma in molti casi determinano un apparente disordine caratterizzato da un'evidente instabilità e da variazioni imprevedibili per ragioni intrinseche alle regole stesse secondo dinamiche non lineari. La teoria del caos fornisce nuove intuizioni nella comprensione di processi che in precedenza si riteneva fossero imprevedibili e randomici. Inoltre, essa offre un nuovo insieme di strumenti che possono essere utilizzati per analizzare i dati clinici e psicologici come, ad esempio, i segnali elettrici provenienti dal cuore o dal cervello. La teoria del caos è nata nel ventesimo secolo, originariamente come una branca della scienza matematica, grazie al lavoro di Edward Lorenz nell'ambito della meteorologia.

Edward Lorenz è un meteorologo che nel 1963 cercò di descrivere la dinamica di un flusso idrodinamico con equazioni non lineari (differenziali ordinarie) e si pose la questione se fosse possibile una previsione meteorologica a lungo termine [1]. Lorenz calcolò numericamente una soluzione con una serie di equazioni differenziali che giravano su un computer primordiale, con memoria molto limitata, creando un modello predittivo. Il giorno successivo, nel tentativo di riprodurre i risultati proiettandoli in un tempo più lungo, utilizzò i dati ottenuti a metà della prima simulazione come punti iniziali della simulazione successiva. Per risparmiare memoria e carta decise di rinunciare alle cifre decimali successive alla terza dopo la virgola, ma fu sorpreso dal fatto che l'andamento del modello nella seconda soluzione era totalmente diversa dalla seconda metà della soluzione iniziale, cosa che non si sarebbe mai aspettato! Era nata la teoria del caos, secondo la quale la possibilità che piccole differenze delle condizioni iniziali si riflettano in evoluzioni temporali completamente diverse e irregolari è intrinseca a molti sistemi dinamici.

Questa proprietà risulterà infatti in seguito essere la regola di molti sistemi come circuiti elettronici, laser, fluidi turbolenti, reazioni chimiche oscillanti e, da ultimo, i ritmi biologici. La teoria del caos è interessata a trovare delle spiegazioni razionali per quei fenomeni come i cambiamenti climatici inattesi, e tratta gli eventi e i processi che non possono essere modellizzati o previsti utilizzando i teoremi e le leggi matematiche convenzionali, come quelli della teoria della probabilità. La teoria parte dal concetto che piccole, localizzate perturbazioni in una parte del sistema complesso possano avere profonde ripercussioni in tutto il sistema. Per i sistemi non lineari, la proporzionalità semplice non regge. Piccoli cambiamenti possono avere conseguenze drammatiche e inattese, alcune volte riferibili all'"effetto farfalla". Questo affascinante esempio, spesso utilizzato per descrivere questo concetto, si riferisce al fatto che a una data combinazione critica di cambiamenti pressori nell'atmosfera, il battito d'ali di una farfalla in Cina può causare un uragano in Brasile [1]:

> Il piccolo vortice prodotto dal battere d'ali della farfalla, in un caldo pomeriggio, può consentire a una bolla d'aria calda di staccarsi dal suolo surriscaldato, trasformarsi in una corrente calda ascendente e poi in un grosso nuvolone. Il vortice d'aria che alimenta la cellula temporalesca può avere abbastanza energia per deviare i venti alle quote superiori e provocare una perturbazione che spinta dalle correnti d'alta quota fornisce all'atmosfera, in un luogo diametralmente opposto, dopo alcuni giorni, quella energia in più per provocare il ciclone.

Il famoso matematico inglese Alan Turing, a cui si deve la nascita della teoria dell'informazione esprime questo concetto della sensibilità alle condizioni iniziali in un modo affascinante [2]:

> Lo spostamento di un singolo elettrone per un miliardesimo di centimetro, a un momento dato, potrebbe significare la differenza tra due avvenimenti molto diversi, come l'uccisione di un uomo un anno dopo, a causa di una valanga, o la sua salvezza.

Un'altra intuizione interessante è quella di Mandell [3]:

> Non può essere che la patologia matematica, cioè il caos, sia salute? E che la salute matematica, che è la predicibilità e la differenziabilità di questo tipo di struttura sia malattia?

La parola chiave è "criticità" e la maggior parte dei tentativi degli scienziati impegnati nella teoria del caos consiste nel cercare di modellizzare circostanze basate su specifiche condizioni congiunturali. Eventi imprevedibili in medicina, come le aritmie ventricolari e le morti cardiache improvvise negli atleti, il decorso di alcuni tipi di cancro e le oscillazioni nella frequenza di alcune malattie, possono essere attribuibili alla teoria del caos.

La teoria del caos può essere considerata un paradigma delle cosiddette dinamiche non-lineari. La Tabella 2.3 sintetizza alcuni dei migliori esempi di dinamiche non lineari presenti nella fisiologia umana.

Tabella 2.3 Esempi di dinamiche non lineari nella fisiologia umana

Processi con comportamenti caotici	Processi con fluttuazioni frattali complesse
Forma delle onde dell'elettroencefalogramma	Frequenza cardiaca
Livelli di insulina nel sangue	Respirazione
Cicli cellulari	Pressione arteriosa sistemica
Potenziale dell'azione muscolare	Controllo dell'equilibrio
Motilità esofagea	Numero di globuli bianchi
Motilità intestinale	Esempi di rigenerazione epatica
Motilità uterina	

È stato dimostrato che, nell'uomo, l'intervallo tra un battito cardiaco e l'altro è caotico, e che il battito regolare del cuore è un segnale della malattia e un forte fattore predittivo di un imminente arresto cardiaco.

Studi recenti hanno brillantemente evidenziato come le statistiche tradizionali possano essere fuorvianti nella valutazione delle fasi cardiache in soggetti sani e malati. Esistono infatti circostanze in cui due insiemi di dati appartenenti a due soggetti possono avere medie e varianze quasi identiche e, tuttavia, contenere un'informazione drammaticamente diversa nella loro struttura temporale [4, 5].

L'importanza delle dinamiche caotiche e dei fenomeni non lineari ad esse correlate è stata riconosciuta in medicina solo recentemente. È oggi abbastanza chiaro che il caos non è un disordine bizzarro; bensì esso è una sottile forma di ordine, la cui evoluzione è prevedibile, sia pure in maniera approssimativa.

Le dinamiche caotiche possono essere caratterizzate il più delle volte dal cosiddetto "attrattore strano". Questo significa all'incirca che, durante l'evoluzione caotica, le variabili caratterizzanti lo stato del sistema rimangono entro un ristretto intervallo di valori. Ciò conduce alla possibilità di caratterizzare l'evoluzione del sistema in termini di probabilità [6].

2.3 La geometria frattale

La geometria frattale è una recente branca della matematica che parte dall'osservazione che alcune forme presenti in natura (coste, rami di un albero, fiocchi di neve, ecc.) sono ben lontane dalle figure regolari della geometria euclidea, e richiedono l'uso di entità geometriche non convenzionali per "leggere" e "descrivere" proprio le forme di irregolarità presenti in natura.

A più di tre secoli di distanza da Galileo Galilei, Benoit Mandelbrot, lo scienziato che descrisse per primo la geometria frattale scrive: "La geometria euclidea è incapace di descrivere la natura nella sua complessità, in quanto si limita a descrivere tutto ciò che è regolare. Eppure osservando la natura vediamo che le montagne non sono dei coni, le nuvole non sono delle sfere, le coste non sono dei cerchi, ma sono oggetti geometricamente molto complessi" [7].

Nascono i frattali, modelli atti a imprigionare in formule matematiche quelle forme della natura come fiori, alberi, fulmini, fiocchi di neve, cristalli, che fino ad

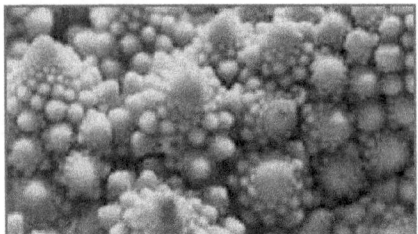 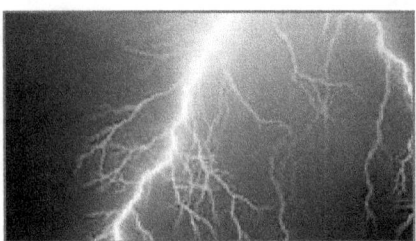

Fig. 2.1 Geometria frattale del broccolo romanesco

Fig. 2.2 Geometria frattale del fulmine

ora non erano state considerate riproducibili con regole matematiche. La geometria frattale (dal latino *frangere*, cioè spezzare) è lo studio di forme ripetitive di base che ci consentono di trovare le regole per generare alcune strutture presenti in natura.

In questo modo Mandelbrot, introducendo la geometria frattale, inventa un nuovo linguaggio di descrizione delle forme complesse della natura. Tuttavia, mentre gli elementi della geometria (linee, cerchi, triangoli, ecc.) si possono visualizzare facilmente, quelli del nuovo linguaggio non si prestano all'osservazione diretta; essi sono algoritmi, processi che possono essere trasformati in forme e strutture solo con l'aiuto di un computer.

Per usare le parole di Maldenbrot, "un frattale è una figura geometrica o oggetto naturale con una parte della sua forma o struttura che si ripete a scala differente, con forma estremamente irregolare interrotta e frammentata a qualsiasi scala e con elementi distinti di molte dimensioni differenti" [7].

I frattali sono quindi figure geometriche caratterizzate dal ripetersi sino all'infinito di uno stesso motivo su scala sempre più ridotta. Questa è la definizione più intuitiva che si possa dare di figure che in natura si presentano con una frequenza impressionante ma che non hanno ancora una definizione matematica precisa.

Le Figure 2.1 e 2.2 rappresentano esempi naturali di oggetti frattali caratterizzati da auto-somiglianza spaziale.

2.4 Le reti complesse

Albert-László Barabási è il fisico matematico che ha introdotto il concetto delle reti complesse. In un famoso libro dal titolo *Linked* [8] propone una visione della natura, della società e delle attività economiche fondata sulle reti, un nuovo quadro per capire questioni che vanno dalla democrazia in rete alla vulnerabilità di internet alla propagazione di virus mortali.

Le reti sono ovunque. Tutto ciò che occorre è un occhio predisposto per vederle. I legami deboli svolgono una funzione cruciale nella nostra comunicazione con il mondo esterno. Spesso i nostri amici non possono esserci di grande aiuto nella ricerca di un lavoro: si muovono all'interno dei nostri stessi ambienti e sono esposti alle stesse informazioni cui siamo esposti noi. Per ottenere informazioni nuove dobbiamo attivare i nostri legami deboli. I manager apprendono più facilmente dell'opportunità di un nuovo lavoro dai legami deboli (27,8% dei casi) che da quelli forti (16,7%). I legami deboli, ossia i conoscenti, sono il nostro ponte verso il mondo esterno, perché frequentano ambienti diversi dai nostri e ottengono le loro informazioni da fonti diverse.

In una rete casuale non potrebbero esistere cerchie di amici, perché i nostri contatti con gli altri sarebbero del tutto casuali. Nell'universo sociale tradizionale, la probabilità che i miei due più cari amici siano amici fra loro è la stessa che ha un capo tribù africano di fare amicizia con un calzolaio australiano. Ma la nostra società è fatta in un altro modo. Due amici intimi, per lo più, conoscono ognuno gli amici dell'altro. Tendono a partecipare alle stesse feste, a frequentare gli stessi locali, a vedere gli stessi film. Più è forte il legame fra i due, più i rispettivi amici si intrecciano. L'argomentazione di Barabási, benché all'apparenza controintuitiva e paradossale, afferma una verità molto semplice sulla nostra organizzazione sociale. Il suo modello di società, una rete frammentata di cluster molto fitti che comunicano fra loro attraverso dei legami deboli, è molto più vicina alla nostra esperienza quotidiana del quadro perfettamente casuale propostoci da matematici tradizionalisti. La scoperta che, sul Web, pochi *hubs* si annettono la maggior parte dei link, inaugurò una ricerca frenetica in varie aree. I risultati furono stupefacenti: si scoprì che il cinema era un ottimo esempio di reti complesse in cui alcuni attori fungevano da *hubs* avendo partecipato a molti film con altri attori a loro volta collegati a rete. Un esempio tipico era Rod Steiger, che risultava una sorta di prezzemolo iperconnesso a una rete internazionale

Come ora sappiamo, gli *hubs* sono presenti anche nelle reti di interazioni chimiche fra le molecole all'interno della cellula vivente. Alcune molecole, come quella dell'acqua o l'adenosintrifosfato (ATP), sono i Rod Steiger della cellula: partecipano a un numero enorme di reazioni chimiche. Su internet, la rete che connette materialmente i computer di tutto il mondo, pochi *hubs* svolgono un ruolo cruciale nel garantire il funzionamento della rete in caso di malfunzionamenti. Secondo uno studio condotto dalla AT&T, una piccolissima parte dei numeri telefonici è responsabile di una frazione straordinariamente alta di chiamate inviate o ricevute. Tre autorevoli biologi hanno di recente suggerito, sulla prestigiosa rivista *Nature*, che la natura iperconnessa di una certa molecola (la proteina p53) è la chiave per scoprire i processi alla base di varie forme di cancro a livello molecolare. Gli ecologisti sono convinti che, nelle reti alimentari, gli *hubs* siano le specie guida di un ecosistema, particolarmente importanti nel mantenerne la stabilità.

L'attenzione ricevuta dagli *hubs* è ben meritata. Gli *hubs* sono speciali. Dominano la struttura di tutte le reti in cui sono presenti rendendole simili a mondi piccoli. Infatti gli *hubs*, essendo collegati a un numero insolitamente grande di nodi, accorciano tutte le distanze all'interno del sistema. Ciò significa che, se il grado medio di separazione fra due persone sulla Terra è sei, spesso la distanza media fra un individuo qualsiasi e un connettore è uno, al massimo due. Allo stesso modo, mentre due pagine Web distano in media diciannove click l'una dall'altra, Yahoo.com – un *hub* gigantesco – è raggiungibile da quasi tutte le pagine Web in non più di due o tre click. Osservato dalla prospettiva degli *hubs*, il nostro è davvero un mondo molto piccolo.

Nel contesto dei rapporti tra cultura e salute è facile immaginare una rete di connessioni tra i diversi determinanti in gioco che somiglia molto alle reti complesse di Barabási.

Pensiamo alla percezione del proprio stato di salute. Ad essa concorrono alcuni fattori che hanno prevalentemente un'influenza positiva piuttosto che negativa: la giovane età rispetto all'età avanzata, il basso reddito rispetto all'alto reddito, i buoni stili di vita rispetto ai cattivi stili di vita; un'istruzione elevata rispetto a una bassa istruzione, l'assenza di malattie fisiche o psichiche rispetto alla concomitante presenza di più malattie. Lo stesso vale per la qualità di vita o per la percezione di benessere psicologico. Come in molti sistemi complessi, i fattori in gioco hanno interazioni multiple gli uni con gli altri, di tipo positivo o negativo con la creazione di fenomeni di retroazione che gettano le premesse per una dinamica non lineare.

Pensiamo, ad esempio, a circoli virtuosi in cui buoni stili di vita facilitano il mantenimento di un buono stato di salute che, a sua volta, tende a mantenere i buoni stili di vita. La presenza di stress, invece, può facilitare la scelta di cattivi stili di vita che influenzano negativamente lo stato di salute accentuando lo stress e la permanenza in cattivi stili di vita. Un'elevata partecipazione culturale, come vedremo nei capitoli successivi, è in grado di attenuare lo stress e agire favorevolmente sia sugli stili di vita che sullo stato di salute. Ma la partecipazione culturale è spesso influenzata dall'avere tempo libero a disposizione, fatto questo più comune nell'età avanzata, in cui la presenza frequente di malattie croniche degenerative può attenuarne gli influssi positivi. La descrizione potrebbe andare avanti a lungo e lo schema emergente raffigurato nella Figura 2.3 esemplifica l'analogia della complessità inerente.

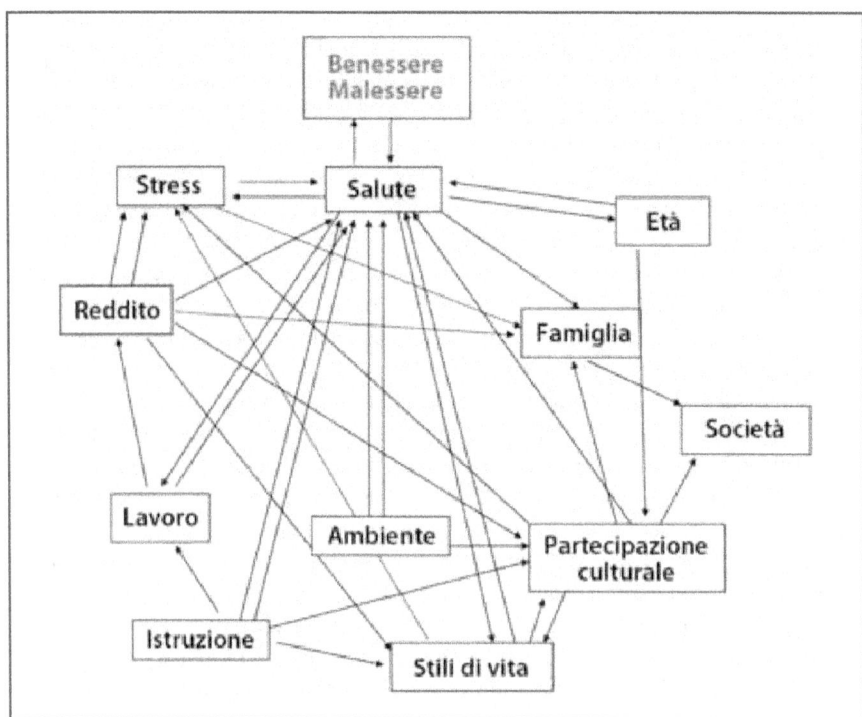

Fig. 2.3 Complessità delle relazioni tra i fattori che influenzano lo stato di salute

2.5 Direzioni future

Lo studio della complessità in campo medico sta rivoluzionando il nostro modo di pensare alla salute. Se nuove misure dinamiche della complessità fisiologica sono utili nella quantificazione degli effetti dell'invecchiamento normale, vari interventi possono essere valutati per la loro efficacia nel prevenire la malattia o modificare la sua progressione. Ad esempio, le misurazioni della complessità delle risposte EEG ai compiti cognitivi in un processo di invecchiamento sano e nella demenza può essere utile a distinguere tra queste condizioni e nel testare l'effetto di farmaci specifici sulle funzioni cognitive o comportamentali.

Se la complessità della frequenza cardiaca e della dinamica della pressione arteriosa servono come biomarcatori di invecchiamento cardiovascolare, gli effetti dell'attività fisica o dell'alimentazione sulla senescenza cardiovascolare possono essere più facilmente quantificati. La misura del grado in cui la capacità di adattamento di un individuo è ridotta per via dell'invecchiamento o della malattia può anche rivelarsi utile per prevedere gli effetti avversi dei farmaci, degli interventi chirurgici, o di fattori di stress in genere. La perdita della complessità fisiologica nella variabilità dell'intervallo del battito cardiaco nel ritmo sinusale può avere valore nell'identificare la sincope di pazienti a rischio di morte improvvisa, determinare la gravità delle aritmie cardiache intermittenti, predire la mortalità a seguito di un infarto miocardico, e valutare la gravità dell'insufficienza cardiaca congestizia.

La matematica delle reti complesse ci aiuta a stabilire la gerarchia delle variabili all'interno di un insieme specifico, cercando la presenza di *hubs*, cioè le variabili con il più alto numero di connessioni.

Questi approcci permettono di comprendere come l'invecchiamento sia caratterizzato da una perdita generalizzata della complessità nelle dinamiche che regolano le funzioni fisiologiche. La patologia accentua questo fenomeno anticipando questa perdita di complessità rispetto all'età anagrafica.

Le misurazioni della complessità derivate dal campo delle dinamiche non lineari possono aiutare a valutare i cambiamenti fisiologici e anatomici associati all'età e a predire la patologia; nuove frontiere si stanno aprendo con l'impiego di particolari modelli di reti neurali.

Nuovi approcci matematici stanno aprendo una strada per lo studio della complessità in contesti multidimensionali legati all'invecchiamento e alla patologia [9].

Questi nuovi concetti dovrebbero stimolare un ulteriore interesse nell'analisi di basi dati in campo medico, psicologico e sociologico con nuovi approcci computazionali e matematici.

Bibliografia

1. Lorenz EN (1963) Deterministic nonperiodic flow. J Atmos Sci 20:130–141
2. Turing AM (1950) Computing machinery and intelligence. Mind 59:433–460
3. Mandell AJ, Selz KA (1995) Nonlinear dynamical patterns as personality theory for neurobiology and psychiatry. Psychiatry 58(4):371–390

4. Goldberger AL, Amaral LA, Hausdorff JM et al (2002) Fractal dynamics in physiology: alterations with disease and aging. PNAS 99:2466–2472
5. Goldberger AL (1996) Nonlinear dynamics for clinicians: chaos theory, fractals, and complexity at the bedside. Lancet 347:1312–1314
6. Kaplan D, Glass L (1995) Understanding nonlinear dynamics. Springer-Verlag, New York
7. Mandelbrot B (1982) The fractal geometry of nature. W H Freeman & Co, San Francisco
8. Barabási AL (2002) Linked: is about how everything is connected to everything else and what it means for business, science, and everyday life. Perseus Books, Cambridge, MA
9. Philippe P, Mansi O (1998) Nonlinearity in the epidemiology of complex health and disease processes. Theor Med Bioeth 19:591–607

Cultura: significato, evoluzione e domini operativi secondo l'UNESCO

3

Giorgio Piga

Un quadro, un sito archeologico, un canto popolare, sono cultura? E una partita di calcio, la lingua nella quale ci esprimiamo, lo sono? Quando parliamo di cultura, a cosa facciamo riferimento? Nel lessico generale, si è soliti impiegare il termine cultura per chiamare in causa le arti e l'apprendimento, mentre dal punto di vista sociologico ci riferiamo alla cultura per designare le norme, i valori, le credenze e i simboli che incontriamo nella vita di ogni giorno e che ci permettono di dare un senso a quello che ci circonda. E come possiamo misurare questi aspetti quotidiani? Cercheremo di far luce su questi elementi approfondendo il dibattito sul significato della parola cultura, la definizione istituzionale e i metodi convenzionali rintracciati dall'UNESCO per misurare la partecipazione culturale.

3.1 Un approccio complesso alla cultura

3.1.1 Etimologia e breve storia del termine

Per iniziare a interrogarci su cosa sia la cultura, partiamo dalla genealogia della parola. Il termine *cultura* è pieno di ambiguità, e ha inscritto una notevole molteplicità di significati. Si può far risalire il significato della parola cultura alla radice indoeuropea *kwel*, che significa amare, prendersi cura, adorare, elevare, far girare [1]. In questo linguaggio, la parola era spesso riferita all'allevamento di cavalli, fondamentale per un popolo nomade di allevatori, guerrieri e cavalieri che abitava le steppe. Prendersi cura della fonte primaria di sostentamento, mobilità e difesa del proprio popolo ha un valore costruttivo, quasi sacrale, per la società, valore che trascende dall'azione alla parola.

Con l'invenzione dell'agricoltura, alcune popolazioni da nomadi diventano stanziali, iniziano a prendersi cura della terra, a investire le loro energie in una fonte

G. Piga (✉)
Corso di laurea magistrale in Arti, Patrimoni e Mercati
Libera Università di Lingue e Comunicazione IULM
Milano
e-mail: grg.piga@gmail.com

di sostentamento più stabile, in grado di produrre cibo in misura maggiore rispetto a quello che viene utilizzato per la sopravvivenza. Questa abbondanza, che può essere conservata per essere utilizzata in periodi di carestia, permette una maggiore stabilità ai gruppi umani, che registrano un aumento nel benessere generale, con conseguente crescita demografica. Uno di questi popoli sedentari, gli antichi greci, assocerà al ciclo (κύκλος) delle stagioni, conoscenza fondamentale per le tecniche agricole e, quindi, per il nuovo benessere della società, la radice indoeuropea *kwel e il suo significato. L'attività di cura dei campi passerà quindi al più pragmatico latino *colere*, che in italiano sta per coltivare (da qui deriva anche la parola agricoltura). I latini altolocati, slegati da preoccupazioni terrene come la ricerca di cibo, rivolgevano altrove le loro attenzioni e una buona parte del loro tempo che, per usare un'espressione di oggi, potremmo definire "tempo libero".

Sarà Cicerone, figura di spicco del suo tempo, a traslare nelle sue *Tuscolanae disputationes* il termine *colere* [2], utilizzandolo per indicare la coltivazione dello spirito, insieme alla cura del corpo, come componente fondamentale per un equilibrio personale. Cicerone si premura di raccomandare un'attività costante, fisica e mentale, l'attenzione verso l'anima e umanità come strumento per un'evoluzione allo stesso tempo individuale e sociale. La parola scomparve dalle lingue indoeuropee con le grandi invasioni barbariche, per ritornare nel linguaggio francese nell'alto Medioevo, tra il XII e il XIII secolo, durante una fase di grandi cambiamenti per il mondo europeo. In quella fase acquisì una forte connotazione religiosa, al punto che finì per essere considerata come sinonimo di adorazione. Il culto cristiano viene intriso di cultura, per permettere all'uomo di individuare e percorrere il cammino verso la santità. Solo più tardi, nel Rinascimento e, ancor più, con l'Illuminismo, la parola riassume il significato latino più ampio. Riferita all'elevazione dello spirito, al sapere e al perfezionamento, diviene sinonimo di progresso e di valori universali, in ciò contrapponendosi alla natura, alla barbarie e alla superstizione. A partire dall'Ottocento, il dibattito si ramifica per zone geografiche e differenze linguistiche, diventando sempre più complesso [3]. Nella lingua tedesca, per esempio, il termine *kultur* era usato per descrivere un legame spirituale innato tra i membri di una determinata comunità, e spesso posto in contrasto con *zivilisation* (dal francese *civilisation*), usato per indicare i modi di fare artificiali, pomposi e pretestuosamente estetizzati delle classi agiate. In Inghilterra, invece, il termine *culture* fu per un periodo sinonimo degli usi e costumi delle élite istruite, riferendosi esclusivamente all'alta cultura. In questo periodo storico, la nascita dell'antropologia e, successivamente, delle altre scienze sociali, contribuirà a formare nuovi e più stratificati approcci nel dibattito, rendendolo via via più complesso.

3.1.2 Tre, due, una e nessuna definizione

Nel 1952, Alfred Kroeber e Clyde Kluckhohn, nel volume *Culture: A Critical Review of Concepts and Definitions* [4], hanno compilato una lista di 164 definizioni di *cultura*, poi classificate secondo sei aree di lettura e significato. Da questa autorevole revisione, traiamo che il termine cultura è più comunemente usato in tre contesti diversi:

1. gusto eccellente per le arti e gli argomenti umanistici, altrimenti noto come "cultura alta";
2. un sistema integrato di conoscenze, credenze e comportamenti che dipendono dalla capacità di pensiero simbolico e dall'apprendimento sociale;
3. un insieme di atteggiamenti, valori, obiettivi e pratiche condivise che caratterizzano un'istituzione, organizzazione o gruppo.

Possiamo ulteriormente raffinare i raggruppamenti a seconda della visione di fondo e individuare due visioni fondamentali, una umanistica e una antropologica. Nella prima, cultura è il patrimonio delle cognizioni e delle esperienze acquisite tramite lo studio ai fini di una specifica preparazione in uno o più campi del sapere. Come sinonimo di erudizione, tale concetto è legato al possesso di un bagaglio di nozioni e di conoscenze sistematiche strettamente legate al saper leggere e scrivere. Matthew Arnold, poeta, letterato e pedagogo esponente di questa visione, ha definito la cultura come "il meglio che è stato pensato e conosciuto" dall'essere umano [5]. Arnold individua così un senso educativo nella cultura, vista come mezzo e non come un fine, infondendo un valore culturale superiore e universale per superare le differenze tra gruppi umani. Possiamo contrapporre all'autorevole visione umanistica di Arnold quella antropologica di Edward B. Tylor, che vede la cultura come quell'insieme complesso che include la conoscenza, le credenze, l'arte, la morale, il diritto, il costume e qualsiasi altra capacità e abitudine acquisita dall'uomo come membro di una società [6]. In questo caso, possiamo pensare alla cultura come a un dato insieme di tratti ambientali e sociali, vale a dire un insieme di caratteristiche che sono associate a un luogo specifico di sviluppo umano e sociale. Chiaramente, questi tratti possono essere coltivati e sviluppati con un certo impegno (ad esempio, acquisire padronanza nei canti patriottici tradizionali o nella pratica delle decorazioni a mano), ma è il fatto stesso di essere cresciuto in un contesto specifico che determina la loro sedimentazione stabile sia a livello individuale che a livello sociale. In questo caso, i tratti culturali sono diffusi e stabilizzati a livello sociale e intergenerazionale attraverso vari meccanismi di trasmissione culturale. I concetti intorno a cui ruota la concezione di Tylor sono l'apprendimento, totalità e condivisione dei tratti culturali, per un superamento della contrapposizione natura/società.

La macrodifferenza tra le due visioni risiede nella tipologia di attività umana correlata: nella visione umanistica, si sottolinea l'importanza dell'acquisizione individuale e intenzionale di nuove capacità e competenze. A differenza dei tratti culturali socio-ambientali, in questo caso, infatti, l'acquisizione dei tratti culturali è l'esito di decisioni specifiche di investimento nell'accumulazione di capitale umano, ma per motivazioni che attribuiscono alla cultura un valore strumentale. Ad esempio, intraprendere un programma di istruzione e di formazione per acquisire abilità necessarie per trovare un lavoro migliore nel mercato del lavoro, o sviluppare dei tratti culturali che siano funzionali a una migliore integrazione sociale. Si tratta, quindi, di attività che sono correlate alle dimensioni dell'auto-rappresentazione e autodeterminazione tipicamente associate alla cultura, benché esse siano la conseguenza secondaria del perseguimento di obiettivi la cui natura non è intrinsecamente culturale. Nella visione antropologica, invece, sono fondamentali le attività cognitive ed esperienziali organizzate nell'ambito di specifici contesti sociali. Questo tipo di cultura va inteso come acquisizione di caratteristiche costruite intenzionalmente che hanno a che fare con le motivazioni culturali intrinseche, cioè con capacità e competenze che sono finalizzate a un miglior accesso e fruizione di esperienze culturali, vale a dire esperienze che sono esplicitamente e unicamente progettate da qualcuno per orientare gli altri individui verso particolari traiettorie di significato e opinioni.

A spezzare la lunga contrapposizione tra queste due visioni si inserisce Raymond Williams, studioso gallese di società e cultura, fondamentale nel dibattito della seconda parte del Novecento: nell'articolo *Culture is Ordinary* [7], spiega il perché sia in disaccordo con la divisione interna al dibattito sull'interpretazione della cultura a lui contemporaneo e precisa che la cultura dovrebbe essere definita come, piuttosto che distinta tra, sia un modo di vivere la vita con un sentimento comune sia come il processo di scoperta e di creatività nelle arti e nell'apprendimento. Solo tre anni dopo [8], tenterà di risalire a una definizione omnicomprensiva, attraverso un processo che parte dalla selezione di tre categorie di cultura: una ideale, legata all'elevazione individuale basata su valori universali; una documentaria, comprendente l'intero corpus di opere intellettuali e d'immaginazione prodotte dal pensiero e dall'esperienza umana; e una di categorizzazione sociale, nella quale la cultura è vista come la descrizione di un particolare modo di vivere che esprime sensi e valori non solo nelle arti ma anche nelle istituzioni e nel comportamento. Le tre categorie, frutto di un procedimento di astrazione, sono per Williams solo un presupposto dal quale si discosta poche pagine dopo, affermando che l'oggetto di studio nell'ambito della cultura dovrebbero essere le attività umane e le interrelazioni tra queste, senza concedere a una delle categorie culturali astratte la priorità rispetto all'esperienza del tempo storico, in cui ogni elemento è in soluzione e dissolto in un insieme complesso [8]:

> I would then define the theory of culture as the study of relationships between elements in a whole way of life. The analysis of culture is the attempt to discover the nature of the organization which is the complex of these relationships. Analysis of particular works or institutions is, in this context, analysis of their essential kind of organization, the relationships which works or institutions embody as parts of the organization as a whole. A key-word, in such analysis, is pattern: it is with the discovery of patterns of a characteristic kind that any useful cultural analysis begins, and it is with the relationships between these patterns, which sometimes reveal unexpected identities and correspondences in hitherto separately considered activities, sometimes again reveal discontinuities of an unexpected kind, that general cultural analysis is concerned[1].

---

[1] Definirei dunque la teoria della cultura come lo studio delle relazioni esistenti tra gli elementi in uno stile di vita generale. L'analisi della cultura consiste nel tentativo di individuare la natura dell'organizzazione, che rappresenta il complesso di tali relazioni. L'analisi di determinate opere o istituzioni è, in tale contesto, analisi dell'essenza della loro organizzazione, delle relazioni che le opere o istituzioni rappresentano in quanto parti dell'organizzazione nella sua interezza. Una

Lo stesso Williams si renderà poi conto dell'eccessiva difficoltà nel riuscire a studiare la cultura in questo senso, cercando delle definizioni più modeste. Ciò che risulta fondamentale in questo lavoro è la volontà di non racchiudere la cultura in una definizione stringente, ma di ampliare il punto di vista sull'argomento e la capacità di vedere la cultura come il senso percepito di qualità della vita in un particolare tempo e spazio.

Per concludere il cerchio, riporto la decisione, quasi paradossale, del governo inglese di non dotarsi di una definizione ufficiale di cultura [9]. Questa volontà è supportata dalla coscienza che la cultura britannica è sfaccettata e diversificata secondo distinzioni geografiche e linguistiche. Si preferisce pertanto riferirsi alle culture britanniche, per riflettere e rispettare l'ampio spettro di diversità culturali. Se per fini istituzionali si deve ricorrere a una definizione, come quella adottata dal Dipartimento per la Cultura, i Media e gli Sport (DCMS), si ricorrerà più a una lista di forme d'arte, attività ed espressioni culturali piuttosto che a una sentenza che tenta di essere omnicomprensiva.

3.2 L'UNESCO e la statistica culturale

3.2.1 Le definizioni di cultura

Per le finalità di questo lavoro, è fondamentale districarsi all'interno del dibattito internazionale sul significato della parola cultura e cercare di rintracciare una definizione alla quale fare riferimento nel momento in cui ci accingiamo a voler misurare la cultura e le sue manifestazioni. In questa necessità ci viene incontro l'Organizzazione delle Nazioni Unite per l'Educazione, la Scienza e la Cultura (UNESCO). Dall'alto del suo status di istituzione di rilevanza globale, non ha bisogno di lunghe presentazioni: ricordiamo solo che è stata istituita a Parigi dalle Nazioni Unite il 16 novembre 1945 per promuovere la collaborazione internazionale nelle aree dell'istruzione, scienza, cultura e comunicazione. Come ente sovranazionale, da ormai quasi settant'anni si occupa di incoraggiare il dialogo interculturale e la riflessione su temi ad esso correlati.

Negli anni, l'UNESCO ha definito il concetto di cultura includendo non solo le arti e la letteratura ma anche l'etica, i diritti umani, gli stili di vita, attività fisica inclusa, e le convinzioni spirituali. Prenderemo ad esempio due definizioni, simili tra loro, frutto dell'aggiornamento costante dell'istituzione sulla materia. La prima risale alla Dichiarazione sulle Politiche Culturali, promossa dopo la Conferenza Mondiale sulle Politiche Culturali svoltasi a Città del Messico nel 1982. Nella Dichiarazione si precisa la sempre più urgente necessità di stabilire collaborazioni

---

parola chiave, nell'ambito di questa analisi, è schema: è con la scoperta degli schemi caratteristici che ha inizio un'efficace analisi culturale, ed è tramite il rapporto tra tali schemi, che a volte rivelano inattese identità e corrispondenze tra attività viste come separate sino a quel momento, e a volte ancora rivelano discontinuità inaspettate, che l'analisi culturale generale viene presa in considerazione.

ravvicinate tra le nazioni, per garantire il rispetto dei diritti umani, per assicurare l'esercizio delle libertà fondamentali dell'uomo e dei popoli e il loro diritto all'autodeterminazione, e ha come obiettivo la costruzione di una "difesa della pace", come indicato nella Costituzione dell'UNESCO. Il testo [10], riprendendo e rielaborando definizioni precedenti, assume che la cultura sia

> the whole complex of distinctive spiritual, material, intellectual and emotional features that characterize a society or social group. It includes not only the arts and letters, but also modes of life, the fundamental rights of the human being, value systems, traditions and beliefs[2].

Nella Dichiarazione del 1982, si vuole sottolineare che la cultura è ciò che dà all'uomo la capacità di riflettere su se stesso, ciò che lo rende specificatamente umano, un essere razionale con giudizio critico e senso morale. Attraverso la cultura, l'uomo esprime se stesso, si scopre e riconosce la sua incompletezza, ricerca nuovi significati e crea opere che trascendono i suoi limiti.

In linea con gli stessi principi è la seconda definizione, inscritta nella Dichiarazione Universale sulla Diversità Culturale rilasciata dopo la Conferenza Generale dell'UNESCO del novembre 2001, primo incontro internazionale rilevante dopo l'11 settembre 2001. Si ribadisce in questa occasione la volontà degli Stati di affermare l'importanza del dialogo interculturale, innalzando la diversità culturale a rango di "patrimonio comune dell'umanità", necessaria per la specie umana come lo è la biodiversità per la natura, e facendo della sua difesa un imperativo etico indissolubile dal rispetto per la dignità dell'individuo [11]. La definizione riafferma la visione della cultura come

> a set of distinctive spiritual, material, intellectual and emotional features of society or a social group, that encompasses, not only art and literature, but lifestyles, ways of living together, value systems, traditions and beliefs[3].

Come si può notare, la composizione delle due frasi è quasi speculare, sintomo della volontà dell'istituzione di continuare a promuovere una visione il più ampia possibile, comprendente diversi aspetti (ideale, materiale e sociale) e, allo stesso tempo, di dare delle limitazioni entro le quali ritagliare un campo d'azione pratico.

---

[2] L'insieme degli aspetti spirituali, materiali, intellettuali ed emozionali unici nel loro genere che contraddistinguono una società o un gruppo sociale. Essa non comprende solo l'arte e la letteratura, ma anche i modi di vita, i diritti fondamentali degli esseri umani, i sistemi di valori, le tradizioni e le credenze.

[3] L'insieme degli aspetti spirituali, materiali, intellettuali ed emozionali unici nel loro genere che contraddistinguono una società o un gruppo sociale e che comprende solo l'arte e la letteratura, ma anche gli stili di vita, i modi di vivere insieme, i sistemi di valori, le tradizioni e le credenze.

3.2.2 La statistica culturale

All'interno dell'UNESCO, parallelamente al tentativo etico di definire cosa sia la cultura, prende origine un progetto teso a misurare in termini statistici le abitudini "culturali" delle popolazioni, ovvero la statistica culturale. L'idea di una formula coerente di valutazione e raccolta dei dati, condivisibili poi a livello internazionale, prende piede da una raccomandazione espressa durante la Conferenza UNESCO dei Ministri Europei della Cultura, tenutasi a Helsinki nel 1972. Due anni dopo, a Ginevra, durante il primo incontro del gruppo di lavoro composto da statistici, studiosi e professionisti del mondo culturale, si formulano tre principali considerazioni sulle quali impostare la struttura delle future statistiche culturali. La struttura dovrebbe: a) essere considerata un insieme completo, che includa sia gli aspetti sociali che quelli economici dei fenomeni culturali, tra i quali la produzione, distribuzione, consumo di, e la domanda di beni e servizi culturali; b) essere logica e basata su principi che la rendano collegabile a simili sistemi statistici; e c) servire le necessità di pianificazione, controllo e studio di argomenti connessi con le politiche culturali e insieme includere tutti i fenomeni di una certa importanza di questo campo. Come culmine di un lavoro durato più di 15 anni, viene pubblicato nel 1986 un rapporto dal titolo *The UNESCO Framework for Cultural Statistics* (FCS) [12]. Il valore di questo testo risiede, come chiarificato nel documento, nell'aver rintracciato una base attraverso la quale unificare i parametri di valutazione delle abitudini culturali delle popolazioni dell'Europa e del Nord America. Non avvallando nessuna specifica definizione di cultura, ma tenendo conto delle visioni sia umanistica che antropologica, si è espresso un tentativo di analisi del paesaggio culturale delle nazioni, suddiviso in campi nei quali inquadrare le varie attività culturali. Nel testo del 1986 viene presentata la selezione finale, divisa in dieci categorie:

0. Patrimonio culturale
1. Stampa e letteratura
2. Musica
3. Arti performative
4. Arti visive
5. Cinema e fotografia
6. Radio e televisione
7. Attività socio-culturali
8. Sport e giochi
9. Ambiente e natura.

Proponendosi un obiettivo e un approccio pragmatici, la selezione delle categorie culturali, e sopratutto delle relative sottocategorie[4], ha dovuto essere sottoposta a una buona dose di arbitrarietà, motivo per il quale sono state unificate attività simili tra loro. Il gruppo di lavoro ha inoltre proposto, come metodologia, di suddividere la raccolta di statistiche dei campi selezionati attraverso uno schema funzio-

---

[4] Per una visione completa delle sottocategorie si rimanda al testo originale.

nale, composto da categorie d'azione: i dati verranno inseriti secondo la gerarchia creazione/produzione, trasmissione/diffusione, ricezione/consumo, tutela/registrazione e partecipazione.

A seguito dei differenti approcci nel definire o misurare la cultura che sono emersi con il cambiamento sociale e tecnologico di fine secolo, nel 2009 un nuovo *Framework for Cultural Statistics* (FCS) [13] sostituisce il precedente. Proponendosi ancora l'obiettivo di essere uno strumento per aiutare gli stati a organizzare la propria raccolta di dati e per permetterne una armonizzazione a livello globale, il documento sposa la definizione di cultura rilasciata con la Dichiarazione Universale sulla Diversità Culturale del 2001. Considerando anche i numerosi studi che collegano la cultura allo sviluppo, il testo fornisce fondamenti concettuali per valutare il contributo economico e sociale della cultura, individuata come causa ed effetto dello sviluppo economico e del progresso. Nel lavoro del 2009 le categorie culturali diminuiscono e cambiano il nome in domini culturali, accorpando insiemi di industrie, attività e pratiche culturali:
1. Patrimonio culturale e naturale
2. Performances e celebrazioni
3. Arti visive e artigianato
4. Libri e stampa
5. Media audiovisivi e interattivi
6. Design e servizi creativi.

Fuori dai domini culturali, ma presenti, vengono selezionati i domini relativi, Turismo e Sport e Attività ricreative. Su tutti questi si staglia il dominio trasversale del Patrimonio Culturale Immateriale (come rappresentato in Figura 3.1). La selezione rappresenta un insieme minimo dei domini culturali principali per i quali l'UNESCO incoraggia a raccogliere dati comparabili. La formalizzazione, che si intende non costrittiva, permette un'indicazione delle categorie indispensabili nel settore culturale contemporaneo, e fornisce un'idea della struttura statistica. Lo schema funzionale delle categorie culturali, prima inserito in una struttura gerarchica, viene rivisto come il risultato di un processo di interconnessioni tra le varie categorie. I cinque stadi della produzione della cultura vengono rappresentati all'interno di un ciclo che permette di visualizzare chiaramente la relazione di causa-effetto tra le diverse attività (Fig. 3.2). In particolare, è interessante sottolineare che consumo e partecipazione culturale sono poste come stadio precedente alla creazione di nuove idee e contenuti.

3.2.3 Partecipazione culturale

Uno dei punti principali del lavoro del 2009 è il tentativo di armonizzare la valutazione statistica della dimensione sociale della cultura che, al contrario di quella economica riconducibile a transazioni finanziarie, avviene spesso in maniera informale. Alcuni aspetti esaminati della dimensione sociale della cultura sono relativi a valori simbolici e solitamente non mercificabili, come il dare un senso di identità, il prevenire l'esclusione, la costruzione di un'appartenenza sociale. Pur assumendo

3 Cultura: significato, evoluzione e domini operativi secondo l'UNESCO

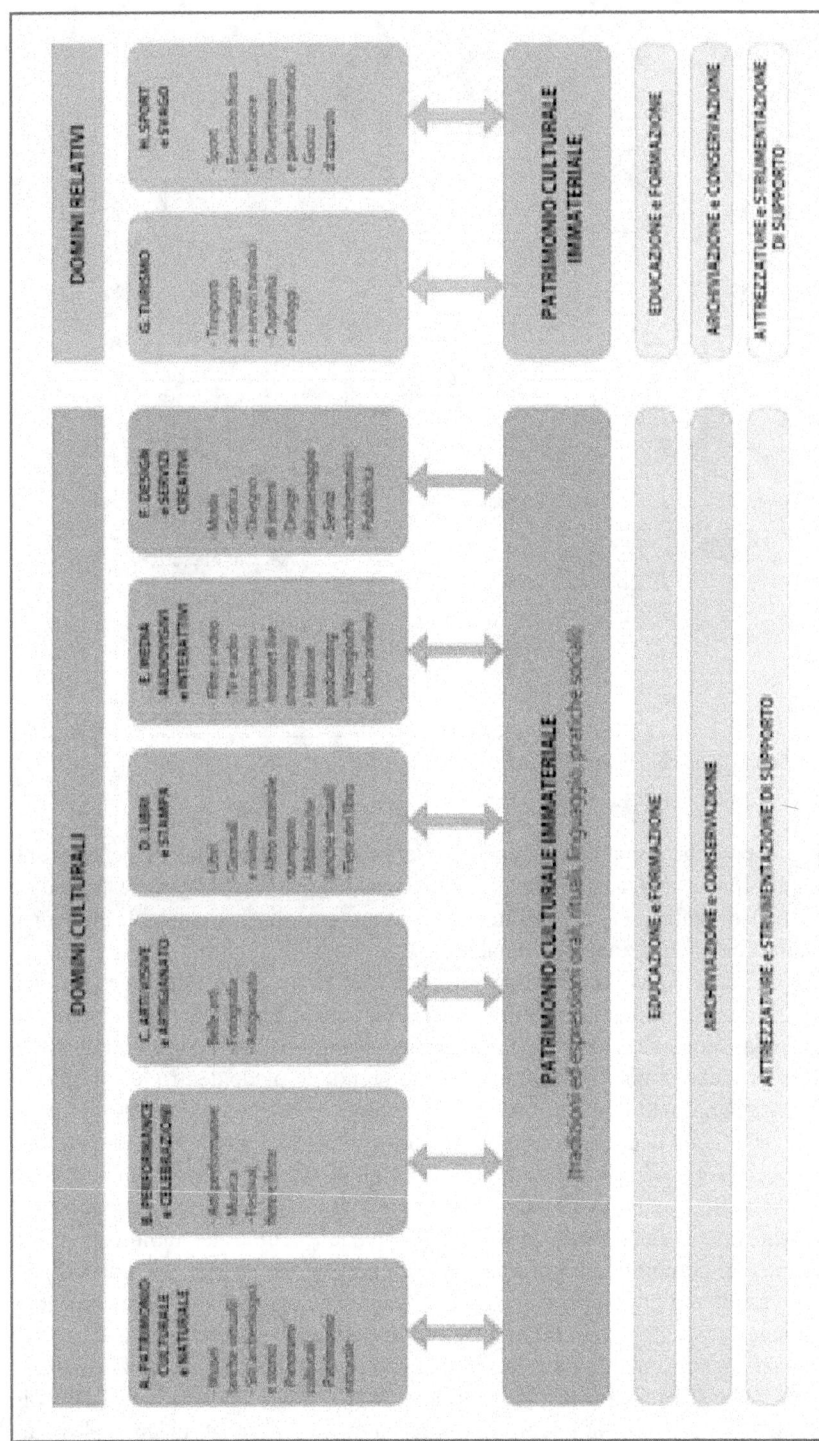

Fig. 3.1 Domini culturali del FCS 2009

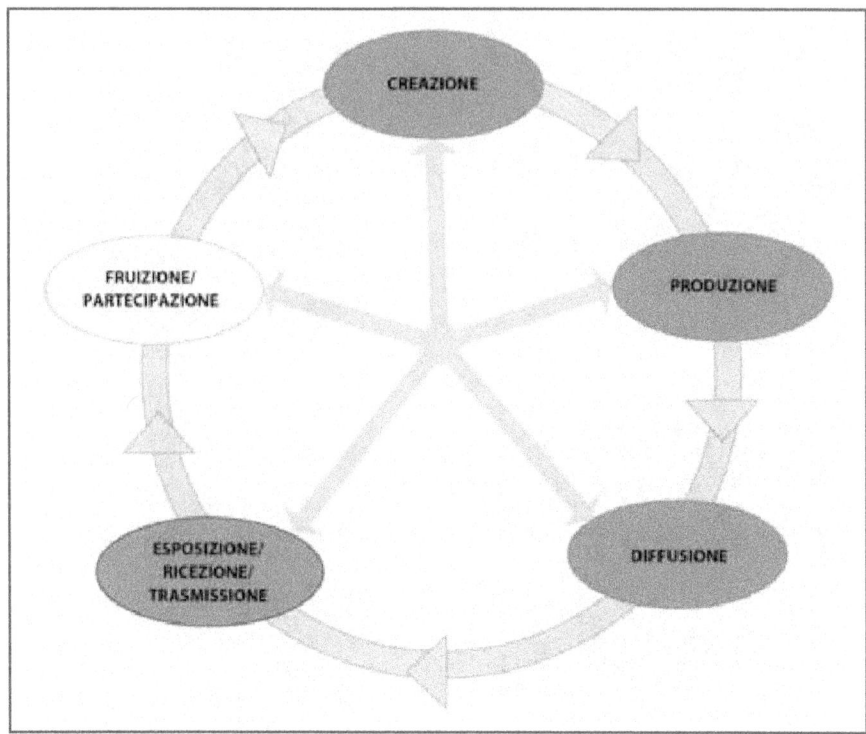

Fig. 3.2 Il ciclo della cultura del FCS 2009

che queste pratiche non possono sempre essere misurate, il documento cerca di stabilire delle concettualizzazioni del modello sociale di cultura, per cercare di guidare lo sviluppo di statistiche che definiscano l'identità e gli altri elementi attraverso indicatori e campi d'azione che standardizzino i metri di valutazione.

Una di queste concettualizzazioni rivede la tradizionale divisione tra consumo e partecipazione culturale, riunendo entrambe in un unico gruppo. Le attività prese in esame nella nuova categoria di partecipazione culturale includono quindi sia le classiche pratiche di consumo, sia quelle che prendono piede dentro le comunità e che concernono qualità di vita, tradizioni e credenze. Per fare alcuni esempi, l'assistere a eventi che hanno un costo come andare al cinema o a un concerto (consumo), così come prendere parte in attività culturali di gruppo o produzioni artistiche amatoriali o ancora attività quotidiane come leggere un libro (partecipazione), rientrano nella nuova categorizzazione di partecipazione culturale. Inoltre, il nuovo ordine intende comprendere sia comportamenti attivi che passivi, includendo persone che ascoltano un concerto (passivi), quelle che suonano al concerto e quelle che suonano a casa per conto loro (attivi). L'obiettivo delle ricerche statistiche sulla partecipazione culturale dovrebbe essere quello di valutare tutti i livelli di partecipazione, anche se in alcuni casi ciò potrebbe essere complicato, come per esempio nei festival, dove alcuni individui vivono dei momenti attivi, sul palco, e altri passivi, come pubblico. In questo caso, si predisporrà attenzione alle varie fasi d'azione. Stando a queste considerazioni, il FCS del 2009 si allinea con le definizioni di pratiche culturali utilizzate dall'UNESCO Institute of Statistics nel 2006 [14], a loro volta ispirate al modello usato nell'*Eurobarometro*, strumento statistico del Settore d'Analisi dell'Opinione Pubblica della Commissione Europea. La partecipazione culturale viene quindi divisa per tipologie di pratiche culturali: a) d'appartamento (*home-based*), riferibili a quante ore passate a guardare la televisione, ascoltare la radio, a guardare e ascoltare suoni e immagini in generale, leggere e usare il computer e internet; b) fuori appartamento (*going out*), che comprende le visite a luoghi culturali come il cinema, teatro, concerti, musei, monumenti e altri siti del patrimonio culturale; c) identitaria (*identity building*), con l'esercizio culturale amatoriale, affiliarsi a associazioni culturali, cultura popolare, cultura etnica, pratiche comunitarie e cultura giovanile.

Il FCS 2009 approfondisce quindi l'aspetto economico e sociale del ciclo di produzione culturale, tralasciando volutamente altri che sono stati argomento di discussione durante la redazione del testo. La relazione tra cultura e benessere, e con la salute in generale, è tra questi.

Bibliografia

1. Bonnemaison J (2000) La géographie culturelle. Editions du CTHS, Paris
2. Cicerone, Tuscolanae. BUR, Milano 1996
3. Williams R (1976) Keywords: a vocabulary of culture and society. Fontana, London
4. Kroeber AL, Kluckhohn C (1952) Culture: a critical review of concepts and definitions. The Museum Press, Cambridge, MA
5. Arnold M (1869) Culture and anarchy: an essay in political and social criticism. Project Gutenberg, Oxford
6. Tylor EB (1871) Primitive culture: researches into the development of mythology, philosophy, religion, art and custom. John Murray, London
7. Williams R (1958) Culture is ordinary. In: Szeman I, Kapsoy T (eds) (2011) Cultural theory: an anthology. Wiley-Blackwell, Pondicherry
8. Williams R (1961) The long revolution. Chatto and Windus, London
9. Fisher R, Figueira C (2011) United Kingdom Country Profile. Council of Europe/ERICarts: "Compendium of Cultural Policies and Trends in Europe", 13th edn. Available from World Wide Web: http://www.culturalpolicies.net/web/unitedkingdom.php?aid=22. Accessed 28 July 2012
10. UNESCO (1982) Mexico City Declaration on Cultural Policies, World Conference on Cultural Policies. Mexico City, 26 July – 6 August 1982
11. UNESCO (2001) UNESCO Universal Declaration on Cultural Diversity. UNESCO, Paris
12. UNESCO (1986) The UNESCO Framework for Cultural Statistics. Statistical Commission and Economic Commission for Europe, UNESCO, Conference of European Statisticians. Third Joint meeting on Cultural Statistics, 17–20 March 1986
13. UNESCO-UIS (2009) The 2009 UNESCO Framework for Cultural Statistics (FCS). UNESCO Institute of Statistics, Montreal
14. UNESCO-UIS (2006) Guidelines for measuring cultural participation. Paper submitted by Adolfo Morrone. UNESCO Institute of Statistics, Montreal

Distretto Culturale e capitale culturale: aspetti socioeconomici

4

Guido Ferilli, Ginevra Are Cappiello

4.1 Introduzione

Nel corso dell'ultimo decennio del secolo scorso, è emerso con sempre maggiore insistenza un particolare interesse da parte sia di esperti che di *policy-makers* nei confronti della cultura. Il termine cultura è stato nel corso del tempo declinato rispetto a differenti discipline, e ancora oggi è per molti un concetto sfumato ed estremamente complesso, al quale sono legate svariate definizioni che rispondono in maniera non esaustiva alla fondamentale domanda di cosa questa risorsa rappresenti per il genere umano. Se dal punto di vista umanistico la cultura è un sinonimo di "erudizione" [1], dal punto di vista antropologico è invece considerata come un insieme complesso che include qualsiasi capacità e abitudine acquisita dall'uomo in quanto membro di una società [2]. La sociologia la considera come un "patrimonio di conoscenze sociali tramandato ed acquisito passivamente" e ancora come "l'insieme delle attività coscienti e deliberate dell'uomo come essere razionale e come membro di una società" [3, 4].

L'economia, a sua volta, si è occupata di riconoscere nella cultura un ruolo strategico nelle dinamiche di competizione globale [5], vista la sua capacità di costruire, con i suoi elementi chiave, un sistema di significati condivisi che si possono applicare ai prodotti e che costituiscono una determinante nelle inclinazioni e nelle scelte dei consumatori [6].

Da tutto ciò emerge come la parola cultura sia un elemento direttamente correlato al concetto di società e di aggregazione sociale: la cultura è quel *qualcosa* che gli uomini producono quando interagiscono tra loro, ossia il prodotto delle interazioni sociali e dell'ambiente nel quale le persone vivono. È importante sottolineare come il *prodotto cultura* può essere una manifestazione astratta come concreta; nel primo caso, quando si definisce un prodotto culturale come "astratto", si fa riferimento a quel tipo di produzione spontanea non riconducibile a un bene materialmen-

---

G. Ferilli (✉)
Research fellow, Facoltà di Arti, Mercati e Patrimoni della Cultura
Libera Università di Lingue e Comunicazione IULM, Milano
e-mail: Guido.Ferilli@iulm.it

te riconoscibile, come una tradizione popolare, una lingua, uno stile artistico; nel secondo caso si può parlare invece di "produzione culturale" in senso stretto, ovvero l'insieme dei settori culturali (industriali e non industriali) e creativi che contribuiscono a immettere nel mercato tutta una serie di beni recanti valore economico.

Durante il corso della storia umana, la funzione della cultura è cambiata diventando, da semplice linguaggio espressivo, a elemento sempre più pervasivo e strutturale nei processi di sviluppo contemporanei. Come sottolineato in Sacco, Ferilli, Tavano Blessi [7], nelle società del periodo rinascimentale e fino all'epoca proto-industriale, la cultura era un elemento elitario e collegato a un mercato quantitativamente limitato e prevalentemente costituito da mecenati. La funzione della cultura era quella di segnalare la potenza economica, politica, di conoscenza, di coloro che la possedevano rispetto al resto della popolazione.

Successivamente, con l'avvento della società industriale, la produzione culturale si è espansa sia grazie all'ampliamento di coloro che potevano avere accesso a questo mercato (in qualità di compratori o utilizzatori), ossia alla domanda, sia rispetto alla produzione, ovvero all'offerta, anche grazie alla costruzione di schemi di sovvenzionamento pubblico della cultura nella consapevolezza della funzione educativa e formativa per la popolazione. Ciò ha comportato la trasformazione degli individui da produttori spontanei di cultura a "consumatori di cultura", in grado cioè di acquistare o fruire beni culturali spesso destinati al tempo libero.

Nell'attuale contesto storico post-industriale è possibile osservare come la cultura abbia assunto un ruolo quasi funzionale alle dinamiche di sviluppo contemporanee, sia nella dimensione economica che in quella sociale. Alcuni studi [8, 9] hanno illustrato come le caratteristiche simboliche e identitarie incorporate nella cultura giochino un ruolo nuovo e senza precedenti nelle scelte degli individui, cultura. Insieme ad altre formule di capitale come il capitale umano e quello sociale, il capitale culturale è in grado di promuovere dinamiche di sviluppo socialmente sostenibili [10] e altamente innovative [8, 9] in contesti quali territori locali e, in particolare, a livello urbano.

4.2 Cultura, società ed economia

Il dibattito sulla relazione tra le risorse intangibili e lo sviluppo sociale è iniziato attorno agli anni '70 e ha visto una netta rivalutazione in senso positivo del potenziale che la cultura ha in questi contesti; in particolare è stato possibile osservare come quello di "capitale culturale" sia un concetto fondamentale per le società post-industriali, in quanto ne rappresenta una delle maggiori determinanti per lo sviluppo. Ma cosa si intende esattamente per "capitale culturale"?

Introdotto inizialmente dal sociologo francese Pierre Bourdieu, il termine "capitale culturale" è ormai ampiamente utilizzato nel campo dei *cultural studies*, a significare l'insieme dei beni e delle attività prodotte dall'uomo come forma di auto-rappresentazione. Bourdieu descrive quindi queste risorse sociali come una relazione tra individui e gruppi all'interno di un sistema di scambio, il quale include una conoscenza culturale accumulata che conferisce potere e status a coloro che sono in possesso di tali conoscenze.

L'approccio fornito dagli *studi economici* prende a riferimento modelli di analisi che forniscono un modello teorico interpretativo del capitale culturale al fine di promuovere un sistema di misurazione degli impatti – e quindi di valutazione – per strutturare, infine, politiche per la gestione e lo sviluppo di tale risorsa. In questa direzione, tra i modelli emersi negli ultimi due decenni quello proposto da David Throsby [11, 12] sottolinea la distinzione tra i già accennati beni culturali tangibili e beni culturali intangibili che, all'interno dell'ambiente dove sono collocati, presentano una capacità di generare valore a livello economico e sociale grazie, ad esempio, all'acquisto, consumo o partecipazione degli individui a tali formule espressive. L'analisi condotta da Throsby descrive in particolare gli elementi che costituiscono le due sopracitate dimensioni: all'interno del capitale culturale intangibile sono comprese le espressioni non materiali della società umana come la conoscenza, i rituali, le pratiche sociali e i significati condivisi in genere [13]; mentre nella dimensione del capitale culturale tangibile sono presenti invece le produzioni materiali come opere d'arte o d'architettura, collezioni e, in generale, i beni culturali [14].

Nel caso del capitale culturale tangibile è possibile rilevare come i prodotti culturali tangibili più comuni come un quadro, un libro, un compact disc, tendono ad essere valutati da parte del consumatore di cultura attraverso dei criteri non solo ricollegabili alle loro mere caratteristiche fisiche; il prodotto diventa invece carico di aspettative riconducibili a significati e simbologie che si sono fatti strada nella mente dei consumatori e che contribuiscono a creare una ben definita identità e posizione sociale percepite in coloro che li acquistano e consumano [15].

Il modello ideato da Throsby ha favorito l'ampliamento degli studi nel settore della cultura, interessando non solo i possibili impatti diretti della cultura a livello sociale ed economico, ma permettendo tra l'altro di definire con accuratezza le aree di influenza di questa risorsa nella costruzione della catena di valore per quanto concerne la dimensione economica. In tale direzione, nel corso del 2006 [16] un rapporto promosso e adottato dalla Comunità Europea ha proposto uno schema particolarmente accurato rispetto all'incidenza della risorsa culturale nelle società contemporanee, identificando tre settori di appartenenza.

Il primo settore, definito *core*, presenta quelle attività maggiormente caratterizzanti in termini artistici, come le arti visive e performative (quadri e sculture, danza e teatro), e il patrimonio culturale (musei, archivi). Queste non avrebbero alcuna possibilità di sopravvivere in un regime di libero mercato: facendo infatti riferimento alla cosiddetta "malattia dei costi" teorizzata da Baumol e Bowen negli anni '60 [17], si vede come le attività culturali in genere non possono usufruire a pieno delle innovazioni tecnologiche che permettono alle industrie, come ad esempio nel settore manifatturiero, di ottimizzare i processi produttivi ed essere più efficienti[1], a fronte invece, a livello del sistema economico complessivo, di costi di produzione sempre maggiori e di un aumento dei salari. Per poter quindi coesistere all'interno del mercato con gli

---

[1] Ad esempio, per preparare un quartetto d'archi di Beethoven in esecuzione per un concerto è necessario lo stesso numero di ore di cent'anni fa, mentre per produrre un orologio o un paio di scarpe il tempo necessario si è drasticamente ridotto grazie alle innovazioni tecnologiche che hanno profondamente trasformato i processi produttivi.

altri settori, le produzioni culturali hanno necessità di essere sovvenzionate e mantenute, soprattutto in quanto sono propedeutiche allo sviluppo dei successivi due settori.

Il secondo settore è quello delle *industrie culturali*, le quali producono contenuti destinati a una riproduzione di massa e all'esportazione, come ad esempio un libro, un film, una registrazione musicale. Le industrie possono essere, ad esempio, quella dell'editoria, dei videogames, della musica, quella cinematografica e l'industria televisiva. In questo caso, ai fini della produzione svolge un ruolo fondamentale il copyright, che ne salvaguarda la paternità e ne garantisce un valore sociale ed economico per il creatore e per coloro facenti parte della catena produttiva, senza pregiudicare le opportunità che sono offerte con lo sviluppo delle nuove tecnologie in cui la distinzione tra produzione e consumo assumono sfumature sempre più tenui.

Nel terzo settore, quello creativo, sono incluse le *industrie creative*, nelle quali la cultura diventa un punto di partenza, uno stimolo "creativo" per la produzione di beni che, tuttavia, non sono strettamente culturali; esse includono attività come il design (della moda, degli interni e del prodotto), l'architettura, la pubblicità.

Di conseguenza, le attività di un'industria creativa non sono necessariamente industriali, ovvero riprodotte secondo procedure seriali (si pensi appunto alla pubblicità), e per alcuni prodotti è possibile parlare di prototipi, come nel caso del design. Tra l'altro, nonostante la produzione sia comunque basata sul copyright come nell'industria culturale, questa può includere anche altre proprietà intellettuali come il brand.

Per giungere allo sviluppo delle dimensioni precedentemente descritte, è necessario però il coinvolgimento non solo di coloro che operano quotidianamente nel campo della cultura, ma anche del territorio e di tutti gli attori sociali ed economici che ne fanno parte, in un processo che coniughi la dimensione della fruizione culturale con quelle delle relazioni e della comunicazione, al fine di promuovere la nascita di un modello di crescita in grado di rispondere alle crescenti sfide che caratterizzano gli attuali trend di sviluppo delle società post-industriali.

4.3   La tassonomia: cultura e territorio

Nel tempo, quindi, è emersa la consapevolezza di quanto il capitale culturale sia uno strumento sempre più importante nei processi di sviluppo contemporaneo, in quanto è in grado di innescare una serie di impatti sistemici nelle varie dimensioni della vita umana. L'importanza strategica della cultura nelle dinamiche sociali degli individui nell'attuale contesto post-industriale ha a che fare sia con la sua capacità di definire un ambiente propizio per la costruzione di processi di interazione collettivi, ovvero di incoraggiare nuove forme di socialità, sia con la sua complementarietà con lo sviluppo di risorse intangibili quali il capitale sociale e umano e, conseguentemente, gli impatti in termini di sviluppo sociale ed economico di un territorio.

Entrando nello specifico di un'analisi delle implicazioni sistemiche della cultura rispetto alle dinamiche di sviluppo del territorio, è possibile definire le seguenti modalità attraverso le quali questa risorsa agisce nella promozione del benessere sociale ed economico:

- cultura e capitale sociale: la cultura gioca un ruolo importante nella riabilitazione di aree urbane degradate o di territori degradati; essa è infatti in grado di rinegoziare la percezione individuale e collettiva di un luogo, aiutando a ridefinirlo a livello relazionale e di connessioni nella direzione di uno sviluppo socialmente sostenibile, ovvero inclusivo e attento alle istanze sociali quali, ad esempio, deprivazione sociale, marginalizzazione [18];
- cultura e capitale umano: le evidenze empiriche segnalano come la partecipazione culturale, ovvero la frequentazione di eventi di natura culturale, ma anche il coinvolgimento in attività culturali come, ad esempio, leggere un libro o suonare uno strumento incrementano le potenzialità cognitive degli individui, aumentandone il potenziale, ad esempio in termini di produzione innovativa [19];
- cultura e capitale naturale: anche nel settore dell'ambiente la correlazione tra cultura e natura assume una funzione cogente, ad esempio per quanto concerne le modalità di utilizzo e valorizzazione del territorio e preservazione dello stesso [20];
- cultura e capitale fisico: le ricerche segnalano come l'ambiente costruito, ovvero aree urbane o antropizzate, influisca sulle performance sociali ed economiche degli individui e imprese, e come l'introduzione, ad esempio, di elementi di design sia a livello di arredo urbano che per quanto concerne gli edifici contribuisca ad aumentare la qualità percepita dell'ambiente con impatti rispetto ai processi precedentemente descritti [9].

Un errore comune, soprattutto in Italia, è quello di considerare la cultura come un mero prodotto ancora correlato al modello di economia industriale, ovvero da vendere in quanto capace di generare prevalentemente un profitto economico. È sicuramente vero che la cultura è in grado di attivare flussi monetari, ma questa risorsa è anche, e soprattutto, un motore di sviluppo, un fattore fondamentale nel processo di produzione di valore sociale; ed è in tal vece che bisognerebbe considerarla, in vista di una sua adeguata valorizzazione.

Di conseguenza, la cultura può essere considerata non solo in funzione della capacità di generare benefici economici diretti su un territorio o un contesto urbano, ma anche quale mezzo in grado di innescare e ottimizzare l'interazione e la cooperazione tra gli attori locali di un dato territorio. Grazie alla complementarietà tra la cultura e le varie formule di capitale precedentemente descritte, le quali sono le colonne portanti nei processi di sviluppo delle società maggiormente sviluppate a livello industriale come quella italiana, gli investimenti nelle risorse culturali sono diventati una delle componenti chiave delle strategie di crescita e/o rinnovamento territoriale, affiancando nelle agende politiche dei Paesi più lungimiranti gli investimenti di tipo classico che hanno caratterizzato le società industriali come, ad esempio, lo sfruttamento del territorio per la costruzione di nuovi edifici (Fig. 4.1).

Per definire una strategia di sviluppo che ponga nella giusta centralità la cultura, due sono i passaggi fondamentali propedeutici: attivare a livello territoriale processi in grado di facilitare la produzione e la diffusione della dimensione culturale negli attori sociali, in modo da sviluppare un potenziale competitivo che si basi sul capitale sociale e umano; operare al fine di promuovere la capacità, da parte degli agenti

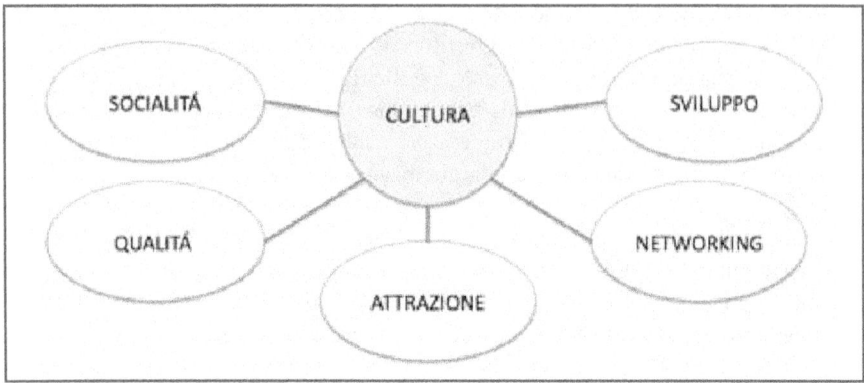

Fig. 4.1 Categorie di riferimento per le strategie di sviluppo a base culturale [8, 9]

operanti sul territorio, di investire e interpretare i processi culturali nella direzione di costruire le basi per una società aperta e innovativa, in modo da individuare le strategie e azioni più adatte a un dialogo continuo nel tempo tra cultura e territorio.

Negli ultimi decenni hanno preso piede alcuni modelli organizzativi del territorio in grado di trasformare gli investimenti in cultura non solo in potenziali fonti di beneficio economico, ma anche nella direzione di fornire le opportunità per il miglioramento delle condizioni e della qualità di vita della società nel suo complesso. Una di queste è il Distretto Culturale.

4.4 Il Distretto Culturale

Il tema del Distretto Culturale entra nelle agende di sviluppo locale in un periodo abbastanza recente, ovvero a partire dagli anni Settanta–Ottanta del secolo passato, secondo differenti declinazioni. L'idea di distretto, però, trova un suo antecedente nella formulazione definita attraverso gli studi rispetto ai fattori competitivi per lo sviluppo industriale. È infatti a partire dagli anni Venti, con Marshall [22] che emerge la funzione dei Distretti Industriali, ovvero di una forma organizzativa basata sull'agglomerazione spaziale, ossia sull'osservazione di come la concentrazione di imprese in un territorio sia economicamente più vantaggiosa (si pensi alla prossimità geografica tra produttore e fornitore e il risparmio in termini di costi per il trasporto di prodotti e servizi). Tale modello al contempo fornisce anche un incentivo per altre aziende a localizzarsi nello stesso territorio, in quanto la concentrazione di più aziende operanti nello stesso settore produttivo facilita a sua volta la concentrazione di lavoratori qualificati e l'istruzione di nuovi, creando così un circolo virtuoso i cui benefici si possono saggiare in tutto il territorio di riferimento.

Nell'evoluzione del concetto di Distretto Industriale, emerge come i benefici di tale modello non derivino unicamente dalla possibilità di promuovere economie di scala data la vicinanza delle aziende, ma siano anche, e in maniera crescente con il passare del tempo, collegati ad altri possibili vantaggi prodotti dal precedente modello ovvero dalla presenza di risorse di natura intangibile, come nel caso del capitale umano e sociale. Giacomo Becattini [23] nei suoi studi illustra come, parallelamente alla concentrazione di risorse produttive, si attuerà man mano una concentrazione di risorse intangibili quali la conoscenza e le relazioni sociali. L'autore parla quindi della presenza di un'"atmosfera industriale" fondata sulla rete relazionale tra gli attori del mercato che, una volta creatasi, faciliterà lo scambio di informazioni e di competenze tra le aziende, creando un sistema basato sulla concentrazione di conoscenza in grado di attivare un'innovazione continua e incrementare la competitività rispetto alla produzione di beni e servizi.

Affinché tale sistema sia efficiente è importante che la concentrazione spaziale sia supportata da un sistema sociale sostenibile, dove non solo la conoscenza, ma anche le norme sociali e i valori comuni diventino i punti fermi per un network di scambi e interazioni. Becattini, seguito da altri studiosi come ad esempio il sociologo Trigilia [24], sposta quindi l'attenzione verso i temi collegati alla società, agli individui, alle informazioni, alle abilità e alle relazioni che questi hanno tra di loro, che creano il vantaggio competitivo per il territorio, e mostra come siano proprio queste peculiarità ad avere generato il successo economico produttivo italiano, basato sui distretti a elevata specializzazione costituiti da piccole e medie imprese.

Come asserito in precedenza, nel momento in cui è avvenuto il passaggio da un'economia di tipo industriale a una di tipo post-industriale, la produttività è stata caratterizzata da una crescente componente di natura intangibile. Sono così nate delle nuove forme organizzative basate sulla creatività e sull'innovazione, assegnando un nuovo ruolo alla dimensione culturale che ora viene vista come qualcosa di più rispetto al semplice intrattenimento e al turismo, e diviene elemento nei processi di sviluppo del territorio.

Questa trasformazione ha portato a cercare di adottare anche per la cultura un processo di pianificazione che integri formule di complementarietà strategica con la dimensione economica e sociale del territorio, adottando i modelli del distretto industriale per costruire potenziali distretti basati sulla cultura quale leva di sviluppo, ovvero i Distretti Culturali.

Il Distretto Culturale è un sistema organizzato, delimitato territorialmente come il Distretto Industriale, ma differente in quanto si basa sul processo di valorizzazione delle risorse strettamente culturali. Tra gli obiettivi del Distretto Culturale vi è quello di orientare le scelte di politiche atte a rendere più efficace il sistema di valorizzazione e produzione di cultura, facendo sì che gli impatti economici e sociali sul territorio risultino ottimizzati: in questo modo, la filiera che va dalla produzione alla fruizione del bene culturale, passando per la sua tutela, promozione e gestione, risulterà integrata e sinergica in tutti i suoi aspetti. Alla valorizzazione del patrimonio culturale locale si legherà la creazione di un circuito permanente di strutture e servizi capaci di innalzare il livello di fruizione e accessibilità alle risorse culturali; tale circuito sarà guidato da un certo grado di competizione tra le strutture al suo interno, caratterizzate però da una tendenza verso la qualità anziché verso la pura efficienza economica a livello di economie di scala. Parallelamente a tali obiettivi, la costituzione di un Distretto Culturale va nella direzione di creare una piattaforma di coordinamento tra i vari *stakeholders* locali, sociali, economici, istituzionali, e alla promozione di formule di complementarietà strategica come detto in precedenza con il tessuto socioeconomico locale, con lo scopo di incoraggiare e sostenere produzioni collegate all'economia della conoscenza [25], come nel caso delle industrie culturali e creative.

Il primo pionieristico esempio di pianificazione strategica del territorio collegata all'idea del Distretto Culturale ha visto la città di Londra quale scenario all'interno di un processo di rigenerazione urbana portato avanti dal *Greater London Council* che, negli anni Settanta, ha elaborato una strategia di sviluppo fondata sulla relazione tra produzione culturale in senso lato e i settori connessi. L'obiettivo di questo progetto era di promuovere una crescita del tessuto economico, ad esempio attraverso l'iniezione di nuove attività e occupazione locale, ma anche sociale, fornendo l'opportunità per spazi ed eventi per lo sviluppo della socialità e interazioni tra i cittadini, e ambientale, grazie alla riqualificazione di spazi costruiti e aree verdi.

Gli esempi internazionali realizzati negli ultimi trent'anni hanno poi dimostrato l'esistenza di due approcci strategici distinti [8, 9]. La prima, definita *top-down*, nella quale l'attivazione del processo distrettuale avviene da parte di un'istituzione pubblica e gli interventi vengono pianificati a tavolino e quindi resi operativi nella realtà locale, la seconda, *bottom-up*, nella quale è presente un'aggregazione spontanea dei soggetti a livello territoriale, in cui poi l'offerta viene organizzata in maniera più organica e strutturata da un'autorità politica e/o amministrativa.

Negli anni, ci si è resi conto di come la nascita di un Distretto Culturale sia strettamente collegata all'interazione dei due sistemi *bottom-up* e *top-down*. Per una migliore efficienza del sistema, e al fine di promuovere un effetto di contaminazione trasversale tra cultura, tessuto sociale ed economico-produttivo locale, è infatti richiesta la collaborazione di svariati soggetti sia pubblici che privati, quali le amministrazioni locali, le industrie e aziende, il sistema educativo comprendente le università e i centri di ricerca e, ovviamente, il tessuto culturale. Importante, inoltre, è la sinergia tra il settore turistico e quello di produzione culturale, con l'obiettivo di creare un sistema integrato per degli itinerari turistico-culturali e naturalistico-ambientali.

Un elemento fondamentale del Distretto Culturale è l'idiosincraticità, ovvero uno sviluppo che tenga in considerazione il profilo culturale, sociale, economico e ambientale – l'identità del territorio – di una comunità locale, che incorpora ed è portatrice di un bagaglio di tradizioni e conoscenze comuni e innate. È a partire da questo sistema di informazioni comuni, liberamente circolanti all'interno del Distretto, che avviene il processo di produzione culturale, il quale andrà a sua volta a caratterizzare quel dato territorio e che si concretizzerà nel futuro sviluppo del sistema economico e sociale dell'area e nel conseguente miglioramento della qualità di vita.

Il livello più avanzato di progettazione territoriale attraverso la cultura è presente all'interno del modello di Distretto Culturale Evoluto (DiCE) [26]. La caratteristica principale di questo modello risiede nell'integrazione principalmente orizzontale, ossia "la coordinazione e la complementarietà strategiche tra filiere culturali differenti, appartenenti a settori produttivi diversi [8, 9]. In tali contesti territoriali, gli studi hanno mostrato come l'obiettivo del processo di pianificazione non si focalizzi unicamente sulla produzione di valore economico, ma principalmente sul meccanismo vero e proprio attraverso il quale viene creata e diffusa la conoscenza e sul contributo della cultura per la costruzione delle capacità e abilità sociali e tecniche di coloro che vi abitano e/o lavorano. In questo caso, il ruolo della cultura diventa ancora più fondamentale: la sua capacità di modificare il tessuto economico e sociale di un luogo può portare all'attivazione, attraverso il costante accesso alle risorse culturali e l'interazione fra queste ultime e gli attori del territorio, di un sistema capace di crescere in modo sostenibile secondo le conoscenze acquisite e di perseguire un orientamento sociale verso una linea di pensiero indirizzata all'innovazione, alla cooperazione, allo scambio reciproco di conoscenze e quindi, in ultima analisi, allo sviluppo armonico del territorio.

Se proprio l'innovazione è uno dei caratteri fondamentali attorno a cui ruota il concetto di Distretto Culturale Evoluto, questa viene prodotta principalmente all'interno di piattaforme in cui dialogano diversi attori come il settore culturale ed economico e le parti sociali; ciò avviene attraverso delle pratiche organizzative di *governance* che possono in realtà estendersi anche ad altre imprese operanti in settori diversi. La vera forza di un DiCE sta però nel passaggio successivo: dal momento che si può considerare l'innovazione come una pratica sociale, che richiede l'attiva cooperazione di un grande numero di attori, nell'assunto che una società creativa sia basata sull'innovazione si avrà un trasferimento di quest'ultima da imprese culturali ad altre imprese e a settori sociali diversi. In tale prospettiva, sarà l'intero substrato di cittadini e del territorio a godere di questo orientamento sociale, attraverso la creazione di un circolo virtuoso: in un'"atmosfera positiva" caratterizzata dall'innovazione; infatti, anche i cittadini, qualunque sia il loro ruolo economico e sociale, saranno più propensi a mettere in discussione i propri valori e le proprie aspettative; ciò li porterà ad aumentare la disponibilità nell'adottare idee e processi innovativi e, di conseguenza, saranno più stimolati ad attivare nuove pratiche culturali che, a loro volta, si tradurranno nella creazione di un ambiente ancora più innovativo (Fig. 4.2).

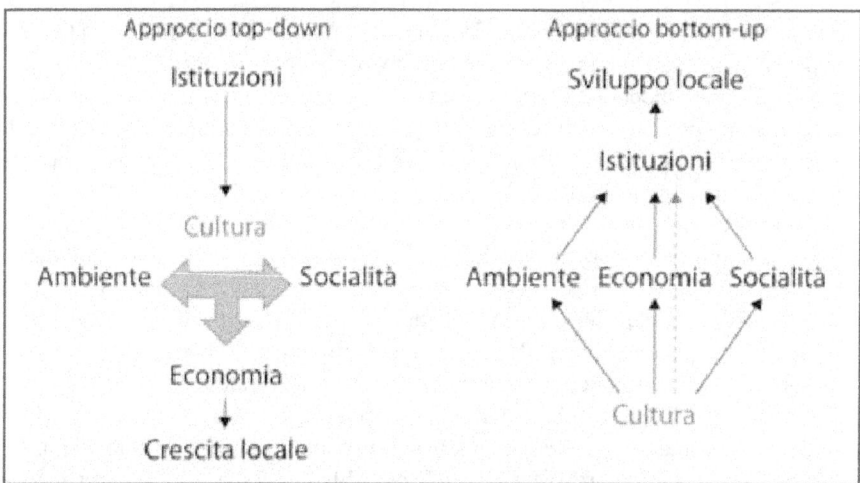

Fig. 4.2 Gli approcci per l'attivazione del processo distrettuale

4.5 Conclusioni

Con il perpetuarsi della crisi economica che ha colpito i Paesi maggiormente industrializzati è in atto un profondo dibattito rispetto alle possibili ricette affinché il settore economico e produttivo sia posto nelle opportune condizioni per riprendere a crescere, nella consapevolezza che questa sia la condizione per promuovere la dimensione sociale e, conseguentemente, rendere possibile il rilancio del settore economico produttivo. Nonostante le evidenze empiriche più volte segnalate a livello europeo [16] e nazionale [27] della valenza della cultura quale strumento che attualmente genera maggiore valore economico in rispetto ai settori industriali collegati al primario (manifatturiero) ma anche, e soprattutto, quale risorsa per lo sviluppo delle capacità e abilità della popolazione in chiave innovativa, la risorsa cultura rimane confinata al margine del confronto politico-istituzionale. Le ragioni di questa mancanza di visione strategica risiedono in stereotipi propri della matrice culturale (ovvero carenza di informazioni e conoscenza rispetto al tema) e in una prospettiva obsoleta circa il valore economico e sociale della cultura che ne riducono in maniera sostanziale il senso e il valore economico e sociale. Una delle principali ragioni per questa visione distorta della valenza della cultura nelle società maggiormente avanzate nell'attuale contesto storico risiede nelle modalità di valutazione degli effetti. I criteri prevalenti adottati, infatti, sono quelli dell'impatto economico diretto (ad esempio, valore economico dei biglietti staccati da un museo o teatro) e indiretto (ad esempio, turismo collegato all'offerta del museo o teatro e spesa sostenuta per il soggiorno e/o visita del luogo). È un approccio, questo, traslato dai settori produttivi tradizionali, nei quali la valutazione del valore economico generato è dato dal rapporto tra risorse in entrata e in uscita dal processo produttivo.

Un'attenta analisi dei processi economici attuali e di quali siano le risorse maggiormente premianti per la produzione di beni e servizi porta in evidenza come sia la cultura il principale *asset* su cui basare la costruzione di valore. Come sottolineato da Sacco [28], in presenza di una domanda che cerca, attraverso l'acquisto di beni e servizi, esperienze, simboli e identità, la cultura diviene il traino fondamentale per innestare tali caratteristiche nel sistema produttivo contemporaneo. Ma per giungere a questo modello, ovvero a iniettare contenuti di natura culturale nel sistema economico produttivo, è necessario un comune orientamento di tutto il sistema economico e sociale nella direzione di supportare la cultura, l'innovazione e la produzione creativa di contenuti.

Come si è visto, infatti, un sistema basato su contenuti culturali è in grado di attivare un circolo virtuoso che va ben al di là della produzione di valore puramente economico; in un DiCE, i percorsi decisionali intrapresi dalle aziende hanno delle ricadute significative anche sulla popolazione non direttamente coinvolta nel circolo produttivo e, di conseguenza, lo scambio di conoscenza, di innovazione e di professionalità andrà a beneficiare l'intera area interessata, e oltre.

Sono benefici, questi, tipici delle dinamiche del *soft power*, secondo le quali la produzione culturale e creativa può contribuire in maniera cospicua alla visibilità, alla reputazione e all'autorevolezza di un Paese [29]; ciò, a sua volta, andrà a incontrare le aspettative della popolazione, che potrà dunque riconoscersi in quel tipo di cultura non più solo grazie alla produzione economica, ma grazie alla produzione di un valore che è anche sociale. La cultura può quindi diventare un elemento in grado di rendere un territorio più innovativo, competitivo, socialmente inclusivo e sostenibile, una risorsa in grado di incrementare il benessere sia economico che in termini di qualità della vita degli individui.

Bibliografia

1. Arnold M (1869) Culture and anarchy. Cambridge University Press, Cambridge UK
2. Tylor EB (1871) Primitive culture: researches into the development of mythology, philosophy, religion, language, art and custom. Brentano's, New York
3. Cirese AM (1973) Cultura egemonica e culture subalterne. Rassegna degli studi sul mondo popolare tradizionale. Palumbo, Palermo.
4. Grottanelli VL (1976) Gerarchie etniche e conflitto culturale. Franco Angeli, Milano
5. Gibson L, Stevenson D (2004) Urban space and the uses of culture. International Journal of Cultural Policy 10:1–4
6. Charters S (2006) Aesthetic products and aesthetic consumption: a review. Consumption, Markets and Culture 9:235–255
7. Ferilli G, Sacco PL, Tavano Blessi G (2012) Culture 3.0: A new perspective for the EU Active citizenship and Social and Economic cohesion policy. In: European House for Culture (eds) The cultural component of citizenship : an inventory of challenges. European House for Culture, pp 195-213
8. Sacco PL, Ferilli G, Tavano Blessi G, Nuccio M (accettato per la pubblicazione, in corso di pubblicazione) Culture as an engine of local development processes: system-wide cultural districts. I: theory. Growth & Change
9. Sacco PL, Ferilli G, Tavano Blessi G, Nuccio M (accettato per la pubblicazione, in corso di pubblicazione) Culture as an engine of local development processes: system-wide cultural districts. II: prototype cases. Growth & Change
10. Tavano Blessi G, Tremblay DG, Pilati T, Sandri M (2012) New trajectories in urban regeneration processes: cultural capital as source of human and social capital accumulation. Evidence from the case of Tohu in Montreal. Cities, pubblicato online 13 gennaio 2012, DOI information: 10.1016/j.cities.2011.12.001
11. Throsby D (2001) Economics and culture. Cambridge University Press, Cambridge
12. Throsby D (2011) Cultural capital. In: Towse R (ed) Handbook of cultural economics, 2nd edn. Edward Elgar, Cheltenham, pp 142–146
13. Bauman Z (2001) Consuming life. Journal of Consumer Culture 1:9–29
14. Throsby D (1999) Cultural capital. J Cult Econ 23:3–12
15. Lindstrom M (2010) Buyology: truth and lies about why we buy. Crown Business, New York
16. KEA European Affairs (2006) The economy of culture in Europe. The European Commission, Brussels
17. Baumol W, Bowen WG (1965) On the performing arts: the anatomy of their economic problems. Am Econ Rev 55(1):495–502
18. Sacco PL, Tavano Blessi G (2009) The social viability of culture-led urban transformation processes: evidence from the Bicocca district, Milan. Urban Studies 46(5):1115–1135
19. Ferilli G, Sacco PL, Tavano Blessi G (2012) Cities as creative hubs: from the instrumental to the functional value of culture-led development processes. In: Nijikamp J, Fusco G (eds) Sustainable city and creativity: promoting creative urban initiatives. Ashegate, London
20. Morelli U (2011) Mente e paesaggio. Una teoria della vivibilità. Bollati Boringhieri, Torino
21. Sacco PL (2007) Studio di fattibilità per la progettazione di un distretto culturale evoluto, Rapporto di Ricerca
22. Marshall A (1920) Principles of economics, 8th edn. Macmillan, London

23. Becattini G (2000) Il Distretto Industriale. Rosenberg & Selleir, Torino
24. Trigilia C (2005) Sviluppo locale. Un progetto per l'Italia. Laterza, Roma
25. Sacco PL, Ferilli G (2008) Politiche locali e sviluppo dei distretti creativi. In: Grossi R (ed) La Creatività e produzione culturale: un paese tra declino e progresso. Rapporto Annuale Federculture 2008. Etas, Milano, pp 73–91
26. Sacco PL, Ferilli G (2008) Progetto DiCE - Distretto Culturale Evoluto della Regione del Veneto Rapporto finale per l'Analisi ed elaborazione di un sistema di distretti culturali, Regione del Veneto, pp 1-184
27. Istituto Guglielmo Tagliacarne (2010) Rapporto Nazionale Ricerca Industrie Culturali e Creative. Disponibile online www.tagliacarne.it/uploaded/.../Studi/Rapporto%20PIQ%202010.pdf.
28. Sacco PL (2010) La partecipazione culturale come spazio di coesione sociale. Idee ed esperienze. In: Grossi R (ed) La cultura serve al presente. Rapporto Annuale Federculture 2010. Etas, Milano, pp 43–58
29. Nye JS (2011) The future of soft power. Public Affairs, New York

Cultura, beni relazionali e benessere

Alfonso Valentino Casalini, Giorgio Tavano Blessi

5.1 Introduzione

Nel complesso meccanismo che conduce un individuo a percepire uno stato di benessere positivo, la possibilità di avere relazioni interpersonali ricche e diversificate, di effettuare quindi esperienze che conducano le persone verso la strutturazione di tali opportunità, riveste un ruolo fondamentale. In una società sempre più orientata a cercare di soddisfare le necessità sia di tipo materiale che immateriale attraverso l'acquisto nel mercato di beni e servizi in grado di rispondere a tali bisogni, si riscontra una graduale ma costante perdita di connessioni e occasioni di relazione tra gli individui, una tendenza che gli esperti [1] segnalano come un rischio in grado nel prossimo futuro di condurre a un calo nella partecipazione sociale e, conseguentemente, verso la trappola di povertà sociale, ovvero di scarsità relazionale, con profonde ripercussioni rispetto al benessere psicologico e fisico degli individui. È proprio nelle dimensioni delle relazioni che la cultura è in grado di divenire un agente di stimolo per il progressivo sviluppo di tale componente, una risorsa, quella culturale, che, se opportunamente utilizzata, è quindi in grado di migliorare non solo le condizioni legate al benessere percepito degli individui, ma anche di creare delle condizioni e dei comportamenti sociali condivisi che influiranno sullo sviluppo culturale e sociale della popolazione.

Rimandando al seguito i temi definitori rispetto alla relazione tra cultura e benessere, è importante sottolineare come le ricerche condotte negli ultimi anni hanno cercato di verificare l'incidenza delle relazioni e dei comportamenti delle persone rispetto alle performance economiche e sociali sia del singolo individuo che dei gruppi. In questa direzione, discipline diverse quali psicologia, sociologia ed economia hanno affrontato uno studio sistematico dei beni relazionali (BR). Certo, non c'è bisogno di un economista per capire che avere delle relazioni umane

A. V. Casalini (✉)
Facoltà di Arti, Patrimoni e Mercati
Libera Università di Lingue e Comunicazione IULM
Milano
e-mail: alfonsocasalini@gmail.com

afinalistiche, dettate dal semplice piacere di stare insieme, può migliorare la qualità della nostra vita. Così come non c'è bisogno di un sociologo per intuire che un'amicizia in quanto tale non deve essere finalizzata a un tornaconto diretto, personale e determinato, altrimenti non si tratta di amicizia. E allora perché sono sempre più numerose le ricerche che si concentrano su questi elementi?

Comprendere i meccanismi delle dinamiche sociali e stabilire, anche attraverso modelli semplificati, in che misura siano in grado di incrementare la qualità della vita delle persone, può condurre alla strutturazione di politiche volte all'ottimizzazione del benessere collettivo, anche e soprattutto in riferimento al rischio di povertà sociale segnalato in precedenza.

Questo capitolo è quindi organizzato al fine di fornire le principali teorie di riferimento rispetto ai BR, proponendo una visione d'insieme che possa permettere al lettore la comprensione rispetto alla funzione per lo sviluppo del benessere degli individui e il ruolo della cultura nella strutturazione di tali beni.

5.2 L'approccio teorico ai beni relazionali

Negli ultimi vent'anni, gli studi rispetto ai BR sono aumentati sia in termini quantitativi che in accuratezza metodologica e scientifica. È importante partire da una constatazione, ovvero sottolineare come i BR differiscano da altre categorie di beni sotto specificati per caratteristiche intrinseche che saranno illustrate di seguito. Iniziando però l'esposizione componendo il termine bene relazionale, emerge l'importanza della parola *bene*, e come l'adozione di questo termine sia di riferimento a una o più risorse in grado di soddisfare specifici bisogni individuali o collettivi, e derivi dalle discipline economiche. La disciplina economica ha anche proposto un modello teorico interpretativo rispetto alle varie tipologie di bisogni delle persone e allo stesso modo delineato i beni che li soddisfano. Tali beni si distinguono in base a determinate caratteristiche, e nel dibattito accademico ha recentemente rivestito una sempre maggiore importanza la differenziazione tra beni pubblici, beni privati e beni misti [2]. Questa categorizzazione si concentra su due caratteristiche principali legate al consumo: l'*escludibilità* e la *rivalità*. Con il termine escludibilità viene segnalata la possibilità di non ammettere ulteriori individui, a parte chi ne usufruisce, nell'uso di un determinato bene, mentre con rivalità al consumo si intende quella condizione per cui l'uso del bene da parte di un individuo sottrae lo stesso alla disponibilità di altre persone [3].

I beni privati sono soggetti alle caratteristiche precedentemente descritte. Ad esempio, il possessore di un libro può decidere o meno di prestarlo ad altri (possibilità di escludere individui dal consumo) e l'utilizzo del libro da parte di un individuo non permette l'utilizzo simultaneo dello stesso libro a un altro soggetto, configurandosi quindi come un bene *rivale* al consumo. Diametralmente opposta sarà la situazione per i beni pubblici come, ad esempio, la difesa di uno Stato o servizi come i Vigili del Fuoco. In questo caso il servizio viene reso a tutti i cittadini senza distinzione di sorta e senza limiti nell'accesso. Tra questi due estremi ci sono altre categorie di beni, i beni misti, che presentano solo una delle due caratteristiche prese in esame: i beni di gruppi chiusi, come ad esempio la *pay-per-view*, possiedono il carattere di escludibilità (solo chi paga può averne accesso) ma non quello di rivalità, e le risorse comuni quali le biblioteche, il cui accesso è libero ma che sono soggette a rivalità al consumo: se si dispone, infatti, di un solo volume per titolo, l'utilizzo da parte di un individuo impedisce che altri possano utilizzarlo.

È importante sottolineare come le variabili *escludibilità* e *rivalità* condizionino l'accesso alle varie dimensioni di beni precedentemente descritti, e rivestano una funzione condizionante anche, e soprattutto, rispetto ai BR. Sebbene le prime argomentazioni scientifiche rispetto ai BR comparse nel mondo accademico siano piuttosto recenti, questi beni sono stati da subito oggetto di studio in differenti discipline. La categoria di BR è stata introdotta nel dibattito accademico quasi contemporaneamente in filosofia da parte di Martha Nussbaum (nel 1986), in sociologia con Pierpaolo Donati (sempre nel 1986), in economia da Benedetto Gui (1987) e Carole Uhlaner (1989) che, in particolare, hanno promosso una semplificazione modellistica nel settore delle scienze economico-sociali.

Partendo dall'approccio filosofico, Nussbaum [4], procedendo nell'analisi dei maggiori scritti aristotelici, indaga nel caso specifico le condizioni che portano un individuo all'*eudaimonia*, termine con il quale si designa un genere di felicità basato su una serie di precetti che coinvolgono vari campi della vita umana, contrapposto al concetto di edonismo che, invece, si associa al mero piacere. Nussbaum sottolinea come la piena partecipazione alla vita sociale di una polis sia una condizione necessaria allo sviluppo e all'esercizio di tutte le altre forme di eccellenza individuali come, ad esempio, la conoscenza profonda di se stessi, e come questa sia in grado di condurre all'*eudaimonia*. Partendo da queste considerazioni, Nussbaum poi identifica i BR con il concetto di *philia* che, nella sua accezione più specifica, comprende le più forti relazioni di un essere umano. Tali relazioni, ovvero tali BR, si fondano su specifiche caratteristiche che ne determinano la natura: la *philia* richiede che l'affetto sia reciproco; pretende che le due parti siano separate e rispettino la reciproca separatezza; esige che ciascuno desideri il bene dell'altro e domanda il reciproco giovamento nell'azione, nella misura in cui ciò sia possibile.

Con questa definizione-identificazione, Nussbaum traccia un ambito teorico di forte rilevanza, in quanto i beni relazionali, così come delineati da Nussbaum, si costituiscono come un oggetto filosofico avente determinate caratteristiche (identità, reciprocità, separatezza, gratuità).

Sebbene siano ormai numerosi gli studi, soprattutto nelle discipline sociali che hanno affrontato la tematica dei BR, gli assunti di base sulle caratteristiche dei BR sono rimasti per la quasi totalità invariati.

A differenza di quanto asserisce Nussbaum, tuttavia, nell'ambito accademico ha assunto sempre maggiore importanza l'ipotesi secondo la quale la dimensione dei BR differisce dalla relazione in sé, di cui i BR costituiscono solo una componente. La distinzione tra BR e relazione permette, da un lato, di analizzare i beni relazionali con la metodologia degli studi economici e, dall'altro, di evitare confusioni sia sul lato etico che sul lato normativo.

Questa distinzione fa la sua prima comparsa in un saggio della politologa Carole Jean Uhlaner [5], in cui i BR sarebbero alla base di alcuni comportamenti, quale quello del voto, non perfettamente illustrabili all'interno del paradigma della massimizzazione delle utilità individuali, ovvero che prevede che un individuo compia un'azione in base ai benefici in termini di soddisfazione dei propri bisogni che da quella azione può ricavare.

La studiosa, in altre parole, sostiene che alla base di questi comportamenti risiedano dei beni, appunto quelli relazionali, dotati di alcune caratteristiche che li differenziano, ad esempio, dai beni privati. In primo luogo, sostiene Uhlaner, nel caso dei BR l'identità "dell'altro" in una relazione ha importanza, tracciando in questo modo una netta differenza con altre relazioni, ad esempio quelle di mercato, in cui l'identità personale non è un elemento abilitante lo scambio. Altra importante precisazione, è quella secondo la quale i BR possono essere fruiti (*enjoyed*) solo se condivisi con altri, caratteristica, questa, che distingue i beni relazionali dai beni privati di consumo: mentre i beni privati sono abitualmente consumati in maniera esclusiva e in regime di rivalità, nel caso dei BR il consumo può avvenire solo se tale processo viene condiviso tra due o più persone. La studiosa compie un ulteriore passo in questa direzione allorquando afferma che, nel caso dei BR, l'utilità derivante dal consumo aumenta con il consumo dello stesso bene da parte di determinate persone o membri di un definito gruppo di persone.

Nel campo sociologico, Pierpaolo Donati [6], a partire dal 1986 ha concentrato la sua attenzione rispetto ai BR, cercando di elaborare un modello capace di accogliere le caratteristiche peculiari di questa categoria di beni, in grado di ricevere al suo interno quelle componenti che sfuggono ai modelli prevalentemente in uso. Evidenziando la distinzione tra sovranità (escludibilità) e rivalità al consumo, Donati individua i BR primari (consumatore sovrano non rivale) e i beni relazionali associativi (consumatore non sovrano ma rivale). Secondo l'autore, il BR nasce come combinazione tra le relazioni primarie e gli scambi sociali che li promuovono (associazioni). Una volta costituitisi, i BR creano degli effetti sui mezzi e le risorse necessarie per sostenere delle iniziative (scopi) di condivisione tra singoli individui e gruppi a cui dedicarsi. I BR chiaramente non costituiscono una dimensione completamente avulsa dalla realtà, ma sono inseriti all'interno di una dinamica più ampia, in cui assume rilevanza l'esistenza di un capitale sociale (formato da relazioni di fiducia e cooperazione) quale condizione necessaria, ma non sufficiente, per far sì che gli elementi quali relazioni, associazioni, risorse e scopi interagiscano nella creazione di un bene relazionale. Quanto più numerose e profonde saranno le interazioni tra BR e capitale sociale, tanto maggiore sarà il valore sociale aggiunto, ovvero il beneficio per la società in termini di benessere relazionale.

In ultima istanza, anche la disciplina economica ha cercato di promuovere uno schema e proposto vari modelli di analisi rispetto ai BR, come ad esempio per definire la possibile relazione tra economia, felicità e benessere [7], tra consumo e benessere [8] o riguardo la funzione del PIL come indicatore di benessere di una nazione [9]. La ragione di un interesse così esteso risiede nelle caratteristiche finora illustrate dei BR e nelle connessioni con i comportamenti degli individui in qualità di attori economici. Il primo intervento definitorio rispetto ai BR è di Benedetto Gui [10], che descrive i BR come "*beni* non materiali che non sono tuttavia servizi che si consumano individualmente ma sono legati alle relazioni interpersonali". I BR, dunque, emergono da incontri tra individui, incontri che si differenziano, proprio per la loro caratteristica relazionale, da quelli orientati all'ottimizzare l'utilità individuale rispetto al mercato. L'autore non esclude che, in presenza transazioni di mercato (scambio di beni e servizi tra gli attori del mercato), sia preclusa la possibilità di generare anche transazioni relazionali, ovvero la costituzione tra le parti un "clima relazionale" che elude la dimensione contrattuale dovuta allo scambio di beni e servizi, ma che anzi, l'elemento relazionale costituisca un potenziale valore aggiunto alla transazione stessa, in grado quindi di promuovere un più efficace scambio tra le parti data la presenza di una rete di comunicazione e fiducia creata grazie alle relazioni instaurate.

I BR appaiono dunque essere output di dinamiche nei quali gli attori del mercato interagiscono sia come produttori che come consumatori [11], e alla stessa stregua dei beni tradizionali, i BR, per essere generati, necessitano della presenza e combinazione di differenti risorse ovvero:
- risorse economiche "non umane" (telecomunicazioni, trasporto, ecc.);
- risorse umane ordinarie;
- specifici asset intangibili;
- motivazioni e attitudini.

In tale modello, un elemento che entra in tutti gli approcci precedentemente configurati e in grado di fungere da piattaforma per la costituzione di BR, è la cultura, proprio in base alle peculiari caratteristiche di produzione e fruizione della stessa che, per molte sue formule, è un bene il cui godimento avviene in occasioni di socialità condivisa, come nel caso degli eventi culturali.

5.3 I beni relazionali e il paradosso della felicità: quale benessere?

Nel 1974, l'economista Richard Easterlin, conducendo delle ricerche sulla crescita economica a livello globale, mise in evidenza la debolezza del legame che unisce ricchezza e felicità. Easterlin dimostrò, contrariamente all'opinione corrente, secondo cui i più ricchi tendono a mostrare livelli maggiori di *well-being*, che il rapporto che lega reddito e benessere risulta debole sia all'interno della medesima Nazione, sia confrontando dati internazionali.

Easterlin elenca anche alcune delle ragioni alla base di questo paradosso, che per primo ha incrinato la congruità del PIL come misuratore del benessere di una determinata Nazione e, quindi, di una società costituita da individui. Gli elementi sottolineati riguardano il fatto che il benessere non sarebbe correlato al reddito perché, ad esempio, il piacere di utilizzo di un nuovo bene tende a diminuire rapidamente (teoria dell'adattamento) perché, con l'aumentare del livello di reddito, aumenta il livello di "aspirazione al consumo" (*satisfaction treadmill*) e perché il piacere legato al possesso di un bene non è in realtà assoluto ma viene posto in relazione con quanto posseduto dalle persone con cui ci confrontiamo (teoria posizionale). Easterlin quindi sottolinea come fino a una certa soglia di reddito la correlazione tra questo elemento, il reddito, e il benessere sia positivo e tenda a crescere, perché la crescente disponibilità economica individuale permetterà alla persona di soddisfare i propri bisogni primari collegati alla sopravvivenza, ovvero cibo, una casa, la salute. L'autore sottolinea poi come al superamento di questa soglia, posizionata in circa 1.500 Euro/mese, la correlazione tra reddito e benessere tenda a diminuire, con una curva che, invece che aumentare, diviene piatta. In altre parole, guadagnare molto non vuol dire automaticamente essere più felici.

Recentemente sono sempre più numerosi gli studiosi che sottolineano l'importanza dei BR nella soluzione del paradosso della felicità come sottolineato da Easterlin. Bruni e Stanca [12], ad esempio, in uno studio che pone in relazione il *television viewing* e i BR, pongono l'attenzione su come, nella società contemporanea, gli individui investano sempre meno (in termini di tempo e risorse umane) nelle attività relazionali, anche a causa di offerte di beni relazionali virtuali quali, ad esempio, la televisione. Attraverso lo studio, gli autori hanno mostrato come la televisione sia in grado di fungere da motore generatore per la strutturazione di relazioni e interazioni tra gli individui di natura surrogata e che, nonostante siano di natura illusoria, tendono a costituire nella cognizione delle persone un'offerta di beni relazionali sostituti rispetto a quelli reali, ovvero dati dalla interazione reale tra differenti soggetti.

Per rispondere all'annosa domanda su quale elemento nella nostra vita incida di più sul nostro benessere, l'economista Nattavudh Powdthavee [13], ha recentemente pubblicato uno studio che si caratterizza come uno dei primi tentativi di introdurre i beni relazionali all'interno di un modello in grado di determinare, sulla base di autovalutazioni, il valore monetario di elementi qualitativi, come, ad esempio, l'essere parte attiva all'interno di una rete sociale (reale) o intrattenere conversazioni con i vicini, rispetto allo stato di benessere individuale. Powdthavee segnala come l'intensificarsi dei rapporti interpersonali (BR) comporti un aumento nel benessere percepito equivalente a quello dovuto a un aumento consistente di reddito. Questa stima potrebbe rivelarsi molto utile soprattutto in ambito di strategie per lo sviluppo del benessere nelle società maggiormente industrializzate, dotate di molte opportunità, ad esempio tecnologiche (internet), per surrogare lo sviluppo di relazioni in confronto con i paesi in via di sviluppo, e nella valutazione di progetti che abbiano come obiettivo l'incremento dei BR in un dato territorio in funzione dello sviluppo del benessere degli individui.

5.4 Beni relazionali, cultura e benessere: alla base neurobiologica della tassonomia

La relazione tra il sistema relazionale sociale e il benessere è una dimensione di indagine che ha coinvolto quindi varie discipline, alla luce del comune riconoscimento di come la prosperità di una società può essere agevolata o ostacolata dalla qualità delle istituzioni e strutture sociali esistenti, ovvero dal grado di relazione tra gli individui. La scienza ha oramai dimostrato ampiamente la valenza di due elementi fortemente collegati all'evoluzione della razza umana e di natura neurobiologica, quali importanti strumenti di sviluppo dell'individuo, soprattutto per quanto concerne la dimensione sociale e relazionale.

Il primo elemento è collegato all'ossitocina, un ormone creato in una delle parti più antiche del cervello che viene rilasciato dall'ipofisi. Questo ormone viene prodotto in molteplici condizioni sociali e riveste un ruolo strategico nelle situazioni relazionali e affettive. In tali contesti, infatti, l'ossitocina agisce quale potente collante e strumento di sviluppo della fiducia tra gli individui. Uvnas-Moberg [14] nel 1998 ha promosso un modello che ne spiega il funzionamento ovvero come, in presenza di un'iterazione sociale positiva, nella quale l'individuo si senta a suo agio e non siano presenti pericoli sia di carattere fisico che psicologico, la produzione di ossitocina aumenti stimolando effetti antistress e innescando un processo di attaccamento e legame con altri individui parte della relazione. Caratteristica fondamentale affinché avvenga questo processo è la possibilità di effettuare esperienze nelle quali siano assenti o limitati gli aspetti di competizione tre le persone, quindi rivalità ed esclusività, e che le stimolazioni provenienti dall'ambiente siano in grado di coinvolgere la dimensione cognitiva e sensoriale dell'individuo.

L'ossitocina gioca un ruolo fondamentale non solo quale ponte emotivo/relazionale tra le persone, ma assume una funzione strutturale anche per quanto concerne la costruzione della fiducia. Questo ormone, infatti, ha la capacità di far diminuire il senso di paura e la reazione di fuga nell'individuo e, conseguentemente, aumentare il livello di tolleranza nei confronti di altre persone. La costruzione della fiducia in un individuo ha radici complesse in cui interagiscono molte discipline [15]. Se è un tratto naturale tra i membri di una famiglia [16], in presenza di ambienti socialmente complessi, ovvero nei quali interagiscono molti individui privi di conoscenza reciproca, la fiducia è un elemento di "recente" costituzione nella storia umana. Come Boyd e Richerson segnalano [17], le prime testimonianze dell'estensione della cooperazione e della fiducia oltre la cerchia dei parenti è avvenuta circa 10.000 anni fa, ovvero con l'avvento delle società stanziali, l'introduzione dell'agricoltura e, quindi, la diminuzione della competizione tra gli individui, ad esempio, per le risorse collegate a necessità primarie come la sussistenza (cibo, acqua) come avveniva in precedenza. Elementi come la cooperazione e la fiducia si sono quindi basati sull'esistenza di un'organizzazione istituzionale, ovvero sulla presenza di un sistema sociale nel quale siano presenti formule di espressione ed esperienze condivise, in grado di estendere la rete di interazioni condivise e, conseguentemente, della fiducia [18].

La seconda dimensione di interesse è collegata al concetto di imitazione e apprendimento e al funzionamento della mente in tale dinamica. Il processo di apprendimento avviene durante tutta la vita di un individuo, e ha particolare importanza nella fase dell'infanzia e dell'adolescenza. Il modello prevalente di apprendimento in questi due stadi dello sviluppo di una persona, ma anche successivamente, è dovuto all'imitazione, ovvero al processo in cui una persona osserva le azioni di un modello a cui identificarsi. Il processo di apprendimento per imitazione promuove quindi una formula di assimilazione dei comportamenti attraverso l'esperienza di osservazione e ripetizione, una funzione questa che nel cervello ha una sua area deputata governata dai neuroni specchio. I neuroni specchio sono stati scoperti da Giacomo Rizzolati nel 1992 [19], sono cellule del cervello che entrano in funzione, attivandosi sia quando un individuo compie un'azione sia quando lo stesso individuo vede un'altra persona che la compie. La funzione dei neuroni specchio è quella di permettere di comprendere istintivamente cosa sta avvenendo di fronte a noi, ad esempio il comportamento di un individuo, senza che sia necessario innescare un ragionamento complesso che implicherebbe il coinvolgimento di altre aree del cervello e, quindi, un tempo di reazione più lungo. Inoltre, ed è il tema dell'interesse rispetto all'apprendimento, questi neuroni preparano il sistema nervoso a imitare le azioni degli altri e a entrare in empatia con coloro che sono parte della stessa esperienza. La dinamica descritta è del tutto inconscia e funziona da collante sociale, ovvero predispone le persone a una maggiore positività verso coloro che mimano e condividono gli stessi comportamenti e linguaggi. L'imitazione, infatti, è un potente segnale di competenza sociale, e ha la caratteristica di predire i tratti di somiglianza tra gli individui, ovvero descrivere come la parte frontale del cervello – deputata alla socialità – sia simile tra i soggetti coinvolti nell'esperienza, rassicurando coloro che ne sono parte e, quindi, diminuendo la possibilità di produzione di stress nell'individuo dovuto a effetti di comportamenti non compensabili o esterni alle norme e codici sociali del gruppo.

In tale schema teorico interpretativo, opportunità come quelle provenienti dal frequentare attività di natura culturale rappresentano rilevanti occasioni per definire il contesto di comportamento sociale condiviso. La comune partecipazione a eventi di natura culturale e, quindi, la condivisione di convenzioni e linguaggi, svolge la funzione di promuovere il benessere negli individui, da un lato perché è in grado di supportare la costruzione di una base comportamentale ed espressiva comune, nella direzione di favorire la predicibilità del comportamento delle persone, aumentandone di conseguenza la fiducia reciproca e diminuendo il rischio sociale percepito, dall'altro la cultura diviene agente di formazione per nuova conoscenza condivisa. È importante sottolineare tale elemento, ovvero come la cultura divenga agente di tale processo di apprendimento (*input factor*) e come, attraverso questa dinamica, ne venga prodotta di nuova e come conseguentemente la produzione di nuova cultura divenga anche il risultato finale (*output factor*). La spinta a imparare attraverso l'imitazione e l'inclinazione ad aggiornare la conoscenza con nuove idee sono infatti ciò che produce la graduale accumulazione di conoscenza, premessa alla produzione di nuova cultura.

Due recenti studi portano in evidenza la funzione della cultura quale mezzo per la coesione sociale, e quali tra le potenziali attività culturali forniscono la maggiore opportunità di sviluppare BR e benessere negli individui. Nel primo caso, uno studio condotto dal Max Planck Institute for Human Cognitive and Brain Sciences di Lipsia ha analizzato il comportamento dei musicisti di un'orchestra durante l'esecuzione di un brano musicale. I due ricercatori, Novembre e Ticini [20], hanno osservato come gli orchestrali siano in grado di assimilare e assecondare naturalmente, in maniera istintuale, i movimenti degli altri componenti del gruppo musicale e come tale capacità sia correlata alla qualità empatica dei musicisti. Poiché la musica è un potente mezzo di coesione sociale fondato sull'abilità squisitamente umana di immedesimarsi l'uno nell'altro, queste ricerche potrebbero aiutare a fornire una base scientifica rispetto all'utilizzo della musica nel trattamento terapeutico di disturbi sociali e di comunicazione, ma altresì nella direzione di incrementare le opportunità di strutturazione di un tessuto sociale in comunità che presentano, ad esempio, elevate frammentazioni attraverso la condivisione di esperienze di natura culturale.

Il secondo studio ha cercato di comprendere come la frequentazione di varie attività di natura culturale influenzi il benessere psicologico individuale rispetto al grado di relazionabilità di queste, ovvero in relazione al fatto che la tipologia di offerta culturale sia caratterizzata da elementi quali rivalità ed esclusività (ad esempio, come nel caso della lettura di un libro) o di condivisione (teatro, cinema). La ricerca è stata condotta su un campione statisticamente rappresentativo della popolazione italiana nel corso del 2008, e ha permesso di verificare le concordanze e discordanze tra il grado di relazionabilità potenzialmente generabile dalle attività culturali soggette all'indagine, e gli effetti in termini di benessere psicologico prodotto nell'individuo. Attraverso questa indagine è stato quindi possibile verificare come le attività nelle quali la soglia di accesso all'esperienza culturale, ovvero il livello di informazioni e conoscenze necessarie all'individuo per usufruire e comprendere quell'esperienza, è inferiore (leggi attività quali praticare sport, volontariato sociale, visitare un museo), ulteriormente per le quali non sono presenti vincoli di rivalità o esclusività, siano nelle prime posizioni per quanto concerne il peso rispetto al benessere positivo di un individuo. Altresì, in coda a questa ideale classifica sono invece presenti quelle attività per le quali all'individuo è richiesto un alto livello di informazioni e conoscenze, nelle quali, altresì, sono presenti vincoli alla partecipazione rispetto a variabili, ad esempio, economiche (costo biglietto di accesso) o cognitive (linguaggi particolarmente sofisticati come nel caso dell'arte contemporanea), e che sono prevalentemente soggette a un consumo di tipo posizionale, ovvero esclusivo e non partecipativo [21].

5.5 Conclusioni

Nell'attuale contesto storico, caratterizzato da un'elevata frammentazione sociale ed economica in quella che Baumann ha oramai da tempo teorizzato come società liquida [22], la capacità di una società come quelle post-industriali di sviluppare benessere è connaturata a elementi di natura economica ma anche, e soprattutto, relazionali. La costruzione della dimensione sociale condivisa risiede nella capacità di apprendere i modi e profili degli altri, nella possibilità di adattarsi e configurare opportunità di interazioni su basi condivise. In tale prospettiva, la cultura assume una funzione di generatore di tali dinamiche e, come illustrato in questo saggio, il prodotto di queste relazioni, ovvero i beni relazionali, influiscono sulla vita degli individui. Gli studi portano in evidenza come all'aumentare dei BR corrisponda un aumento del benessere percepito nelle persone. È evidente come non esista un unico o prevalente meccanismo nella costruzione del benessere individuale, mentre in realtà questo sia uno schema complesso, un puzzle del quale fanno parte una varietà molto estesa di potenziali determinanti (solo per citarne alcuni, la qualità dell'ambiente naturale o abitato, le istituzioni, il reddito, l'età, il genere). L'incidenza della cultura in tale schema è di particolare rilevanza, un elemento da sottolineare soprattutto se da questo tipo di analisi può scaturire un investimento reddittizio da parte dello Stato in politiche culturali che facilitino l'aggregazione sociale, con il risultato di migliorare la vita delle persone da un lato e di risparmiare sul versante, ad esempio, della spesa sanitaria.

Per concludere, ancora Aristotele definiva come le abilità sociali siano la piattaforma per lo sviluppo degli individui e gruppi, in quanto conducono alla capacità di condivisione, comprensione e flessibilità nei confronti della realtà circostante. L'esercizio delle abilità sociali dipende dall'acquisizione di appropriate "abitudini sociali", ovvero dalla ripetizione di costumi collettivi e sociali, come per Aristotele nel caso della frequentazione del teatro, che conducono all'abilità di comprendere le intenzioni, le credenze, i sentimenti degli altri, ovvero di definire le pratiche sociali collettive componenti essenziali per una socialità e benessere comune.

Il cervello agisce in maniera empatica e la cultura diviene la piattaforma per la costruzione relazionale e sociale di una comunità, con profondi riflessi sul benessere, la qualità della vita e, grazie a tali caratteristiche, è in grado di produrre vantaggi a livello economico per un territorio. È qui che i BR giocano un ruolo fondamentale: se finora in ambito di decisioni politiche la cultura è entrata a far parte dei conti pubblici come generatrice indiretta di benessere economico (il famoso indotto), le recenti ricerche dimostrano che la cultura è alla base di meccanismi complessi che, se instaurati all'interno di ambienti ben strutturati (istituzioni credibili, politiche fiscali efficienti, educazione e sviluppo cognitivo degli individui) possono rappresentare una vera e propria leva di sviluppo. Relegare la cultura al ruolo di cenerentola, come spesso è stato fatto, si dimostra poco lungimirante e del tutto anacronistico. Per vincere le sfide delle attuali congiunture socioeconomiche è necessaria una maggiore consapevolezza dei propri mezzi e delle proprie possibilità. Investire in maniera mirata e puntuale sullo sviluppo della cultura in un determinato territorio significa creare le condizioni per generare quella serie di comportamenti sociali condivisi che sono alla base di un clima diffuso di fiducia, e che rappresenta una condizione necessaria per favorire lo sviluppo della socialità, delle relazioni e, in ultima analisi, di un'importante componente del benessere degli individui.

Bibliografia

1. Antoci A, Sacco P, Vanin P (2007) Social capital accumulation and the evolution of social participation. Journal of Socio-Economics 36(1):128–143
2. Ostrom V, Ostrom E (1977) Public goods and public choices. Indiana University, Indiana
3. Ostrom E, Hess C (2009) Panoramica sui beni comuni della conoscenza. In: Hess C, Ostrom E (eds) La conoscenza come bene comune. Mondadori, Milano, pp 3–27
4. Nussbaum MC (1986) The fragility of goodness. Luck and ethics in Greek tragedy and philosophy. Cambridge University Press, Cambridge, CA
5. Uhlaner CJ (1989) Relational goods and participation: incorporating sociability into a theory of rational action. Public Choice, pp 253–285
6. Donati P, Solci R (2011) I beni relazionali. Che cosa sono e quali effetti producono. Bollati Boringhieri, Torino
7. Graham C (2005)The economics of happiness. Brookings Institution, Washington
8. Jackson T, Marks N (1999) Consumption, sustanaible welfare and human needs. Ecological Economics 28(3):421–441

9. Fitoussi SS (2009) Measurement of economic performance and social happiness. Commission on the Measurement of Economic Performance and Social Progress, Parigi
10. Gui B (1987) Eléments pour une définition d'économie communautaire. Notes et Documents, pp 33–42
11. Gui B (2000) Beyond transactions: on the interpersonal dimension of economic reality. Ann Public Coop Econ 71(2):139–169
12. Bruni L, Stanca L (2008) Watching alone: telational goods, television and happiness. J Econ Behav Organ 65(3–4):506–528
13. Powdthavee N (2007) Putting a price tag on friends, relatives and neighbours. Institute of Education, University of London
14. Uvnas-Moberg K (1998) Antistress pattern induced by oxytocin. Newsin Physiological Sciences 13:22–25
15. Six F (2005) The trouble with trust: the dynamics of interpersonal trust building. Edward Elgar, Cheltenham, UK
16. Bornhors F, Ichino A, Kirchkamp O et al (2010) Similarities and differences when building trust: the role of cultures. Exp Econ 13(3):260–283
17. Boyd R, Richerson PJ (2005) Not by genes alone: how culture transformed human evolution. Chicago University Press, Chicago
18. Henrich J, Ensminger J, McElreath R et al (2010) Markets, religion, community size, and the evolution of fairness and punishment. Science 327(5792):1480–1484
19. Pellegrino G, Fadiga L, Fogassi L et al (1992) Understanding motor events: a neurophysiological study. Exp Brain Res 91:176–180
20. Novembre G, Ticini LF, Schütz-Bosbach S, Keller PE (2012) Distinguishing self and other in joint action. Evidence from a musical paradigm. Cereb Cortex [Epub ahead of print]
21. Tavano Blessi G, Brossi E, Sacco PL (2012) Cultural participation, relational goods and individual subjective well-being: some empirical evidence. Mimeo IULM, Milano
22. Baumann Z (2002) Modernità liquida. Laterza, Roma-Bari

La gestione associata dei beni culturali

Annamaria Ravagnan

6.1 Introduzione

Gli istituti museali hanno assunto, nel corso della loro lunga storia, un ruolo prioritario nella vita culturale e sociale nel nostro Paese, nonostante la scarsa attenzione e il discontinuo sostegno da parte del Legislatore (basti pensare che, a partire dalla prima legge di tutela post-unitaria, approvata nel 1902 e sostituita nel 1909 dalla cosiddetta Legge Rosadi, il termine "museo" scompare dalla legislazione statale italiana).

I musei, peraltro, a fronte dei grandi sconvolgimenti avvenuti fra il XIX e il XX secolo nel contesto sociale, economico e culturale, non si sono modificati o meglio non hanno rinnovato i loro obiettivi strategici.

Nonostante i numerosi e rivoluzionari cambiamenti che sono avvenuti negli ultimi decenni, non solo in campo tecnologico, ma anche e soprattutto a livello di nuove modalità di comunicazione e di coinvolgimento del pubblico e, sebbene i grandi recenti flussi migratori abbiano introdotto nuove culture e abbiano creato la necessità dell'elaborazione di nuove forme di dialogo, i musei sono rimasti, per la maggior parte dei casi, luoghi autoreferenziali poco aperti al territorio. Il museo, quindi, davanti ai recenti cambiamenti economici e sociali spesso non è stato in grado di far fronte ai problemi posti dal nuovo contesto e di affrontare le nuove sfide.

Per sostenere questo complesso scenario, l'istituto museale ha un'unica possibilità: dialogare con gli altri istituti culturali, con le associazioni di volontariato culturale, con le scuole, con le imprese e con i cittadini, cioè deve agire in associazione e aprirsi al territorio.

La "gestione associata" propone nuovi strumenti che sono stati introdotti spesso in maniera sporadica e spontanea sulla scena culturale e che, fino a questo momento, sono ancora poco definiti e normati.

A. Ravagnan (✉)
Regione Lombardia – D.G. Istruzione, Formazione e Cultura
Struttura Musei, Ecomusei, Biblioteche e Archivi
Milano
e-mail: Annamaria_ravagnan@regione.lombardia.it

Ancora recentemente durante la XV Conferenza Regionale dei Musei del Veneto dal tema *Gestire in rete il patrimonio culturale*, tenutasi a Vicenza il 12 dicembre 2011, il Segretario di ICOM Italia (International Council of Museums) Luca Baldin, nel suo intervento *Sistemi, Reti e Distretti: un glossario condiviso*, nel sottolineare l'assenza di un linguaggio condiviso, ribadiva la necessità di utilizzare una terminologia comune per indicare i nuovi strumenti di gestione associata. Ad esempio, per alcuni studiosi i termini rete e sistema sono sovrapponibili e intercambiabili, mentre in Lombardia indicano due strumenti ben diversi fra di loro.

A partire dagli anni Sessanta del secolo scorso, gli anni del cosiddetto boom economico e soprattutto gli anni del fervore e della crescita del nostro Paese, molte concezioni consolidate vennero ribaltate soprattutto in ambito formativo, educativo e culturale in genere.

In questi anni, Bruno Munari rivoluziona l'insegnamento ideando la "didattica dell'arte per i bambini" e, grazie a lui e ad altri intelligenti innovatori, non soltanto le scuole ma anche gli altri istituti culturali iniziarono a interrogarsi sul loro ruolo.

Il museo e la biblioteca, che rappresentavano, e sono tuttora, i principali strumenti a supporto della didattica, diventarono luoghi dinamici dell'apprendimento e avvertirono la forte esigenza di condividere risorse e professionalità per progettare e gestire programmi comuni.

Dalle prime esperienze, che iniziarono in maniera spontanea, prive di indicazioni operative e di sostegno istituzionale, nacquero in Italia, e soprattutto in Lombardia, nuovi strumenti operativi che nel corso degli anni hanno assunto un ruolo importante nella sperimentazione di nuove modalità di diffusione del sapere, anche con l'introduzione dell'elemento ludico, che potremmo sintetizzare con il termine "gestione associata".

6.2 Breve storia della normativa sui musei in Italia e introduzione della gestione associata

Come sopra ricordato, agli inizi del XX secolo il termine museo scompare dalla legislazione italiana (nella Legge 1089/39 la parola museo non compare in nessuno dei suoi 73 articoli) e dall'approvazione della fondamentale Legge del 1939 la legislazione statale attuò la tutela del museo solo in quanto "raccolta governativa", limitandosi a prescrivere misure in ordine alla conservazione, alla custodia delle "cose", alle modalità di inventariazione e di compilazione dei "cartellini" e poco altro.

Per quasi un secolo, pertanto, la legislazione statale non ha riconosciuto al museo altre funzioni né altre specifiche finalità, che sono perdurate "di fatto", ma non "di diritto".

Il termine museo riappare nella Costituzione italiana all'art. 117, tra le materie assegnate alla competenza legislativa delle Regioni, ma tale competenza rimane lettera morta fino al 1972 e, solo a seguito dell'emanazione dei decreti delegati, vengono trasferite alle Regioni le funzioni relative, fra le altre materie, anche ai musei e alle biblioteche.

Successivamente la legislazione regionale ha avuto il merito di restituire ai musei l'identità di istituto e, a partire dall'approvazione delle cosiddette "Leggi Bassanini", i musei sono stati posti al centro delle politiche regionali proprio grazie alla distinzione della gestione del museo come funzione autonoma rispetto alla tutela e alla valorizzazione[1].

Con l'"Atto di indirizzo sui criteri tecnico-scientifici e sugli standard minimi di funzionamento e sviluppo dei musei", approvato con il D.M. 10 maggio 2001, si realizza infatti un pieno, anche se implicito, riconoscimento del museo in quanto istituto.

Soltanto con l'approvazione del "Codice dei beni culturali e del paesaggio"[2], all'art. 101 si definisce in maniera puntuale il museo come "una struttura permanente che acquisisce, conserva, ordina ed espone beni culturali per finalità di educazione e di studio" e viene assegnato al museo lo status formale di istituto culturale permanente e di servizio pubblico [1].

Anche se la definizione di museo del Codice dei beni culturali e del paesaggio lascia aperto il dibattito fra gli operatori del settore sulle funzioni e sulle finalità degli istituti museali, in quanto non è stata recepita la funzione del diletto che ICOM aveva inserito nella definizione di museo fin dal 1951, si tratta comunque di un'ottima definizione.

Il Codice, inoltre, indica con il nuovo articolo 112 un quadro di riferimento per la cooperazione inter-istituzionale, dove si prevedono accordi tra Stato, Regioni e gli altri enti pubblici territoriali al fine di definire strategie e obiettivi comuni di valorizzazione, nonché per elaborare piani strategici di sviluppo culturale. Il Codice, pertanto, indica nella gestione associata lo strumento per la definizione di strategie e obiettivi comuni di valorizzazione dei beni di proprietà dello Stato, degli Enti locali e, eventualmente, dei soggetti privati.

Il Codice, quindi, pur non citando espressamente la gestione associata, indica nella stipula di accordi fra istituti culturali e anche con privati una nuova modalità operativa di gestione condivisa.

6.3 La gestione associata in Lombardia: la nascita dei Sistemi Museali Locali

La modalità della gestione associata degli istituti museali fu abbozzata a partire dagli anni Settanta del secolo scorso, al fine di consentire il passaggio del museo da collezione statica a organismo di dialogo e di apertura al territorio. In realtà, gli strumenti di gestione associata, non essendo stati definiti e sistematizzati, vennero considerati, in un primo tempo, semplici meccanismi di aggregazione in grado, soprattutto, di generare economie di scala.

---

[1] Nel considerare la gestione una funzione autonoma – distinta dalla tutela e dalla valorizzazione – e nel definirne natura e caratteristiche agli artt. 148 e 150, il d.lgs. 112/98 ha fornito un indiretto ma significativo contributo al riconoscimento formale del museo come istituto.
[2] Codice dei Beni Culturali e del Paesaggio approvato con d.lgs. 22 gennaio 2004, n. 42.

La Regione Lombardia fu la prima regione [2] che non solo individuò nella gestione associata un importante istituto operativo ma che nel 1974, subito dopo l'entrata in funzione delle regioni a statuto ordinario, con la Legge regionale n. 39, emanata il 12 luglio 1974[3], previde espressamente all'art. 10, comma 1, la possibilità per i musei di associarsi non soltanto fra di loro ma anche con altri enti[4]. Inoltre, con questa prima legge di regolamentazione dei musei di enti locali o di interesse locale venne individuata la possibilità di utilizzare un servizio di conservatorato comune fra musei medi o grandi, e quindi il Legislatore introdusse in nuce il concetto della gestione in forma associativa di servizi, propedeutico alla futura nascita dei sistemi museali locali[5].

In Lombardia furono individuati gli strumenti della "Rete di musei" e del "Sistema museale locale" per inserire i musei in una struttura culturale dinamica, attraverso la quale gestire non soltanto le funzioni principali degli istituti museali, come la didattica museale, la formazione permanente, la ricerca e lo studio ma anche introdurre nuove finalità come quella del benessere e del diletto. Per consentire la formazione di strumenti di gestione associata, la Regione Lombardia cofinanziò in maniera mirata progetti nei quali musei, biblioteche, scuole e istituzioni culturali in genere, agivano in collaborazione.

A differenza del resto d'Italia, dove tutto restava solidamente ancorato al dettato normativo nazionale, Regione Lombardia, dopo la prima legge del 1974, fece un ulteriore passo avanti e con la Legge regionale n. 1 del 5 gennaio 2000[6] individuò all'art. 4 (commi 131, 134, 141) nel Sistema museale locale lo strumento da utilizzare per un'innovativa gestione dei musei e delle biblioteche.

Con l'art. 4, comma 134 della citata legge regionale 1/2000[7] vennero delegate alle Province le funzioni amministrative concernenti le attività e lo sviluppo dei sistemi museali locali. Le Province predisposero studi di piani di fattibilità per l'istituzione di sistemi museali locali all'interno del loro territorio e nel 2002 furono istituiti i primi sistemi museali locali.

---

[3] Legge regionale 12 luglio 1974, n. 39 "Norme in materia di musei di enti locali o di interesse locale".

[4] Art. 10, comma 1, L.R. n. 39 del 12 luglio 1974: "Gli enti locali provvedono alla istituzione e al funzionamento dei musei anche associandosi tra loro o con altri enti".

[5] L'art. 4 della L.R. 39/74 recita: "Per assicurare personale direttivo [ai musei] gli Enti Locali possono consorziarsi tra loro e stipulare convenzioni con gli enti locali proprietari di un museo medio o grande per utilizzare il servizio di conservatorato.

[6] Legge regionale 5 gennaio 2000, n. 1 "Riordino del sistema delle autonomie in Lombardia. Attuazione del d.lgs. 31 marzo 1998, n. 112 (Conferimento di funzioni e compiti amministrativi dallo Stato alle regioni ed agli enti locali, in attuazione del capo I della legge 15 marzo 1997, n. 59)".

[7] Ferme restando le funzioni amministrative in materia di beni e attività culturali già delegate alle province dalla vigente legislazione regionale, sono ulteriormente delegate alle province le funzioni amministrative concernenti:
1. le attività e lo sviluppo dei sistemi museali locali;
2. la promozione di servizi e attività culturale di rilevanza locale;
3. il coordinamento a livello provinciale delle attività di censimento, inventariazione e catalogazione dei beni culturali, secondo parametri organizzativi e strumenti approvati dalla Regione.

Nel corso del 2002, con deliberazione di giunta regionale del 14 giugno 2002 n. 7/9393, la Regione Lombardia elaborò una prima definizione di sistema museale locale e dettò le linee guida per lo sviluppo futuro dei sistemi stessi, nel modo seguente:

> I sistemi museali locali sono realtà istituzionalizzate con coordinamento funzionale e forte interdipendenza fra le componenti, anche di diversa natura e condizione giuridica. Si basano su una rete codificata di relazioni tra istituzioni museali di differente titolarità, dimensione e tipologia ed altri servizi culturali che ad essi si correlano, collegati funzionalmente in maniera stabile, al fine di coordinare, integrare e potenziare i servizi offerti al pubblico per un territorio di riferimento [3].

Nel corso degli anni successivi vennero concessi annualmente contributi regionali per sostenere non soltanto l'istituzione dei sistemi museali locali ma anche per supportare progetti pilota per la gestione associata di servizi museali, propedeutici questi ultimi all'istituzione o al consolidamento dei sistemi che, in seguito, sarebbero diventati lo strumento principe per la gestione delle attività culturali in Lombardia.

Si consolidò in tal modo un'esigenza, che da tempo alcuni musei avevano espresso, di poter condividere non solo risorse ma soprattutto abilità e professionalità per progettare programmi comuni e affrontare al meglio uno scenario che era ed è in continua trasformazione. In un primo momento i progetti condivisi furono rivolti soprattutto a dare impulso alla comunicazione per favorire una miglior conoscenza dei musei da parte del pubblico, per fornire maggiori e più puntuali informazioni, per consentire l'aggiornamento e lo scambio professionale fra gli addetti culturali e soprattutto per costituire un collegamento con le agenzie culturali del territorio.

Durante il primo periodo di sperimentazione il livello di istituzionalizzazione dei sistemi fu molto basso in quanto i sistemi stessi vennero istituiti con atti convenzionali o attraverso l'allargamento delle finalità dei sistemi bibliotecari e soltanto in seguito vennero individuati atti costitutivi specifici per i sistemi.

Ma cosa si intende per Sistema Museale Locale?

Regione Lombardia definisce i Sistemi Museali Locali come "modelli innovativi che attuano, attraverso forme di coordinamento, la condivisione di risorse, persone e servizi su base consensuale e cooperativa e che si sovrappongono, senza sostituirli, ai soggetti che gestiscono i musei".

Possiamo sintetizzare la codifica dei Sistemi Museali Locali come segue:
- sono realtà istituzionalizzate con coordinamento funzionale e forte interdipendenza fra le componenti, anche di diversa natura e condizione giuridica;
- si basano su una rete codificata di relazioni tra istituzioni museali di differente titolarità, dimensione e tipologia e altri servizi culturali che ad essi si correlano;
- sono collegati funzionalmente in maniera stabile, al fine di coordinare, integrare e potenziare i servizi offerti al pubblico per un territorio di riferimento.

Dopo la verifica delle prime esperienze di gestione associata e a seguito del positivo percorso per il riconoscimento dei musei e delle raccolte museali, Regione Lombardia definì i criteri per il riconoscimento dei Sistemi Museali Locali e individuò nel sistema museale locale lo strumento basato sulla libera scelta e sulla valorizzazione delle diversità [4]: nel 2008 con deliberazione di giunta regionale si dette inizio al processo di riconoscimento e, pertanto, anche di regolamentazione di questo innovativo strumento di gestione museale[8].

La Regione Lombardia, riconoscendo esplicitamente la valenza del sistema museale locale, disciplinando, per prima in Italia, questo importante istituto, stabilì i requisiti minimi per il riconoscimento dei sistemi museali locali, che tuttora sono vigenti.

Il sistema museale per ottenere il riconoscimento regionale deve possedere:
- una formale istituzione;
- un regolamento scritto;
- la proprietà o la disponibilità di una sede istituzionale;
- una denominazione che lo contraddistingua e lo individui univocamente, eventualmente accompagnata da un logotipo;
- l'incarico formale a un coordinatore, in possesso di un curriculum vitae et studiorum adeguato e coerente con l'incarico stesso;
- una programmazione su base triennale.

Subito dopo la definizione dei requisiti minimi si iniziò la procedura di valutazione delle schede di autovalutazione[9] compilate dai sistemi museali e si procedette al riconoscimento di 16 sistemi museali locali in Lombardia[10] e, precisamente:
- Rete dei musei della Diocesi di Bergamo;
- Sistema culturale integrato bassa pianura bergamasca;
- Montichiari Musei;
- Sistema musei di Valle Camonica;
- Sistema museale della Valle Sabbia;
- Sistema museale della Valle Trompia;
- Sistema museale territoriale Alpi Lepontine;
- Arte, cultura, storia fra Serio e Oglio;
- Sistema museale della città di Cremona;
- Sistema museale della Provincia di Lecco;
- Sistema Museale Urbano Lecchese (Si.M.U.L.);
- Sistema museale lodigiano;
- Sistema provinciale dei musei e dei beni culturali mantovani;
- Sistema museale locale Lomellina Musei;
- Sistema museale della Valchiavenna:
- SiMArch – Sistema Museale Archeologico della Provincia di Varese.

---

[8] Deliberazione Giunta regionale 26 novembre 2008, n. 8/8509 "Determinazioni in merito al riconoscimento dei sistemi museali locali in Lombardia – Attivazione del monitoraggio dei musei e delle raccolte museali riconosciuti".

[9] Cfr. Allegato C al d.d.s. n. 4021 del 24/04/2009 "Questionario di autovalutazione dei Sistemi Museali Locali" di cui alla d.g.r. VIII/8509 del 26 novembre 2008 "Determinazioni in merito al riconoscimento dei sistemi museali locali in Lombardia".

[10] Deliberazione Giunta regionale 23 dicembre 2009, n. 8/10888 "Primo riconoscimento dei Sistemi Museali Locali di cui alla d.g.r. 26 novembre 2008, n. 8/8509 "Determinazioni in merito al riconoscimento dei Sistemi Museali Locali in Lombardia – Attivazione del monitoraggio dei musei e delle raccolte museali riconosciuti".

Si può considerare il 2009 come l'anno di nascita dei primi Sistemi Museali Locali in Italia e, pertanto, di costituzione dei primi istituti gestionali stabili in forma associata.

Ai Sistemi Museali Locali in Lombardia partecipano musei di proprietà di enti locali o privati, nonché altre istituzioni culturali ma, nonostante le norme regionali non abbiano rilevanza per i musei statali, ciò non ha impedito che musei statali e Soprintendenze si siano coordinate con la Regione, integrandosi nei sistemi locali.

Il museo attraverso la gestione associata si è trasformato da collezione statica in un istituto dinamico che Luigi Di Corato[11] ha definito come il nuovo welfare culturale con lo slogan "Visita il museo e vivi il territorio".

Con il sistema, i musei assumono la caratteristica di musei globali e di musei del territorio e, soprattutto, si trasformano da musei assistiti in luoghi dello sviluppo.

La gestione associata non è utile solo in relazione all'economicità nella gestione degli istituti museali aderenti, ma è soprattutto rilevante per il potenziale miglioramento dell'offerta culturale non solo per il museo o l'istituto culturale che ne fa parte ma anche per tutta la comunità locale del territorio di riferimento con l'attivazione, ad esempio, di progetti che tengano conto del benessere e del piacere di accedere ai musei.

La definizione di museo concepita dall'ICOM con l'introduzione della funzione del "diletto" risponde maggiormente alla fluidità della attuale società e colloca il museo, come pure la biblioteca e tutti gli organismi e le istituzioni culturali all'interno della Teoria dell'Intrattenimento [5].

L'ICOM, dopo aver introdotto coraggiosamente il termine "diletto" nella definizione di museo, con il Codice Etico per i Musei[12] ha ribadito ulteriormente questo concetto e, precisamente, al punto 6 dichiara che "I musei operano in stretta collaborazione con le comunità da cui provengono le collezioni e con le comunità di riferimento" e al punto 6.7, *Uso di collezioni provenienti da comunità esistenti*, sottolinea che "L'uso da parte del museo di collezioni che provengono da comunità esistenti esige il rispetto della dignità umana, delle tradizioni e delle culture che utilizzano tali materiali. Le collezioni devono essere utilizzate per promuovere il benessere, lo sviluppo sociale, la tolleranza e il rispetto, favorendo l'espressione multisociale, multiculturale e multilinguistica".

L'ICOM introduce nella definizione e nelle funzioni degli istituti museali, oltre al diletto, un nuovo termine che per la prima volta viene utilizzato in ambito culturale: il *benessere*.

---

[11] Intervento di Luigi Di Corato *Dai musei al patrimonio: dimensionamento, cluster e distretti a filiera differenziata*. XV Conferenza Regionale dei Musei del Veneto, 12/12/2011, Vicenza, Palazzo Leoni Montanari.

[12] Il Codice etico professionale dell'ICOM è stato adottato all'unanimità dalla 15ª Assemblea Generale dell'ICOM a Buenos Aires (Argentina) il 4 novembre 1986. È stato modificato dalla 20ª Assemblea Generale a Barcellona (Spagna) il 6 luglio 2001, che lo ha rinominato Codice etico dell'ICOM per i Musei e, infine, revisionato dalla 21ª Assemblea Generale a Seoul (Repubblica di Corea) l'8 ottobre 2004.

L'applicazione dei concetti di diletto e di benessere trovano difficile applicazione nella realtà museale e non soltanto per oggettivi problemi di natura strettamente economica ma, talvolta, per la difficoltà di conoscere e integrare nel proprio museo altre modalità di valorizzazione delle collezioni e di rapporto con il pubblico.

Proprio per questo motivo il gruppo di lavoro che in Lombardia definì i requisiti minimi per il riconoscimento dei Sistemi Museali Locali volle introdurre nella declaratoria relativa allo status giuridico oltre all'indicazione per i musei e le raccolte museali di *partecipare* ai sistemi museali locali, la possibilità di *aderire* al sistema anche per "altri istituti e luoghi della cultura, purché coerenti con la missione e gli scopi del sistema stesso".

In questo modo il gruppo di lavoro intese sottolineare l'importanza della cooperazione e collaborazione fra tutti quegli organismi che si occupano di cultura: enti territoriali, università, scuole, associazioni culturali, aree archeologiche, monumenti, ecomusei, associazioni di volontariato culturale, biblioteche e collezioni in genere.

Un piccolo museo da solo incontrerebbe, infatti, una grande difficoltà a organizzare, ad esempio, un concerto, un pranzo a tema, eventi serali o estivi, ecc., e non soltanto per difficoltà progettuali ma soprattutto per oggettivi problemi organizzativi e, banalmente, di bilancio. Molte difficoltà possono essere superate da un organismo superiore, come ad esempio il Sistema, che possiede una propria autonomia giuridica e contabile.

In Lombardia, in questi ultimi anni, molti progetti di didattica museale o di visite museali per adulti attuate anche attraverso modalità ludiche o giocose sono stati organizzati in ambito sistemico.

Ad esempio, il Sistema Bibliotecario Integrato dell'Oltrepò Pavese (SBO[13], del quale fanno parte oltre alle biblioteche del territorio anche molti istituti museali) propone un'offerta diversificata, stabile e regolare che comunica sia attraverso il suo sito web sia le newsletter. Le proposte culturali variano dall'aperitivo in biblioteca con conversazioni letterarie, alle conferenze su temi disparati, dall'archeologia alla "produzione di compostaggio" ma anche, ad esempio, conferenze sulla "storia tra vino e tradizioni" accompagnate da cene e da percorsi del gusto.

Si tratta di interessanti esempi di offerta culturale che coniugano la presentazione delle collezioni museali a interventi ricreativi collegati al territorio di riferimento.

6.4 Altri strumenti della gestione associata

6.4.1 Reti regionali di musei

La cooperazione a sistema fra istituzioni culturali si fonda sull'esigenza di migliorare la qualità e accrescere l'offerta dei servizi culturali anche in forte consonanza con le iniziative dell'Unione Europea [6][14].

---

[13] http://www.sboltrepo.it
[14] Cfr. Introduzione di Pietro Petraroia al volume di Silvia Bagdadli "Le reti di Musei".

Il processo di riorganizzazione della realtà museale nasce durante i primi anni di questo secolo e le reti – networks dei beni culturali – rappresentano uno strumento importante di questa nuova strutturazione.

Le reti di musei sono strumenti altamente innovativi e in Lombardia, così come è accaduto per i sistemi museali, nascono in un primo tempo sulla base della condivisione di un progetto comune, in maniera quasi spontanea, senza essere preceduti da speculazioni intellettuali e da disegni programmatici [7].

In Lombardia, dove il dibattito è avvenuto soprattutto all'interno dei gruppi di lavoro che hanno affrontato il processo di riconoscimento dei musei e delle raccolte museali, per rete di musei si intende un'organizzazione di realtà museali esistenti sul territorio regionale, autonome istituzionalmente e prive di una direzione e di un controllo unitari, che stabiliscono relazioni non competitive attraverso l'elaborazione di progetti specifici di collaborazione, cioè la rete si configura soprattutto per una forma blanda di collaborazione, intesa come semplice coordinamento con finalità prevalentemente di promozione e marketing[15]. Quello che contraddistingue la rete è l'area territoriale, che è regionale (a differenza dei sistemi che operano su un'area provinciale) e, soprattutto, l'assenza di una direzione in quanto, ad esempio, a capo di una rete può essere indicato di anno in anno uno dei musei partecipanti al progetto stesso.

La Regione Lombardia definisce le reti regionali di musei nel modo seguente[16]: "I musei di tipologie affini si organizzano per predisporre progetti scientifici di ricerca, valorizzazione e promozione a valore regionale, nazionale e internazionale"[17].

La *mission* delle reti regionali o networks di pubblico interesse è la promozione del territorio e dell'identità locale, l'accesso a professionalità e risorse complementari perseguendo obiettivi di redditività e autofinanziamento, ottenendo risparmio e razionalizzazione di costi e, soprattutto, diffondendo e condividendo informazioni e conoscenze.

La rete è un istituto associativo ideale per realtà museali medio-piccole nelle quali tutti gli elementi che rimangono indipendenti sono interconnessi tra loro in funzione di legami forti e di legami deboli, con totale assenza di gerarchia.

Una delle prime reti che si è organizzata in Lombardia è la Rete delle Case-museo[18] [8] che propone interessanti programmi fra cui, ad esempio, la partecipazione alla Settimana della Moda "Milano Fashion City" durante la quale gli istituti museali della Rete partecipano a questo evento della creatività milanese.

---

[15] In Lombardia le reti hanno collaborato anche per importanti progetti unitari di ricerca o di didattica museale come, ad esempio, la rete MANET (http://www.museiarcheologici.net).
[16] Cfr. www.cultura.regione.lombardia.it
[17] Le reti regionali esistenti in Lombardia sono ad oggi le seguenti: Circuito Case Museo milanesi; I musei per la storia in Lombardia; Rete degli orti botanici della Lombardia; Rete dei musei archeologici delle province di Brescia, Cremona e Mantova; Rete dei musei e dei beni etnografici Lombardia; Rete museale dell'Ottocento lombardo; Rete regionale Alto Medioevo.
[18] Fanno parte del Circuito Case Museo di Milano i seguenti istituti museali: Il fascino di quattro luoghi unici nella città: Museo Bagatti Valsecchi; Casa Museo Boschi Di Stefano; Villa Necchi Campiglio e Museo Poldi Pezzoli.

6.4.2 Distretti Culturali

Per quanto riguarda il Distretto Culturale, definito come un sistema organizzato e territorialmente delimitato di relazioni, il cui presupposto è caratterizzato dall'integrazione del processo di valorizzazione delle risorse culturali, sia materiali che immateriali, con il sistema delle infrastrutture che ne assicurano la fruibilità, con il sistema delle organizzazioni che erogano servizi e con gli altri settori produttivi connessi, si rimanda al capitolo 4.

6.4.3 Ecomusei

L'ecomuseo nasce negli anni Settanta in Francia e rappresenta una vera rivoluzione rispetto al concetto tradizionale di museo [9].

Il termine ecomuseo, che ha creato e crea non poca confusione soprattutto nei non addetti ai lavori che immaginano uno stretto collegamento fra musei ed ecologia, fu coniato nel 1971 da Hugues de Varine [10] durante una riunione con Georges Henri Rivière, all'epoca rispettivamente direttore ed ex-direttore e consigliere permanente dell'ICOM, come un concetto in evoluzione continua.

Definire un ecomuseo non solo è complicato ma è anche abbastanza limitativo e limitante proprio perché si tratta di uno degli organismi più vitali, magmatici e in continua evoluzione del mondo museale. Potremmo definirlo come un sistema che racconta tutto ciò che riguarda la vita e si propone come mezzo attraverso il quale si passa dal concetto di bene culturale a quello di patrimonio.

Giovanni Pinna, già Presidente di ICOM Italia nel 2000, nella sua prefazione al volume di Maggi e Falletti *Gli Ecomusei* [11], li definisce "musei destinati a raccogliere testimonianze della cultura materiale e oggetti, un tempo d'uso comune, il cui significato e la cui utilità si vanno perdendo; musei legati a un territorio limitato, volti a raccontare piccole storie locali, a ricordare le proprie radici a comunità spesso non più grandi di un villaggio", e indica un appellativo più mirato per questi nuovi organismi in "musei di identità".

La definizione originariamente proposta da de Varine sottolinea la differenza fra musei tradizionali ed ecomusei, cioè per il museologo francese gli elementi fondamentali del museo si trasformano:
- da collezione a patrimonio;
- da immobile a territorio;
- da pubblico a popolazione.

Al museo tradizionale si aggiunge una dimensione sociale e la capacità di raccontare l'ambiente, la storia, la cultura, i paesaggi, le attività, la società. Il visitatore entra, attraverso l'ecomuseo, in relazione con gli aspetti della vita, materiali e immateriali, dei luoghi, dei territori e della cultura che li ha generati.

L'ecomuseo si configura pertanto in un'"azione" condotta da una comunità, a partire dal suo patrimonio, per il suo sviluppo. Possiamo considerare l'ecomuseo come un progetto sociale, con un contenuto culturale che si appoggia su culture popolari e sulle conoscenze scientifiche [12].

La carta di Catania, elaborata dall'ICOM nel 2007, definisce l'ecomuseo "una pratica partecipata di valorizzazione del patrimonio culturale materiale e immateriale, elaborata e sviluppata da un soggetto organizzato, espressione di una comunità locale, nella prospettiva dello sviluppo sostenibile"[19].

In Italia, la prima regione che ha sostenuto la nascita degli ecomusei è stata il Piemonte che approvò una apposita legge di istituzione di questi enti[20].

La Regione Lombardia normò parecchi anni più tardi questo nuovo strumento associativo con la Legge Regionale n. 13 del 12 luglio 2007 dove all'articolo 1 veniva definito l'ecomuseo e le sue finalità[21] e al successivo articolo 2 venivano indicati i requisiti per il riconoscimento regionale[22].

Prima di essere un'istituzione culturale in senso lato, come viene definito dalla Regione Lombardia, l'ecomuseo è processo di tipo partecipativo che riguarda il territorio e i suoi abitanti. In altri termini, l'ecomuseo non è un "territorio", ma è un sistema di tutela e valorizzazione territoriale partecipato da tutti i soggetti interessati, legati tra loro da un "patto di sviluppo" in cui l'elemento imprescindibile è la partecipazione.

È proprio in ambito ecomuseale che in Lombardia sono stati attuati progetti coerenti con il benessere e il diletto.

Ad esempio, l'Ecomuseo Valtaleggio organizza un interessante programma "Baita & Breakfast", nel quale il turismo si coniuga con la gastronomia, o meglio con la cultura casearia e la tradizione contadina in un ambiente incontaminato.

Gli ecomusei sono attualmente gli strumenti di gestione associata che meglio coniugano musei di tipo tradizionale con il territorio, la popolazione e soprattutto con i beni immateriali[23] e si integrano con progetti turistici e ambientali.

---

[19] La "Carta di Catania" è un documento elaborato in occasione dell'Incontro Nazionale "Verso un Coordinamento Nazionale degli Ecomusei: un processo da condividere", nell'ambito del Convegno Giornate dell'Ecomuseo – Verso una nuova offerta culturale per lo sviluppo sostenibile del territorio organizzato dal CeDoc (Centro di Documentazione e Studi sulle Organizzazioni complesse ed i Sistemi Locali) dell'Università di Catania e dal Laboratorio Ecomusei della Regione Piemonte a Catania il 12–13 ottobre 2007.

[20] Legge regionale n. 31 del 14/03/1995 e successive integrazioni "Istituzione di Ecomusei del Piemonte".

[21] Articolo 1 L.R. 13/2007 Regione Lombardia (Definizione e finalità): "Ai fini della presente legge per ecomuseo si intende un'istituzione culturale, costituita dai soggetti di cui all'articolo 2, comma 1, che assicura, su un determinato territorio e con la partecipazione della popolazione, le funzioni di ricerca, conservazione, valorizzazione di un insieme di beni culturali, rappresentativi di un ambiente e dei modi di vita che lì si sono succeduti e ne accompagnano lo sviluppo".

[22] Articolo 2 L.R. 13/2007 (Riconoscimento e gestione degli ecomusei): "Gli ecomusei sono costituiti da enti locali, in forma singola o associata, o da associazioni, fondazioni o altre istituzioni di carattere privato senza scopo di lucro, che abbiano come oggetto statutario le finalità di cui all'articolo 1".

[23] La Conferenza Generale dell'UNESCO in data 16 novembre 1972 ha adottato la Convenzione per la tutela del patrimonio culturale e naturale, al fine di garantire l'identificazione, la conservazione, la conoscenza e la trasmissione alle future generazioni del patrimonio culturale e naturale, così come definito dalla Convenzione stessa. La stessa Conferenza Generale ha adottato il 17 ottobre 2003 la Convenzione per la salvaguardia dei beni culturali immateriali che definiscono il patrimonio delle comunità, dei gruppi e degli individui interessati, patrimonio particolarmente vulnerabile del

6.5 Conclusioni

Da quanto sopra esposto emerge l'importanza di fare chiarezza sulle definizioni degli strumenti di gestione associata che, in sintesi, si possono sintetizzare come segue:
- il *Sistema Museale Locale* è un'associazione di istituti museali e culturali in genere, su base provinciale;
- la *rete di musei* è un'organizzazione di realtà museali su base regionale;
- il *distretto* rappresenta un organismo unitario di un determinato territorio che può interessare più province con l'intervento della compartecipazione delle aziende presenti sul territorio stesso;
- per *ecomuseo* si intende un processo partecipativo su un territorio ben delimitato, sul quale peraltro può esistere un solo ecomuseo che lo identifica, che coinvolge non soltanto istituti culturali ma soprattutto gli abitanti.

Gli strumenti per la gestione associata esistono già da alcuni decenni e, anche se la loro regolamentazione non è stata definita e, pertanto, non esiste una uniformità di interpretazione, occorre considerare le importanti sinergie che possono essere messe in atto attraverso reti, sistemi, distretti ed ecomusei. È indispensabile, inoltre, che i musei e gli istituti museali in genere di tipo tradizionale ripensino al loro ruolo, soprattutto in funzione dell'utilità sociale all'interno del "sistema cultura" e si integrino o sostengano gli strumenti associativi.

Soprattutto in un periodo di congiuntura economica sfavorevole come quella che stiamo vivendo, è indispensabile "fare sistema" e considerare tutte le possibili sinergie che si possono ottenere dall'utilizzo di strumenti già sperimentati e consolidati evitando di attivare nuovi precari strumenti associativi, soprattutto per raggiungere le nuove finalità del diletto e del benessere attraverso l'utilizzo degli istituti e luoghi della cultura.

Il momento attuale, grazie anche alla normativa nazionale che ha creato le condizioni per la gestione associata, è favorevole al consolidamento di questi strumenti innovativi, ma è necessaria la presenza di professionisti museali ai quali è sempre di più richiesta capacità di innovazione e di leadership.

Bibliografia

1. Montella M, Dragoni P (eds) (2010) Musei e valorizzazione dei Beni culturali. Atti della Commissione per la definizione dei livelli minimi di qualità delle attività di valorizzazione. Lexis MuseoPoli Luoghi per il sapere
2. Montella M (2004) Musei e beni culturali. Verso un modello di governance. Electa per le Belle Arti, Milano
3. AA.VV. (2005) I musei fanno sistema. Esperienze in Lombardia. Guerini e Associati, Milano
4. AA.VV. (2005) Accreditare i musei – L'esperienza lombarda. Guerini e Associati, Milano

---

processo identitario culturale. Inoltre, i "beni immateriali" sono stati inseriti nella definizione di museo dell'ICOM nell'ottobre 2004 in occasione dell'Assemblea Generale di Seoul.

5. Mehrabian A (1996) Pleasure-arousal-dominance: a general frame word for describing and measuring individual differences in temperament. Curr Psychol 14:261-292
6. Bagdadli S (2001) Le reti di musei: l'organizzazione a rete per i beni culturali in Italia e all'estero. Collana CRORAA Centro di Ricerca sull'Organizzazione Aziendale. EGEA, Milano
7. Garlandini A, Sutera S (eds) (2007) Quarta conferenza regionale dei musei lombardi: sistemi e reti per la qualità dei musei e dei sistemi culturali – Atti del Convegno, Milano, Museo nazionale della Scienza e Tecnologia Leonardo da Vinci
8. Pavoni R, Zanni A (eds) (2005) Case-museo a Milano: esperienze europee per un progetto di rete. Atti del Convegno, Milano 16 maggio 2005
9. AA.VV. (1998) Musei per l'Ambiente – Colloquio internazionale Argenta 3-5 giugno 1998 – Esperienze e progetti italiani di museografia legata all'ambiente
10. De Varine H (2005) Le radici del futuro. Il patrimonio culturale al servizio dello sviluppo locale. Clueb, Bologna
11. Maggi M, Falletti V (2000) Gli ecomusei: che cosa sono, che cosa possono diventare. Allemandi, Torino
12. Mandarini M, Vignati A (2010) La strada verde: ecomusei, cultura del progetto e sostenibilità verso Expo 2015. Maggioli, Santarcangelo di Romagna

Il museo come luogo di "diletto"

Annamaria Ravagnan, Chloé Dall'Olio

> *I musei sono necessari quanto le scuole e gli ospedali in quanto affinano la sensibilità, stimolano l'immaginazione, educano i sentimenti e risvegliano nelle persone uno spirito critico e autocritico.*
> Mario Vargas Llosa – Premio Nobel per la letteratura 2010

7.1 Introduzione

La locuzione latina *per aspera ad astra*, dal significato letterale "attraverso le asperità alle stelle" e, in senso traslato, "il successo si ottiene solo con la fatica", troneggiava ancora negli anni Ottanta nell'Aula Magna della Scuola Media Panzini di Milano per ricordare a tutti che la cultura è frutto di sforzo e di impegno ed è direttamente correlata all'onere e al dovere dello studio e non al divertimento.

La storia ci ha tramandato che i grandi studiosi, letterati, filosofi hanno concesso ben poco del loro tempo alla gioia o ai piaceri in genere: Erasmo da Rotterdam studiava e scriveva in piedi, appoggiato a un alto *pupitre*, proprio per non cadere preda della stanchezza e del sonno e, in un'epoca più vicina a noi, il nobile letterato Vittorio Alfieri, ci riporta l'aneddotica, si faceva legare a una sedia per studiare fino allo stremo delle forze.

Ancora oggi, la cultura in genere e, pertanto, anche la visita ai musei, non è legata al piacere e spesso fra quadri e reperti archeologici o naturalistici si aggirano gruppi di studenti che seguono ciondolanti e annoiati l'insegnante nell'odiata *visita di istruzione*, alla quale solitamente segue l'altrettanto odiata relazione scritta [1, 2].

Nel 1977 avviene un importante cambiamento nella didattica museale: a Milano, Bruno Munari riceve dall'allora Soprintendente di Brera Franco Russoli l'incarico di progettare uno spazio per i bambini. Il lungimirante Soprintendente voleva trasformare il museo da "torre eburnea e luogo sacro di pochi eletti" in un

---

A. Ravagnan (✉)
Regione Lombardia – D.G. Istruzione, Formazione e Cultura
Struttura Musei, Ecomusei, Biblioteche e Archivi
Milano
e-mail: Annamaria_ravagnan@regione.lombardia.it

E. Grossi, A. Ravagnan (a cura di), *Cultura e salute*,
DOI: 10.1007/978-88-470-2781-7_7, © Springer-Verlag Italia 2013

"organismo vivo – strumento di comunicazione di massa e servizio sociale"[1]. Grazie a Munari nacque il primo laboratorio museale "Giocare con l'arte" e per la Pinacoteca di Brera fu un avvenimento storico che dette vita a successive intense sperimentazioni[2].

Negli anni Ottanta [3] sarà fra gli altri Renate Eco [4] a continuare sulla via tracciata da Munari e a individuare un approccio all'arte nel museo basato sulla sperimentazione diretta individuando modalità non tradizionali di avvicinamento all'opera d'arte, per creare curiosità nei ragazzi durante le visite ai musei artistici, senza dettare linee guida ma indicando strumenti per avvicinare i giovani in maniera attiva e giocosa al mondo dell'arte.

La didattica museale ha subito pertanto grandi trasformazioni; ma se per gli studenti, soprattutto della scuola primaria, sono stati fatti grandi passi in avanti nel tentativo di rendere piacevoli le visite al museo, per il pubblico adulto, invece, è stato fatto ben poco e ancora oggi molti considerano la visita ai musei un'attività intellettuale per pochi. Difficilmente si crea una relazione "affettiva" nei confronti dei musei e, una volta espletata la doverosa visita, quasi un atto dovuto, a un istituto culturale, si archivia come "fatto" e non ci si ritorna più.

La fidelizzazione è un tema affrontato in tempi recenti in Italia [5] soprattutto nelle città di Napoli e Torino. A Torino è stata istituita, nell'ormai lontano 1995, la tessera "Abbonamento Musei Torino Piemonte".

La tessera dà accesso libero e illimitato a musei e mostre di Torino e del Piemonte per un anno (i musei aderenti nel 1995 erano 4 e oggi hanno raggiunto la ragguardevole cifra di 180 istituzioni). L'abbonamento favorisce inoltre altre attività culturali cittadine e regionali (spettacoli dal vivo, musica, cinema) e, dal 2012, sono state previste iniziative oltre il confine regionale e con la tessera si possono ottenere sconti presso varie istituzioni, il tutto con un costo annuo molto limitato.

Come recita la presentazione della carta nel sito web dedicato[3]:

> L'obbiettivo che ci si è posti nella progettazione dell'Abbonamento è proporre i musei e i monumenti come sistema unitario a cominciare dall'accesso, a prescindere dalla proprietà o dalla localizzazione, come se si trattasse di un unico grande museo, costruendo uno strumento rivolto al pubblico residente volto a fidelizzare il pubblico e ad allargare i circuiti di visita. L'Abbonamento Musei si è posto anche l'obbiettivo di modificare il rapporto tra musei e pubblico aprendo ad una modalità di visita più libera.

Il successo di questa iniziativa probabilmente si basa soprattutto sulla modifica di questo rapporto tra musei e pubblico ed è dimostrata dalle cifre: dal 1999 al 2001 si è passati da 5.700 a oltre 63.000 abbonati e, grazie a questa formula, i visitatori dei musei piemontesi continuano ad aumentare in misura esponenziale.

---

[1] Cfr. http://www.brera.beniculturali.it/Page/t03/view_html?idp=181.
[2] Ad esempio a Roma nel Museo dell'Ara Pacis nel 2008, nell'ambito di una mostra dedicata a Munari, sono stati previsti vari Laboratori "Metodo Bruno Munari" per esplorare concretamente le sperimentazioni di questo grande artista.
[3] http://www.abbonamentomusei.it.

Questo andamento positivo vale però soltanto per la Regione Piemonte e per pochi musei italiani presi d'assalto soprattutto dai turisti, ma il numero dei visitatori degli istituti museali e anche dei siti archeologici italiani resta molto basso.

È triste rilevare, ad esempio, che il Circuito Museale Galleria e Museo Estense, Palazzo Ducale di Sassuolo sia stato visitato da 75 persone nel corso dell'anno 2010 con un introito erariale di ben 450,00 euro ma non va meglio per i musei con ingresso gratuito come il Complesso delle Terme Romane di Chieti che nel 2010 è stato ammirato da 45 persone, come da dati rilevati e comunicati dall'Ufficio Statistica del Ministero per i Beni e le Attività Culturali[4].

Certo la visita ai musei non è fra le attività più in auge e se si chiedesse a un giovane fra i 16 e i 30 anni che cosa preferisca fare il sabato sera tra diverse attività fra le quali bere una birra, uscire con gli amici, andare al cinema, in discoteca o a teatro, andare in bicicletta o semplicemente bighellonare in piazza, mangiare una pizza, guardare la televisione oppure andare al museo, forse non sceglierà il museo in prima battuta e magari neppure in seconda e quasi sicuramente non lo sceglierà affatto: "meglio non fare nulla che comportarsi da autolesionisti", direbbero in molti.

Un'indagine pilota sui giovani tra i 19 e i 30 anni di età residenti in Campania e in Veneto promossa dall'Ufficio Studi del Ministero per i Beni e le Attività Culturali nel 1998 [6] aveva messo in evidenza che oltre il 69% dei ragazzi intervistati non aveva mai visitato un museo specialistico e oltre il 43% non era mai entrato in un'area archeologica e, soprattutto, da questo studio era emerso che non esistevano reali motivazioni della mancata visita, o meglio i giovani non erano in grado di indicarle.

Questa indagine aveva evidenziato un dato interessante, e cioè che vi era una maggiore frequentazione delle mostre, soprattutto quelle allestite in ambiti extra museali.

Il fenomeno delle mostre sottolinea che la partecipazione a questi eventi, spesso ben organizzati e pubblicizzati, diventa un atto rilevante per la significativa valenza che assume in un contesto sociale definito, quasi un marchio di riconoscimento all'interno di una determinata cerchia di conoscenti. Le mostre, inoltre, sono molto frequentate anche dai giovani che si sottopongono a code estenuanti per non mancare a un rito collettivo proprio per l'attrattività di questi eventi spesso piacevoli e divertenti.

7.2 Breve storia dei musei

Se si ripercorre la storia dei musei e se si considerano le motivazioni che portarono alla loro apertura al pubblico, la funzione primaria delle prime collezioni accessibili non era quella di istruire bensì quella di stupire, meravigliare e, pertanto, soprattutto divertire [7, 8].

Si può far risalire la prima forma di collezionismo, cellula primaria per la successiva nascita del museo, al fenomeno antropologico preistorico di inserire corredi nelle tombe, ma sarà soprattutto con il collezionismo laico e, soprattutto, nella

---

[4] http://www.statistica.beniculturali.it/rilevazioni/musei/Anno%202010/MUSEI_TAVOLA7_2010.pdf.

seconda metà del XIV secolo con la figura del duca Jean De Berry, che compilò di persona un esemplare inventario contenente tutte le informazioni principali sui singoli oggetti della sua collezione, che le antichità, gli oggetti scientifici e i *curiosa* inizieranno ad essere accumulati in piccoli guardaroba dalla struttura di "piccoli universi" con gli oggetti di minor valore che circondano il pezzo più importante: i *Wunderkabinett*.

I *Wunderkabinett* nel tempo si amplieranno e si trasformeranno in studioli o meglio nelle *Wunderkammern* o Stanze delle Meraviglie, insiemi di oggetti di natura inconsueta e bozzetti, disegni e opere imbalsamate, testimonianze dei mutamenti che avvengono in natura.

Le *Wunderkammern*, che si sviluppano soprattutto nel XV e XVI secolo, continueranno ad essere allestite per tutto il Seicento e fino al Settecento, favorite dall'amore e dall'interesse per le curiosità scientifiche del secolo dei Lumi. Si trattava soprattutto di *naturalia* e di *artificialia* provenienti da Paesi lontani, al di là dai mari, che i ricchi collezionisti erano soliti esibire a un pubblico ristretto di amici.

Le *Wunderkammern*, chiamate anche *Kunstkammern* cioè stanze artistiche, non avevano finalità pedagogiche ma miravano piuttosto a stupire e meravigliare lo spettatore. L'enfasi era posta sul bizzarro, il meraviglioso, l'anomalo. Erano dei "microcosmi dietro una porta o un armadio" e, pertanto, si possono considerare come il primo stadio dello sviluppo del concetto di museo, sebbene non abbiano di quest'ultimo le caratteristiche della sistematizzazione e del metodo.

Soprattutto nel Rinascimento la formazione delle collezioni viene attuata come coscienza del presente per la costruzione del futuro e nel museo si inserisce la componente storico/antropologica. La cultura diventa uno strumento del Buongoverno e inizia la trasformazione del museo da strumento di diletto in uno strumento di lavoro.

Sarà alla fine del XV secolo che i collezionisti apriranno le stanze dei loro tesori a un pubblico più ampio e nasceranno le prime gallerie, come quella dei Gonzaga a Sabbioneta e quella dei Visconti a Milano, mentre la nascita del primo museo aperto al pubblico, e precisamente i Musei Capitolini a Roma, si data al 1471, a seguito della donazione da parte di papa Sisto IV di un gruppo di statue bronzee, fra le quali la Lupa e lo Spinario, al popolo romano.

Nel corso del XVI secolo saranno aperti altri musei in Italia quali il Museo Giovio di Como [9] (il primo museo dove sono presenti didascalie), il Museo Aldobrandi a Bologna (dove viene operato il primo tentativo di classificazione) e, all'inizio del XVII secolo, la Pinacoteca Ambrosiana aperta da Federico Borromeo per ribadire il ruolo della Chiesa come centro di educazione e per assicurare una formazione culturale gratuita a chiunque avesse qualità artistiche o intellettuali.

Una tappa fondamentale nella storia dei musei europei, l'apertura di un museo che si situa a metà tra privato e pubblico: nel 1683, all'Università di Oxford verrà inaugurato un nuovo edificio, l'Ashmolean Museum. Si tratta del primo museo scientifico, creato secondo le volontà testamentarie di Elias Ashmole, che comprende anche la biblioteca, la scuola e il laboratorio, e viene ideato perché l'apprendimento avvenisse soprattutto attraverso l'esperienza diretta. L'ingresso non è riservato agli studenti dell'Università ma è consentito a chiunque lo desideri, previo pagamento di un biglietto, e gli oggetti possono essere addirittura toccati!

7 Il museo come luogo di "diletto"

Sempre nello stesso periodo a Milano sarà aperto da Manfredo Settala il suo personale museo a imitazione dei musei scientifici inglesi, anche se lo stesso Settala lamentava in una lettera al segretario della Royal Society di Londra che "a Milano ci si occupava più volentieri di affari che di scienza" [10].

Nel XVIII secolo, il Secolo dei Lumi, moltissime collezioni vennero rese pubbliche e si incrementò pertanto il numero dei visitatori. Ad esempio, negli anni Ottanta del Settecento aprì ai visitatori la Galleria delle Collezioni Medicee, con un ingresso a pagamento: una notazione interessante è che dall'analisi del registro dei visitatori, il pubblico della Galleria era costituito, oltre che da aristocratici, membri del clero e uomini di cultura, anche da persone di estrazione sociale modesta, come camerieri, ballerine e, addirittura, un pentolaio e una tappezziera, probabilmente curiosi di visitare un luogo famoso e celebrato anche fuori dai confini del Granducato.

Nel 1764 Caterina di Russia rese visitabile a tutta la sua Corte il suo personale museo: l'Hermitage [11]. Il regolamento – uno dei primi tentativi di normare la visita museale – che Caterina scrisse e che fece affiggere nella galleria che conduceva all'ingresso del suo amato museo, è un inno al divertimento e alla gioia. Per Caterina di Russia, che annoverava fra i suoi "amici" personaggi come Voltaire, era importante che i visitatori lasciassero alla porta i gradi e la spada (cioè l'alterigia, la boria e la presunzione, in parole povere la "spocchia dell'intellettuale") e che all'interno del suo museo regnasse la felicità e la serenità.

Ecco le regole imposte dalla grande Caterina:

1. Ils laisseront leurs dignités à la porte. Ainsi que leurs chapeaux et leurs épées.
2. Ils laisseront aussi à la porte leurs préséances et leur morgue ainsi que tout autre chose semblable pouvant en découler.
3. Ils seront gais sans pétulance; ils auront soin de ne rien briser, de ne rien endommager et ils s'abstiendront de mordre quoi que ce puisse être.
4. Ils s'assiéront, resteront debout ou marcheront à leur guise sans se soucier des autres.
5. Ils s'exprimeront avec mesure et sans parler trop fort afin de ne pas donner mal aux oreilles ou à la tête à ceux qui les écoutent.
6. Ils discuteront sans colère ni passion.
7. Ils ne soupireront ni ne bâilleront, de peur de communiquer leur ennui à la compagnie.
8. Ils accepteront de particper à tout divertissement innocent proposé par les autres.
9. À table, on mangera comme on voudra et ce qu'on voudra, mais on boira avec mesure afin que chacun puisse retrouver ses jambes pour retourner chez soi.
10. Toute dispute devra rester à l'abri des indiscrets; et ce qui entrera dans une oreille devra sortir par l'autre avant de quitter les lieux[5].

---

[5] 1. Lasceranno la propria carica all'ingresso, insieme ai loro cappelli e alle loro spade. 2. Lasceranno altresì all'ingresso i loro privilegi e la loro boria, insieme a tutte le altre cose che possano derivarne. 3. Saranno lieti senza petulanza; avranno cura di non rompere nulla, di non danneggiare nulla e si asterranno dall'intaccare alcunché. 4. Si sederanno, resteranno in piedi o passeggeranno a loro piacere senza curarsi delle altre persone. 5. Si esprimeranno con misura e senza parlare a voce

Poiché una delle caratteristiche della norma giuridica è la previsione di una sanzione in caso di violazione della norma stessa, anche la grande Caterina aveva previsto l'irrogazione di sanzioni per i contravventori:

> Quiconque enfreindra les règlements ci-dessus et sera, sur déposition de deux témoins, reconnu coupable d'un délit devra boire un verre d'eau glacée – Les femmes n'étant pas exemptées – Et lire à voix haute une page de la Telemachida.
> Quiconque enfreindra trois règlements dans une même soirée sera condamné à apprendre par cœur trois vers de la Telemachida.
> Quiconque enfreindra le dixième règlement ne sera plus autorisé à entrer céans[6].

Le punizioni sono divertenti e ironiche, e uomini e donne sono posti sullo stesso piano, cioè le signore non sono esentate dalle penalità.

Nel 1769, due anni dopo l'apertura delle porte dell'Hermitage alla corte imperiale russa, anche la Regia Università di Torino aprirà al pubblico il suo museo e anch'esso si doterà di un puntuale regolamento ma, a differenza di quello russo, verrà sottolineato soltanto l'aspetto didattico del museo e l'accesso alla sede museale sarà addirittura precluso alle donne[7].

Alla fine del XVIII secolo viene allestito in Germania, nel piccolo stato di Anhalt-Dessau, per volontà del principe Leopoldo III, il Gartenreich, cioè il Regno-Giardino, un imponente complesso – che occupa una superficie di circa 142 chilometri quadrati – dove vengono ricreati parte degli ambienti visitati dal Principe durante il suo Grand Tour in Italia, avvenuto tra il 1765 e il 1766. Al rientro a Wörlitz il Principe, infatti, ordina all'architetto Friedrich Wilhelm von Erdmannsdorff di ricostruire il golfo di Napoli, un piccolo vulcano funzionante e, soprattutto, di ornare con riproduzioni di pitture pompeiane e classiche in genere gli ambienti delle sue residenze. Il principe Leopoldo III, animato da spirito illuministico, volle che questo complesso fosse aperto a tutti per far conoscere, soprattutto ai propri sudditi, le bellezze di un paese lontano che difficilmente persone di umile estrazione sociale

---

troppo alta al fine di non provocare mal d'orecchio o di testa a coloro che li udranno. 6. Discuteranno senza collera né eccessivo trasporto. 7. Non sospireranno né sbadiglieranno per non comunicare la loro noia al resto della compagnia. 8. Accetteranno di partecipare a tutti gli intrattenimenti innocenti proposti dagli altri. 9. A tavola, si mangerà come si vorrà e ciò che si vorrà, ma si berrà con misura di modo che ognuno riesca a rientrare a casa sulle proprie gambe. 10. Ogni disputa dovrà rimanere al riparo dagli indiscreti; e ciò che entrerà da un orecchio dovrà uscire dall'altro prima di aver abbandonato il posto.

[6] Chiunque contravverrà a una delle suddette norme e sarà, dietro deposizione di due testimoni, riconosciuto colpevole di trasgressione, dovrà bere un bicchiere d'acqua ghiacciata – donne incluse – e leggere a voce alta una pagina della Telemachia. Chiunque contravverrà a tre delle suddette norme nel corso della medesima occasione sarà condannato a imparare a memoria tre versi della Telemachia. Chiunque infrangerà la decima regola non avrà l'autorizzazione di ritornare in questo luogo.

[7] "Sarà obbligo del Direttore di intervenire tutti i lunedì e giovedì [omissis] per dar comodo ad altre persone riguardevoli di visitar il Museo [...] senza annettervi Donne, salvo per qualche particolare riguardo". Cfr. Art. 1 Regolamento del Museo della Regia Università di Torino, 1769.

avrebbero potuto visitare, e non soltanto per finalità didattiche ma anche con l'obiettivo di proporre conoscenza attraverso un'esperienza ludica[8].

È alla fine del 1700 che avviene un deciso cambiamento: i collezionisti perdono potere nella gestione delle loro collezioni e l'apertura dei musei diviene definitivamente di sostegno allo studio e alla ricerca.

In Italia si consolida la funzione didattica e di studio del museo: nel 1775 Pietro Leopoldo di Lorena apre il primo museo scientifico italiano, costituito dal nucleo scientifico delle collezioni medicee, allestito in un primo momento a Palazzo Pitti e successivamente presso il Museo della Specola.

Nel corso della seconda metà del XIX secolo nuovi musei saranno aperti al pubblico soprattutto con l'intento di sottolineare la grandezza dell'Italia finalmente unita.

Nel XX secolo il ruolo del museo inizierà a subire importanti trasformazioni, anche a seguito delle critiche delle avanguardie che volevano rompere con la tradizione attraverso un cambiamento radicale. Il movimento Dada disprezza i musei e il movimento Futurista li condannerà: il fondatore e ispiratore del movimento, Filippo Tommaso Marinetti, ribadirà che uno degli scopi del Futurismo è quello di liberare il mondo "dal cancro dei musei che lo ricoprivano come innumerevoli cimiteri" [12].

Nel corso del XX secolo le istituzioni museali consolidarono la loro funzione di studio e di ricerca accantonando, o meglio dimenticando le motivazioni per cui erano stati creati: stupire, meravigliare e divertire.

7.3 Definizione di museo

Il termine museo, utilizzato in molte lingue moderne per indicare l'edificio in cui sono conservate collezioni, deriva dal greco *museion*, cioè l'edificio dedicato alle Muse, protettrici delle arti e delle scienze, luogo di incontro fra eruditi: ma che cosa si intende realmente per museo?

Il termine museo non è sempre stato presente nella normativa italiana. A partire dalla prima legge di tutela post-unitaria, approvata nel 1902 e sostituita nel 1909 dalla cosiddetta Legge Rosadi, il termine museo scompare dalla legislazione statale italiana.

Il termine museo è riapparso solo nel 1948 all'art. 117 della Costituzione repubblicana[9] e, infatti, tra le materie assegnate alla competenza legislativa delle Regioni era inclusa anche quella su "i musei e le biblioteche degli enti locali" anche se, fino al 1972, tale competenza è rimasta del tutto virtuale.

La normativa italiana insomma ha avuto timore a utilizzare la parola "museo", forse perché troppo impegnativa ma, al di là dell'arida legislazione, quali sono gli elementi essenziali di un museo?

---

[8] Dal 2000 il Gartenreich è inserito nel Patrimonio dell'Umanità dell'UNESCO.
[9] Con la Legge Costituzionale 18 ottobre 2001, n. 3 "Modifiche al titolo V della parte seconda della Costituzione", il comma relativo alla potestà legislativa delle Regioni è stato sostituito in tal senso: "Spetta alle Regioni la potestà legislativa in riferimento ad ogni materia non espressamente riservata alla legislazione dello Stato" e pertanto il termine "museo" non compare più.

I manuali di museologia definiscono i tre principali elementi costitutivi del museo: il contenuto, il contenitore e il pubblico.

Nello studio di un museo, però, si evidenziano le collezioni esposte e, talvolta, nel caso di un edificio di pregio, si sottolinea l'architettura dell'edificio dove le collezioni sono conservate, mentre si prende raramente in considerazione l'elemento "visitatori".

Come sottolinea Eilean Hooper-Greenhill [13]:

> I visitatori sono cifre senza volto, piedi da contare mentre oltrepassano la soglia, un male inevitabile dal momento che un museo è, per definizione, un luogo pubblico. È raro che un museo sappia chi sono i suoi visitatori e perché ci vengono, anche se i direttori sono sempre pronti a snocciolare grandi quantità di dati sulle presenze. [...] Nel valutare l'opera svolta da un museo sembra quasi che il peso corporeo delle persone che lo frequentano sia più importante dell'esperienza che ne ricavano.

Solo nell'ultimo decennio si è cominciato a studiare il pubblico con censimenti e indagini [14-16] ma, ad esempio, anche nell'importante indagine sul pubblico dei musei lombardi svolta dalla Fondazione Fitzcarraldo[10] è assente il fattore benessere o divertimento.

Nel censimento del 2004, alla domanda 1.8 "Per quale motivo ha scelto di visitare il museo?" fra le risposte da scegliere sono individuati i seguenti elementi:
a) interesse specifico per i temi trattati;
b) interesse di studio professionale;
c) come parte di una visita turistica nella zona/città;
d) per accompagnare amici/conoscenti;
e) per scoprire un museo che non avevo ancora visitato;
f) per trascorrere del tempo fuori casa;
g) per far conoscere il museo ad altri.

In questo elenco è assente la risposta "Per rilassarmi, per divertirmi, per trascorrere felicemente il tempo libero".

Dai vari questionari che sono stati "somministrati" in questi ultimi anni ai visitatori dei musei sembrerebbe che la visita del museo sia mirata ad aumentare la propria conoscenza, la propria cultura, sia insomma rivolta all'istruzione, alla formazione permanente, a un interesse personale di studio o, al massimo, per accompagnare parenti in visita. Tutti i questionari sono concentrati soltanto sull'approfondimento delle conoscenze.

Sarà un'associazione di museologi, ed esattamente l'*International Council of Museums* (ICOM[11]) che, nel definire il museo, introdurrà il termine "diletto".

Secondo lo statuto dell'ICOM del luglio del 1951, per museo si intende "ogni istituzione permanente, amministrata nell'interesse generale al fine di conservare, studiare, valorizzare con mezzi diversi ed essenzialmente esporre per il diletto e l'educazione del pubblico un insieme di elementi di valore culturale: collezioni di oggetti artistici, storici, scientifici e tecnici, giardini botanici e zoologici, acquari".

---

[10] Indagine sul pubblico dei musei lombardi – Marzo 2004 – Fondazione Fitzcarraldo.
[11] Organismo internazionale per il coordinamento dei musei nell'ambito dell'UNESCO. Fondato nel 1948, direttore dal 1948 al 1966 Georges-Henri Rivière.

Oggi per l'ICOM il museo è "un'istituzione permanente senza scopo di lucro, al servizio della società e del suo sviluppo; è aperto al pubblico e compie ricerche che riguardano le testimonianze materiali dell'umanità e del suo ambiente: le acquisisce, le conserva, le comunica e, soprattutto, le espone a fini di studio, educazione e diletto"[12]. L'ICOM elenca i tre scopi che un museo deve avere:
- studio;
- educazione;
- diletto.

È importante l'inserimento del termine "diletto", in quanto il museo deve essere anche utile a coloro che, senza alcuna finalità di studio o di formazione, vogliono godere della visione delle opere e delle testimonianze del passato e della cultura in generale.

E sempre all'interno dell'ICOM il dibattito sul benessere e diletto dei musei sarà trattato a lungo nei convegni internazionali come, ad esempio, nel Convegno Internazionale Musei e Museologia del 1980 a Milano, in cui Alexander Valtchev, Presidente del Comitato della Cultura del Ministero della Pubblica Istruzione della Repubblica Popolare Bulgara, ribadisce:

> I saloni lunghi e monotoni dei musei non possono servire allo scopo che si sono prefissi. Prima di tutto a noi non serve un visitatore stanco [...]. Il museo deve far pensare il visitatore e dargli delle emozioni [17].

Tomislav S. Šola, museologo europeo[13], nel 1997 propone la seguente definizione di museo [18]:

> Un museo è un'organizzazione senza fine di lucro che colleziona, analizza, conserva ed espone oggetti appartenenti al patrimonio naturale e culturale in modo da aumentare la quantità e la qualità delle conoscenze. Un museo deve divertire i suoi visitatori e aiutarli a rilassarsi. Utilizzando argomenti scientifici e un linguaggio moderno, deve aiutare i visitatori a comprendere l'esperienza del passato. In una reciproca relazione con i suoi utenti, il museo deve trovare nelle esperienze passate la saggezza necessaria al presente e al futuro.

Nonostante numerosi interventi di museologi internazionali e nonostante una forte pressione da parte di alcuni partecipanti alla Commissione per la definizione del Codice dei Beni Culturali e del Paesaggio per l'inserimento della funzione del diletto nella definizione di museo, questa istanza non venne recepita[14].

---

[12] Estratto dallo Statuto dell'ICOM (Articolo 2. Definizioni), adottato dalla 16ª Assemblea generale ICOM (L'Aia, Paesi Bassi, 5 settembre 1989) e modificato dalla 18ª Assemblea generale ICOM (Stavanger, Norvegia, 7 luglio 1995), nonché dalla 20ª Assemblea generale (Barcellona, Spagna, 6 luglio 2001).
[13] Allievo di Georges-Henri Rivière, Tomislav S. Šola ha collaborato per la fondazione di ICOM.
[14] Codice dei Beni Culturali e del Paesaggio (Decreto Legislativo 22 gennaio 2004, n. 42 "Codice dei beni culturali e del paesaggio" ai sensi dell'art. 10 della legge 6 luglio 2002, n. 137 - Gazzetta Ufficiale 24 febbraio 2004, n. 45.

L'articolo 101 del Codice dei Beni Culturali e del Paesaggio definisce il museo come "una struttura permanente che acquisisce, conserva, ordina ed espone beni culturali per finalità di educazione e di studio".

Come si può rilevare, tra le funzioni del museo, il legislatore non ha inserito la funzione della ricerca e tra le finalità museali ha dimenticato o evitato di citare il diletto.

Si tratta di due assenze rilevanti per le quali ICOM Italia chiese l'integrazione della definizione, per ragioni sostanziali e non formali, ma questa richiesta non fu esaudita.

Ma che cosa sono effettivamente i musei oggi, nel XXI secolo? Possiamo dire, parafrasando un famoso film, quello che non sono: "i musei non sono un paese per vecchi" e sicuramente non sono accessibili neppure ai bambini, ai disabili, alle persone di una diversa cultura e neppure alle persone cosiddette normali; i musei, insomma, oggi in Italia sono difficilmente accessibili.

Per quanto riguarda l'esperienza lombarda, ad esempio, solo da pochi anni sono stati approntati in alcuni musei percorsi per disabili, soprattutto per disabili visivi[15] [19].

Ci si dimentica troppo spesso, però, dei disabili mentali, ma anche per le categorie meno fortunate di visitatori il museo deve essere un luogo piacevole che crea emozioni; infatti, soltanto un museo in Lombardia, il Museo Archeologico dell'Alto Mantovano di Cavriana, ha realizzato un progetto per persone con gravi handicap cognitivi[16].

Molto più rari sono i progetti per avvicinare ai musei visitatori di diversa cultura e anche la Commissione Europea ha sottolineato questa grave carenza, sostenendo progetti per superare le difficoltà di comprensione culturale durante l'Anno Europeo del Dialogo Interculturale proclamato nel 2008. Non è facile, infatti, spiegare il simbolismo sotteso nei fondi oro medievali presenti nelle nostre Pinacoteche, ad esempio, a un pubblico che non conosce la religione cattolica, come anche per i cattolici è talvolta difficile apprezzare opere Zen.

Il concetto di cultura legato al benessere è molto recente e discende dalla definizione di ICOM di museo come luogo di "diletto".

Anche le Regioni, nel dare attuazione agli indirizzi nazionali del decreto ministeriale 10 maggio 2001[17], con il quale si concretizzava il nuovo ruolo delle Regioni

---

[15] Presso l'Istituto dei Ciechi di Milano da alcuni anni è ospitata la mostra *Dialogo nel Buio*. Si tratta di un percorso che si compie in totale assenza di luce, accompagnati da esperte guide non vedenti. Un viaggio di oltre un'ora nella completa oscurità che permette di sperimentare un nuovo modo di "vedere". I cosiddetti normodotati sono accompagnati da non vedenti che devono affidarsi al tatto, all'udito, all'olfatto e al gusto per vivere un'esperienza dove i ruoli si invertono. Sempre presso l'Istituto dei Ciechi di Milano è aperto il ristorante "Trattonero" dove si impara a godere di sapori e profumi senza lasciarsi influenzare dagli stimoli visivi. In alcuni musei lombardi sono stati predisposti percorsi tattili o didascalie in braille o altre modalità di visita per i ciechi o gli ipovedenti (elenco completo dei percorsi per disabili visivi, ciechi e ipovedenti, nei musei lombardi al sito www.cultura.regione.lombardia.it).
[16] http://www.museocavriana.it/accessibilita/accessibilita.html.
[17] D.M. 10 maggio 2001 "Atto di indirizzo sui criteri tecnico-scientifici e sugli standard di funzionamento e sviluppo dei musei" (Art. 150, comma 6, del D.Les. n. 112 del 1998) - Gazzetta Ufficiale 19 ottobre 2001, n. 244, S.O.

in materia di valorizzazione dei beni culturali e di promozione delle attività culturali, e nel predisporre i criteri tecnico-scientifici e gli standard di funzionamento e di sviluppo dei musei non hanno inserito tra le funzioni degli istituti museali il diletto.

La Regione Lombardia è stata la prima in Italia ad attuare il citato decreto ministeriale, ma nella predisposizione della *Scheda di autovalutazione* per l'ottenimento del riconoscimento dei musei e delle raccolte museali in Lombardia. pubblicata nella deliberazione di giunta regionale n. 11643 del 2002, non inserì alcun riferimento alla creazione di benessere da parte dei musei stessi.

Si domanda a un museo di essere un centro per attività di studio, di documentazione, di inventariazione, di catalogazione e di pronto intervento per ricovero temporaneo per opere, nonché di rapporti con il mondo scolastico e nulla di più.

Pertanto, in un momento storico in cui ferveva il dibattito sulla definizione dei musei sia da parte della Commissione per il nuovo Codice dei Beni Culturali sia da parte dell'ICOM, anche la Regione Lombardia si è dimenticata di inserire nella scheda predisposta per l'autovalutazione dei musei – scheda definita nel 2002 – qualsiasi accenno al museo come centro di benessere e di utilità sociale che deve venire incontro a un importante bisogno dell'essere umano, quello di star bene, di trascorrere momenti sereni e piacevoli.

7.4 Attenzione al benessere del pubblico

Sicuramente, in molti musei italiani in genere non si pone sufficiente attenzione alla qualità della visita e non si pensa che il pubblico dei musei è rappresentato anche da anziani che faticano a reggersi in piedi per parecchio tempo durante la visita al museo. Sono rarissimi gli istituti museali che mettono a disposizione del visitatore una sedia portatile o predispongono apposite panche in alcuni punti cruciali del percorso espositivo o addirittura che organizzano un piccolo angolo per il relax.

Soltanto da pochi anni sono stati introdotti standard minimi relativi al confort generale all'interno del museo [20] e certamente, anche se non si pretende che tutti i musei, soprattutto i più piccoli, possano offrire il comfort dei divani del Museo del Louvre o l'elaborato design dei sedili in marmo progettati da Renzo Piano per la Modern Wing presso l'Art Institute di Chicago, l'assenza di qualsiasi supporto rende spesso faticosa la visita non soltanto al pubblico più anziano ma anche ai bambini.

Spesso le vetrine dei musei espongono gli oggetti a un'altezza tale che un bimbo non riesce a osservarli e, anche in questo caso, basterebbe una pedana per consentire ai piccoli visitatori di apprezzare e godere delle opere esposte.

Sussiste quasi sempre una scarsa collaborazione fra i direttori o i conservatori dei musei e gli allestitori dei musei. Il direttore o il conservatore talvolta non possiede le conoscenze di un architetto e si occupa soprattutto della conservazione delle opere stesse, assicurando alle collezioni condizioni ambientali ottimali (giusto grado di umidità e corretta illuminazione, ad esempio) ma non riflettendo abbastanza sul fatto che queste opere devono essere viste e apprezzate nel miglior modo possibile dai visitatori e, magari, in un ambiente armonico e comodo. A differenza del Direttore o del Curatore, l'architetto o il designer che allestisce gli ambienti e le vetrine si sofferma soprattutto sul design, sulla bellezza delle vetrine e anch'egli perde di vista l'*ultimo fruitore*, cioè il visitatore.

Sono rari i personaggi come il Direttore del *The Ashmolean Museum of Art & Archaeology* di Oxford che, durante il nuovo allestimento del museo, completato nel 2009, ha deciso di visitare il museo seduto su una sedia a rotelle per poter meglio comprendere se il museo fosse veramente accessibile alle persone con handicap o ai bambini.

Anche luoghi nati per essere un giardino di delizie, un luogo di benessere come il Giardino di Boboli a Firenze si sono trasformati in un luogo di sofferenza dove, ad esempio, ai visitatori viene impedito, attraverso un dissuasore in ferro, di sedersi sul bellissimo bancone in muratura che delimita l'accesso alla Grotta del Buontalenti.

È molto interessante invece l'esperimento effettuato presso un Centro Commerciale[18] che ha musealizzato le strutture murarie di un edificio rustico relativo a uno stanziamento di età romana, risalente alla fine del I secolo a.C., rinvenuto durante gli scavi per la costruzione del parcheggio sotterraneo del Centro Commerciale stesso e ha aperto al pubblico gratuitamente questo sito con puntuali didascalie. Si tratta di uno stimolante esperimento di portare il museo ai visitatori: "se il visitatore non viene al museo il museo va al visitatore". In questo caso, i frequentatori del Centro Commerciale sono invogliati dai cartelloni pubblicitari a dare un'occhiata a un sito archeologico che altrimenti, quasi certamente, non avrebbero mai visitato.

In molti musei europei, invece, da alcuni anni si cerca di attirare il pubblico allestendo una piccola sezione museale all'interno dei centri commerciali o nelle zone di maggior affluenza di pubblico, al fine di pubblicizzare le collezioni.

Una bellissima sperimentazione, oggi diventata permanente, è stata effettuata ad Atene, durante la costruzione del Nuovo Museo dell'Acropoli. All'interno di alcune sale dell'aeroporto internazionale *Elefthérios Venizélos* venne allestito un piccolo museo[19] in cooperazione con il Ministero della Cultura per esporre i ritrovamenti archeologici recuperati nell'area aeroportuale (ben 172 oggetti che datano dal Neolitico al Periodo Bizantino). Questo piccolo museo, inaugurato nel 2003, oltre a rappresentare un'importante modalità promozionale dei musei ateniesi, si è rivelato un luogo molto visitato dai viaggiatori in attesa di imbarcarsi, che hanno preferito concedersi un intermezzo di relax e di vero benessere ammirando la bellezza di antichi capolavori anziché deambulare stancamente fra negozi tax-free e caffetterie.

Questi allestimenti in ambienti non museali sono spesso oggetto di discussione in Italia. Recentemente un'interessante sperimentazione di esposizione di alcuni quadri di Carlo Ceresa presso l'Orio Center all'aeroporto di Orio al Serio, è stata fortemente criticata mentre si è trattato senza dubbio di un utile strumento di pubblicizzazione presso il grande pubblico degli istituti museali bergamaschi e, soprattutto, dell'inserimento di opere di grande livello estetico in un centro commerciale[20].

---

[18] Centro Commerciale Ipercoop, Sesto Fiorentino.
[19] http://www.athens-airport.info/athens-airport-museum.html
[20] http://www.oriocenter.it/it/carlo_ceresa_una_mostra

Il museo, come luogo di cultura, potrebbe favorire forme di integrazione socialmente sostenibile fra gli immigrati [21-23] e potrebbe diventare un importante centro di aggregazione per i giovani.

I musei vengono invece percepiti dai giovani come luoghi inaccessibili e non accoglienti, dove sono esclusi l'interazione e il dialogo, luoghi strutturati soltanto per studiosi [24].

Il capitolo del libro di Bollo "Non vado al museo! Esplorazione del non pubblico degli adolescenti" [25] propone una riflessione sulle motivazioni che spingono i ragazzi a non frequentare i musei, a partire dalla percezione dei giovani dalla quale emerge una connotazione generalmente negativa dell'istituto museale che sembra far riferimento a mondi di significato e a domini di esperienza molto lontani da quelli familiari ai giovani e viene associato ai concetti di chiusura, normatività e lontananza.

Al contrario, le "mostre, perlomeno a livello di immagine, vengono [...] viste come qualcosa di attivo: mentre i musei si occupano di mondi o aspetti che non interessano, le mostre possono occuparsi di argomenti di interesse (qualora tocchino temi sentiti come vicini ai propri) e sembrano disporre di modalità e registri comunicativi più efficaci e consoni" [25].

Bollo sottolinea che i ricordi più vivi e positivi nei confronti dell'esperienza nel museo sono quelli riconducibili all'area emozionale: i giovani hanno bisogno di immedesimarsi, di avvicinarsi alle storie, di un approccio di tipo discorsivo e narrativo. Non vogliono le guide che decidono il percorso e che spiegano, ma piuttosto qualcuno che li lasci liberi e li stimoli al confronto reciproco.

Viene messo ancora una volta in evidenza il successo di alcune iniziative quali gli happening, i festival, le fiere, e le Notti bianche, i quali hanno successo grazie alla dimensione partecipativa di piazza e alla riappropriazione dello spazio urbano da parte dei giovani [26-29].

I giovani, in effetti, hanno bisogno di spazi partecipativi e di incontro e un singolare esempio di come un museo può attirare giovani è stato attuato presso il Lapidarium di Arezzo. All'esterno del Lapidarium sono stati istallati dei semplici tavolini con sedie in plastica che i giovani possono utilizzare 24 ore al giorno. Il cortile del Lapidarium è infatti sempre aperto e il Lapidarium è allestito nel chiostro, al riparo da intemperie, dove i giovani possono sedersi, chiacchierare, studiare o soltanto mangiare un panino o addirittura fumare circondati da antiche iscrizioni. Il Lapidarium da luogo di studio si è trasformato in un bellissimo e armonico luogo di coesione e dibattito.

Una recente esperienza nell'ambito dei musei – avviata nel 2010 – che vuole creare benessere nei visitatori con lo slogan "La lentezza per il piacere dell'arte" è Slow Museum. La mission di Slow Museum è di creare un movimento allargato e condiviso dalla maggior parte dei musei italiani, e non solo, capace di opporsi a un consumo superficiale e inutile: il rigore scientifico unito all'approfondimento dei contenuti può essere assicurato soltanto da una visita lenta e rilassata.

Oltre a questo movimento, sono nati negli ultimi anni i Musei del Gusto dell'Emilia Romagna, per approfondire la conoscenza di prodotti tipici del territorio che, già di per sé, sono efficaci vettori per il raggiungimento del benessere sia fisico che psicologico dei visitatori.

Il futuro di questo nuovo approccio culturale sarà probabilmente la "Città Slow" come nel caso di Materima, un centro che sorge a Casalbeltrame, piccolo comune a pochi chilometri da Novara, all'interno dell'oasi protetta del Parco naturale delle Lame del Sesia, che fa parte di Cittàslow, il movimento internazionale delle "Città del Buon Vivere" ispirato ai concetti di Slow Food.

Materima, la cittadella della Scultura fondata da Nicola Loi, "vuole essere un epicentro culturale, un crocevia internazionale immerso in un'oasi naturalistica [...]. Materima, come una moderna bottega rinascimentale, è il luogo in cui gli artigiani di varie discipline possono collaborare tra loro per mettere in condizione gli artisti di realizzare i propri progetti[21].

A Materima viene soprattutto presentata la scultura contemporanea ma non solo. Negli splendidi spazi del tipico cascinale piemontese, nel corso del 2011, è stata allestita la mostra dal titolo "DiVino – Dall'Antichità ad Oggi" dove non solo sono stati esposti oltre trecento reperti archeologici, molti dei quali mai esposti al pubblico, che abbracciano tutte le civiltà vinicole del Mediterraneo, ma questi oggetti sono stati posti in dialogo con opere contemporanee, ad esempio di Marino Marini e Giuliano Vangi, creando un piacevole gioco di suggestione antico-contemporaneo.

Alcune sperimentazioni che riportano il museo a luogo di diletto e divertimento stanno diventando realtà consolidate come, ad esempio, il progetto pluriennale attuato in regione Lombardia dal titolo "Fai il pieno di Cultura" con lo slogan "Nei musei? Divertirsi, imparare, gustare, meditare e molto altro"[22].

Si assiste quasi quotidianamente a un aggiustamento della rotta museale e si stanno moltiplicando esperienze ludiche non solo per i bambini ma soprattutto per avvicinare, attraverso i bambini, le famiglie al museo e quindi far entrare nei musei, come una sana abitudine, anche gli adulti.

7.5 Conclusioni

Ogni oggetto conservato nei musei racconta una splendida storia, di un passato remoto, di un passato prossimo, del presente e anche del futuro.

Una passeggiata in un museo dovrebbe e potrebbe essere un'esperienza positiva sotto molti punti di vista. La visita museale non dovrebbe essere in funzione solo dell'apprendimento (anche se la didattica museale e la formazione permanente rimangono funzioni importantissime del museo, insieme alla ricerca), ma anche del benessere fisico e psichico, come peraltro alcuni studi recenti hanno dimostrato[23].

---

[21] http://www.materima.it/it/filosofia/la-filosofia.html
[22] www.cultura.regione.lombardia.it
[23] I risultati della ricerca "Relazione tra consumo culturale e benessere psicologico" condotta nel 2006 da Università IUAV di Venezia, Facoltà di Arti e Design Industriale, Dipartimento di Arti e Design Industriale – Centro EPOCA – Economia e Politiche Culturali Avanzate; Libera Università di Bolzano, Facoltà di Scienze della Formazione: Ripartizione Italiana Cultura Provincia Autonoma di Bolzano; Fondazione Garrone e Bracco SpA, attraverso l'indagine, mediante l'utilizzo di un questionario, degli stili di vita di 3000 cittadini selezionati da Doxa e la misurazione del livello di

Al benessere fisico e psichico è rivolto il progetto "Vado al Museo per sentirmi bene, esperienze di museoterapia" condotto dalla Fondazione Puglisi Cosentino (Catania) che è ancora in atto e, pertanto, i dati saranno resi noti alla fine del 2012[24].

Non bisogna infatti dimenticare che il museo può essere un valido ausilio terapeutico per le disabilità mentali, come alcuni progetti condotti in Italia e all'estero hanno dimostrato[25] [30]

Paul Valéry scriveva nel lontano 1923 "Je n'aime pas trop les musées. Il y en a beaucoup d'admirables; il n'en est point de délicieux. Les idées de classement, de conservation et d'utilité publique, qui sont justes et claires, ont peu de rapport avec les délices"[26] [31].

L'invettiva di Paul Valéry è ancora abbastanza attuale ma grandi cambiamenti sono in corso, anche se ancora nel 2005 Giorgio Manganelli definiva il museo come luogo infrequentabile: "Un museo nasconde una macchinazione, una prepotenza, una frode" [32].

Importanti istituzioni museali stanno ritornando alla funzione per la quale i musei erano stati creati: la gioia, il piacere, lo svago, il divertimento, la meraviglia; insomma, come definito dall'ICOM, il *diletto*.

In Lombardia, la creazione della rete Case-Museo (http://www.casemuseomilano.it/it) ha stimolato l'utilizzo delle sedi museali per unire cultura a momenti ludici e di incontro[27], soprattutto nel periodo estivo in cui la città si svuota per le vacanze.

È indispensabile, per attuare questa significativa rivoluzione, la presenza di professionisti nuovi per la gestione dei beni culturali i quali, fino ad oggi, sono stati gestiti solamente da museologi, cioè da archeologi, storici dell'arte, geologi, fisici, agronomi, insigni studiosi e intellettuali che non hanno però le caratteristiche di manager della cultura [33, 34].

---

benessere psicologico soggettivo attraverso l'Indice di Benessere Psicologico Generale (*Psychological General Well Being Index*, PGWBI) hanno confermato che livelli elevati di consumo culturale nelle sue diverse espressioni si associano a elevati valori di benessere psicologico percepito anche dopo la correzione per gli altri potenziali determinati del benessere.

[24] http://www.comune.torino.it/museiscuola/forma/contributi/vado-al-museo-per-sentirmi-bene.shtml

[25] L'archeologo Dario Scarpati, nonché Coordinatore della Commissione Tematica "Accessibilità per i disabili" di ICOM Italia, insieme alla Cooperativa Idea Prisma '82 ha condotto per l'Italia il progetto europeo "For a shared archaeology" dove ragazzi con disabilità mentali e con sindrome di Down, giovani provenienti dai carceri minorili e altri con problemi di socializzazione hanno avuto la possibilità di vestire il ruolo di archeologi e di restaurare piccoli reperti per poter ricostruire, secondo la propria esperienza, il tessuto sociale della comunità cui quei resti appartenevano. Il progetto ha dimostrato la validità della compartecipazione, cioè l'importanza di creare dei collaboratori, più che dei visitatori consapevoli. Altra esperienza rilevante, dall'importante valore terapeutico, è stata condotta da Scarpati insieme al Centro Sermig e a Francesco Benedettucci, direttore della missione degli scavi di Tell Al-Mashhad, in Giordania, dove giovani, per lo più con difficoltà cognitivo-comportamentali, sono stati coinvolti nei laboratori all'interno dello scavo archeologico.

[26] Non amo eccessivamente i musei. Ve ne sono molti ammirevoli, non ce n'è alcuno piacevole. Le idee di classificazione, di conservazione e di utilità pubblica che sono giuste e chiare, hanno poco a che fare con il piacere.

[27] Alcuni esempi in Milano sono i concerti e i cocktail sulla terrazza del Museo Poldi-Pezzoli e al Museo Diocesano le tante attività, anche sportive, che avvengono all'interno del prestigioso chiostro.

Nel volume "Comme un roman" [35], Daniel Pennac introduce i "diritti del lettore", che l'autore stabilisce costruendo una sorta di Decalogo: interrompere la lettura quando si vuole, saltare delle pagine, rileggere mille volte le stesse, ecc. Nello stesso modo, ogni museo deve dotarsi di una "Carta dei diritti del visitatore"[28], che dovrebbe incrociarsi con la "Carta dei diritti del museo/del patrimonio culturale" e forse proprio all'interno di questo documento fondamentale le istituzioni museali dovrebbero inserire il diritto al diletto, così come indicato nella definizione di ICOM.

Alcuni musei stanno modificando il loro regolamento proprio in questa direzione e un esempio interessante è la dichiarazione affissa sulla parete prima dell'accesso alle sale espositive del Musée des Beaux-Arts di Lione che riportiamo nella sua interezza:

> Dans les salles d'exposition du musée, chacun peut:
> Voir - ~~téléphoner~~ - discuter - observer - ~~manger~~ - échanger - découvrir - rire - ~~courir~~ - s'émerveiller - ~~fumer~~ - détester - respirer - ~~crier~~ - se reposer - rêver - réfléchir - ~~toucher~~ - s'interroger - se délecter - photographier ~~avec flash~~ - imaginer - s'indigner - ~~boire~~ - déambuler - prendre son temps - s'émouvoir - etc.[29]

Da questa dichiarazione si prende atto che all'interno del museo sono poche le proibizioni e, d'altronde, molto comprensibili: è vietato fumare, mangiare, bere, urlare, toccare, correre. Sono invece molte le cose che si possono fare, e con l'eccetera finale si è voluto indicare che ve ne sono moltissime non in elenco.

È interessante notare che, oltre a osservare le opere, ci si può meravigliare, sognare, divertirsi, commuoversi, immaginare ma anche discutere, scambiare opinioni e indignarsi. Questo documento si palesa come la volontà della direzione museale di interrogarsi sulle reali finalità del museo per modificarne o aggiustarne la rotta.

La sensazione che la percezione dei musei stia cambiando, a nostro parere, può riassumersi nella battuta del giovane James Sveck nel film "Un giorno questo dolore ti sarà utile"[30]: "Mi piacciono molto i musei: sono uno dei pochi posti rimasti in cui nessuno cerca di venderti qualcosa", una frase che rinvia a future riflessioni e a successivi approfondimenti in un mondo dove l'imperio assoluto è la commercializzazione.

---

[28] La Regione Veneto ha predisposto una Carta dei Diritti dell'Utente dei Musei: http://www2.regione.veneto.it/cultura/museionweb/carta_diritti/carta_diritti.htm

[29] All'interno delle sale espositive del museo è permesso: vedere - ~~telefonare~~ - discutere - osservare - ~~mangiare~~ - scambiare punti di vista - scoprire - ridere - ~~correre~~ - meravigliarsi - ~~fumare~~ - detestare - respirare - ~~urlare~~ - riposarsi - sognare - riflettere - ~~toccare~~ - interrogarsi - dilettarsi - fotografare ~~usando il flash~~ - immaginare - indignarsi - ~~bere~~ - deambulare - prendere tempo - commuoversi - ecc.

[30] Italia-USA 2011, regia di Roberto Faenza.

Bibliografia

1. Balboni Brizza MT (2007) Immaginare il museo. Riflessioni sulla didattica e il pubblico. Jaka Book, Milano
2. Mazzolini RG (2002) Andare al museo. Motivazioni, comportamenti e impatto cognitivo. Giunta della provincia autonoma di Trento
3. AA.VV. (1999) Verso un sistema italiano dei servizi educativi per il museo e il territorio. Materiali di lavoro della Commissione Ministeriale. Ed. Ministero per i beni culturali e le attività culturali, Ufficio centrale per i beni archeologici, architettonici, artistici e storici, Roma
4. Eco R (1986) A scuola col museo. Guida alla didattica artistica. Gruppo Editoriale Fabbri, Milano
5. Bernhard T (1992) Antichi Maestri. Adelphi Edizioni, Milano
6. Maresca Compagna A, Bucci E, Di Marco SC (eds) (1998) I giovani e il museo. Indagine pilota sui giovani di 19–30 anni di età residenti in Campania e in Veneto. Ministero per i Beni e le Attività Culturali, Ufficio Studi, Roma
7. Binni L, Pinna G (1980) Museo. Storia e funzioni di una macchina culturale dal cinquecento a oggi. Garzanti, Milano
8. Mottola Molfino A (1991) Il libro dei musei. Allemandi, Torino
9. Gianoncelli M (1977) L'antico Museo di Paolo Giovio in Borgovico, New Press, Como
10. De Michele V, Cagnolaro L, Aimi A, Laurencich L (1983) Il museo di Manfredo Settala nella Milano del XVII secolo. Museo Civico di Storia Naturale, Milano
11. Norman G (1998) The Hermitage: the biography of a great museum. Fromm International, New York
12. Martinetti FT (1909) Manifesto del Futurismo. Figaro de Paris, Parigi
13. Hooper-Greenhill E (1994) Museums and their visitors. Routledge, London–New York
14. Bourdieu P, Darbel A (1969) L'amour de l'art. Les musées d'art européens et leur public Collection "Le sens commun", Parigi
15. Bourdieu P, Darbel A (1972) L'amore dell'arte: le leggi della diffusione culturale: i musei d'arte europei e il loro pubblico; con la collaborazione di Dominique Schnapper. Guaraldi, Rimini
16. Fiocca R, Battaglia L, Santagostino MR (eds) (2006) Il museo fra cultura e management. La gestione del museo nell'ottica dell'utente McGraw-Hill, Milano
17. AA. VV. (1980) Atti del Convegno Internazionale Musei e Museologia. ICOM – Comitato Nazionale Italiano, Milano, p 65
18. Poulot D (2008) Musei e museologia. Jaca Book, Milano
19. Poggiani Keller R, D'Agostini C (eds) (2001) Ad occhi chiusi nel museo. Atti del Convegno, Bergamo 25 ottobre 2001
20. Maresca Compagna A (2005) Strumenti di valutazione per i musei italiani. Esperienze a confronto. Gangemi editore, Roma
21. Sacco PL (2010) La partecipazione culturale come spazio di coesione sociale. Idee ed esperienze. In: Grossi R (ed) Rapporto Annuale Federculture. Etas Libri, Milano
22. Grossi R (ed) (2010) Rapporto Annuale Federculture 2010. La cultura serve al presente. Creatività e conoscenza per il benessere sociale e il futuro del Paese. Etas Libri, Milano
23. AA.VV. (1972) Il museo come esperienza sociale. Atti del convegno di studio sotto l'alto patronato del Presidente della Repubblica Roma 4-5-6 Dicembre 1971. De Luca Editore, Roma
24. Bollo A, Dal Pozzolo L (eds) (2005) Standard Museali – Materiali per i Musei – Rapporti con il Pubblico, Centro Studi Piemontesi Regione Piemonte
25. Bollo A (2008) I pubblici nei musei. Conoscenza e politiche. Franco Angeli, Milano
26. Mucchi Faina A (1983) L'abbraccio della folla. Cento anni di psicologia collettiva, Bologna
27. Cataldo L., Paraventi M (2007) Il museo oggi" Linee guida per una museologia contemporanea, Ulrico Hoepli Editore, Milano
28. Lumley R (eds) (1988) L'industria del museo. Nuovi contenuti, gestione, consumo di massa, Costa & Nolan Eds

29. AA.VV. (2008) La città nel museo – Il museo nella città. Documentare il presenta tra identità civiche e nuove relazioni urbane. Atti della dodicesima Conferenza Regionale dei Musei del Veneto, Università IUAV di Venezia
30. Grossi E, Compare A (2012) Stress e disturbi da somatizzazione. Evidence-Based Practice in psicologia clinica, Springer
31. Valery P (1923) Le problème des musées. In: OEuvres, tome II, Pièces sur l'art. Gallimard, Paris
32. Manganelli G (2005) La favola pitagorica. Adelphi, Milano
33. Marani P C, Pavoni R (2006) Musei. Trasformazioni di un'istituzione dall'età moderna al contemporaneo. Marsilio Editore, Venezia
34. Montella M (2003) Musei e beni culturali. Verso un modello di governance, Electa per le Belle Arti, Milano
35. Pennac D (1992) Come un romanzo. Feltrinelli, Milano

Benessere, stato di salute e qualità della vita: aspetti teorici e metodologici

8

Mauro Niero, Cristina Lonardi

8.1   Premessa: il PIL, la qualità della vita e le varietà del bene

Nei primi anni '60, dopo uno straordinario *trend* di crescita economica, le amministrazioni democratiche americane (seguite presto anche dalle altre dell'Occidente) inaugurarono una stagione di politiche redistributive indirizzate alle problematiche del mondo civile. Le prospettive di benessere che si aprivano richiedevano misure adatte a seguire le nuove visioni del mondo. Fino ad allora, la misura chiave più rappresentativa delle grandezze economiche dello stato era il Prodotto Interno Lordo (PIL), che aveva conosciuto una lunga parabola iniziata dopo la crisi del 1929, che rappresentava il parametro comune del benessere di un Paese.

Fra tutte le nuove entità antagoniste al PIL, la qualità della vita (QoL) fu sicuramente quella che ebbe più fortuna.

Questa locuzione, QoL, fu lanciata dal Presidente L.B. Johnson in un discorso del 1964[1]. Sul piano programmatico e operativo, essa comprendeva una serie di *concerns* che, a loro volta, costituivano obiettivi di azioni contro gravi problemi sociali (povertà, crimine, ecc.) ma anche componenti di benessere positivo (bellezza, felicità) che ne moltiplicavano il fascino e la popolarità.

Occorreva, tuttavia, darle sostanza scientifico-operativa per controbilanciare la pervasività delle misure economiche legate al PIL che, ovviamente, continuavano a rimanere sulla scena, anche se in modo meno totalizzante. Nacquero pertanto sistemi di statistiche composite finalizzate a progettare e controllare un sistema che fosse in grado di operare secondo le nuove idee del "bene": i cosiddetti "indicatori sociali" [1]. Da questi, per gemmazione, iniziò un processo di produzione di nuovi concetti

---

[1]   Il discorso fu tenuto ad Ann Arbor nel maggio del 1964. Nel 1965, Johnson firmò un provvedimento intitolato *Beautification Act*:
http://www.lbjlib.utexas.edu/johnson/archives.hom/speeches. hom/651022.asp

---

M. Niero (✉)
Sezione di Sociologia, Dipartimento Tesis, Università di Verona
Verona
e-mail: mauro.niero@univr.it

e nuove misure con conseguenti tentativi di riordino di quelle che, parafrasando il titolo di un famoso volume di Von Wright, furono chiamate le "varietà del bene" [2].

Usualmente, si individuano due rami metodologici della ricerca sulla QoL, divisa fra sostenitori degli indicatori oggettivi e fautori degli indicatori soggettivi, ciascuno dei quali ha avuto alterne vicende. Il primo ha trovato sbocco nella costruzione dei *national reports* e nella costruzione di indicatori internazionali di benessere. Indici come Index of Sustainable Economic Welfare, Genuine Progess Indicator, Human Development Index, Happy Planet, ecc. costituiscono gli echi recenti del lavoro di questi studiosi [1], mentre i suoi antecedenti sono le serie storiche di indicatori nazionali inaugurate da Ogburn negli anni '30 e le Community Statistics [3].

Gli indicatori soggettivi hanno goduto di una particolare popolarità, attraverso le *survey* sulla felicità [4], rinnovando una tradizione che era iniziata con i sondaggi Gallup nel dopoguerra e che comprende anche le varie survey legate alla salute mentale condotte dalla psichiatria e dagli psicologi sociali negli anni '50 (vedi oltre).

Alla soglia degli anni 2000 Veenhoven [5] aveva proposto una tipologia più raffinata, derivata da due dicotomie: condizioni/esiti di una buona vita, da una parte; qualità di buona vita interne/esterne (rispetto alla persona) dall'altra. I quattro tipi di QoL che scaturivano dall'incrocio di queste due dicotomie erano i seguenti:
1. le qualità esterne (alla persona), incrociate con le "condizioni di vita", individuerebbero la "vivibilità dell'ambiente" (nelle sue componenti ecologica, sociale, di welfare ed economica); queste qualità sono facilmente deducibili da statistiche aggregate che le possono descrivere;
2. qualità esterne incrociate con gli esiti di vita individuerebbero "utilità oggettiva della vita e i suoi esiti morali". Si potrebbero qui collocare indicatori di *achievement* ed efficacia sociale, come ad esempio l'*empowerment* o la *sustainability* (la riproducibilità dell'ambiente): anche questi indicatori possono essere descritti tramite statistiche aggregate;
3. le qualità interne alla persona, incrociate con le condizioni di buona vita darebbero luogo alle abilità (della persona) dal punto di vista fisico, mentale e del vivere quotidiano e sarebbero traducibili in indicatori delle performance obiettive (ad esempio, abilità e autonomia nella vita quotidiana); sarebbero misurati da indicatori soggettivi (dichiarati dalla persona) ma relativamente a performance obiettive (osservabili anche da altri);
4. qualità interne, incrociate con gli esiti di vita darebbero luogo a felicità e soddisfazione. Anche questi sono indicatori soggettivi, ma riguardano aspetti di natura soggettiva che fanno parte di quello che chiameremo "benessere percepito".

La QoL della vita in medicina e nel campo della salute, di cui si parlerà nel seguito, è centrata sui tipi 3 e 4.

8.2 Il connubio fra QoL e medicina e i suoi eventi anticipatori

A posteriori, la vicenda della QoL in medicina potrebbe essere vista come una variante settoriale del processo epocale di cui sopra. Un'analisi della frequenza dalla parola chiave QoL nella letteratura medica [6] mostra che essa raggiunse il culmine negli anni 2000, in una parabola che era iniziata timidamente negli anni '60 e '70 con la comparsa di sparute pubblicazioni di tema ecologico. La cautela da parte del mondo medico nell'accettare il concetto di QoL fu attribuita alla sua aura retorica e al sospetto di a-scientificità, come affermarono alcuni, mentre per altri si trattava di una materia estranea alla medicina [7], a sottolineare che su queste perplessità potevano gravare apprensioni per un possibile apparentamento con le scienze sociali. A testimonianza dei vari risvolti di questa cautela, si pensi che l'Organizzazione Mondiale della Sanità (OMS) arrivò a fornire una propria definizione di QoL solo nel 1995 quando, peraltro, la letteratura medica mondiale, pur se con le dovute riserve, sembrava già propensa ad accettarla come parametro clinico. La definizione di QoL dell'OMS, oltretutto, era talmente ampia da fornire solo barlumi indicativi per la pratica empirica, mirando forse più a riassumere lo stato dell'arte che, a quel momento, vantava già diverse generazioni e varietà di indicatori. L'OMS così definisce la qualità della vita [8]:

> La QOL è definita come la percezione soggettiva che un individuo ha della propria posizione nella vita, nel contesto di una cultura e di un insieme di valori nei quali egli vive, anche in relazione ai propri obiettivi, aspettative, preoccupazioni. Riguarda quindi un concetto ad ampio spettro, che è modificabile in maniera complessa dalla percezione della propria salute fisica e psicologico-emotiva, dal livello di indipendenza, dalle relazioni sociali e dalla interazione con il proprio specifico contesto ambientale.

Il primo impatto ufficiale fra QoL e medicina si fa infatti risalire a un esperimento condotto negli Stati Uniti fra gli anni '70 e '80 del Novecento, allorché il governo federale affidò alla Rand Corporation uno studio per valutare gli esiti di una serie di pacchetti assicurativi di malattia. Lo Health Insurance Experiment (HIE) ebbe una durata di 10 anni e per la sua valutazione si usarono, oltre a indicatori clinici, altri indicatori soggettivi *soft* (percezioni su famiglia, tempo libero, relazioni sociali, distress, felicità). Infatti, dato che in studio vi erano molte famiglie in giovane età, si riteneva che sarebbe stato difficile dimostrare un apprezzabile miglioramento/peggioramento di salute attraverso normali parametri clinici [9]. Gli strumenti adottati nello studio, rivisti e calibrati, divennero noti anche per il loro impiego in un successivo studio della Rand Corporation, il Medical Outcome Study (MOS), effettuato, questa volta, non su popolazione sana, ma su circa 23.000 pazienti cronici [10].

La risonanza di questo ciclo di ricerche fu tale da imporre tre criteri metodologici di riferimento per l'analisi della QoL in medicina, che sono seguiti a tutt'oggi:
1. la centralità del paziente e le sue percezioni riguardanti il suo vivere dal punto di vista fisico, sociale e psicologico;
2. l'uso di questionari standardizzati (prevalentemente autocompilati), che venivano ad assumere uno statuto riconosciuto, collocandosi accanto agli strumenti di *outcome* bio-clinico tipici della sperimentazione medica;
3. l'uso di questi questionari nella valutazione di *outcomes* (esiti) di trattamenti clinici o di altre pratiche connesse con la salute.

Nonostante abbia costituito una prima tappa ufficializzante del connubio, occorre dire che l'HIE fu preceduto da altri eventi anticipatori della vicenda della QoL in medicina. Alcuni, che elenchiamo di seguito, ebbero luogo ben prima che nel mondo di parlasse di QoL e indipendentemente dalla risonanza mediatico-sociale che vi si accompagnò:

- nel 1928 la New York Heart Association (NYHA) adottò come *evaluator* della gravità delle cardiopatie una scala a quattro livelli modulata sulle capacità di un paziente circa le normali funzioni di vita quotidiana: l'indice NYHA di *functional capacity* [11] è ancor oggi accreditato dalla cardiologia. Nel 1935 l'oncologo Karnowski costruì una scala di disabilità per monitorare le cure palliative in pazienti affetti da cancro al polmone [12] attraverso uno score. Negli anni '50 nacquero misure denominate *Activities of Daily Living* (ADL), che descrivono il livello di autonomia di una persona nello svolgere le funzioni quotidiane (dall'incontinenza al lavarsi, vestirsi e mangiare) [13];
- nel 1948, l'OMS diffuse il noto concetto di salute, asserendo che essa consisteva in uno stato di benessere positivo circa tre componenti: fisica, sociale e psicologica. Nel 1977 fu pubblicato sulla rivista *Science* un articolo in cui si proponeva di superare il modello "biomedico", auspicando l'adozione del modello "biopsicosociale". Il primo, diceva l'autore, Engel avrebbe alla base la biologia molecolare, mentre il secondo comporterebbe un'interazione fra aspetti biologici, psicologici e sociali [14];
- il movimento degli indicatori soggettivi aveva avuto una consacrazione con la pubblicazione di un report su uno studio nazionale sulla soddisfazione della vita degli americani, *The Quality of American Life*, del 1975 [15]. Tuttavia, esso doveva molto alle inchieste sulla salute mentale, in particolare la depressione, condotte con questionari specifici in psichiatria (Zung, Beck, Hamilton, ecc.) negli anni '50. Anche i lavori sulla felicità e la soddisfazione della vita condotti da psicologi sociali come Bradburn e Cantril avevano intenti che si legavano alla salute mentale di comunità [16, 17];
- l'esigenza di utilizzare misure di esito degli interventi sanitari nacque precocemente con E.A. Codman, con un suo rapporto del 1914 al Governo Federale sulla situazione degli ospedali USA [18]. Con P.A. Lembke riemerse negli anni '50, associato alla "qualità" dei servizi sanitari [19]. Donabedian elaborò le prime versioni del suo noto paradigma della qualità nei servizi sanitari nei primi anni '60, indicandone la natura articolata, composta da qualità delle strutture, dei processi e degli outcome (esiti). Questi ultimi, fra cui menzionò gli indicatori soggettivi, andavano considerati, secondo l'autore "i fattori ultimi per validare l'efficacia e la qualità dell'assistenza medica (*medical care*)" [20].

Delle esperienze del NYHA e dell'ADL va sottolineato l'approccio fortemente innovativo del criterio di valutazione della gravità delle patologie, che si spostava "fuori dal corpo" e si focalizzava sulle funzioni svolte dalla persona nella sua vita quotidiana, in palese contrasto con quanto ascrivibile (a torto o a ragione) al modello biomedico dominante, criterio che teneva presente le trasformazioni del quadro epidemiologico del primo Novecento, che avrebbe visto la predominanza delle malattie ad andamento cronico con le loro ricadute sulle capacità funzionali. Si tenga, peraltro, in considerazione che il concetto di funzione fu alla base di un'importante corrente della sociologia di cui è capostipite Talcott Parsons, il quale però enunciò il suo celebre concetto di malattia come "perdita di funzione" solo nel 1953 [21].

Per quanto riguarda l'interdisciplinarietà, non solo essa è insita nelle definizioni paradigmatiche OMS del 1948 e di Engel nel 1977, ma è oramai comune a tutto quanto si ispiri alla filosofia della centralità del paziente in medicina. Ugualmente, sul piano strumentale, questi eventi mostrano che i questionari, strumenti tipici delle scienze sociali, erano già abbondantemente conosciuti in alcune specialità mediche (geriatria, fisiatria, psichiatria) da prima degli anni '50.

La tematica degli outcome, poi, porta la questione ai giorni nostri, seguendo l'esigenza di introdurre principi selettivi per fronteggiare le accelerazioni impresse alla spesa dalla spinta delle innovazioni tecnologiche (attrezzature, strumenti diagnostici sofisticati e nuovi farmaci), in modo da renderle compatibili con le restrizioni di budget degli stati.

Per quanto riguarda il connubio ufficiale fra QoL e medicina, pure alla luce di questi importanti eventi anticipatori, si dovettero verificare alcune speciali concomitanze perché si realizzasse.

La prima fu la comparsa sul *New England Journal of Medicine* nel 1986 di un convincente articolo sulla comparazione fra farmaci ipertensivi, in cui si mostrava che, a parità di efficacia clinica, le loro performance potevano differenziarsi sulla base del miglioramento della *QoL* [22].

La seconda, che siglò una forte *escalation* degli studi sul tema, si deve all'interesse mostrato per la materia dall'agenzia Federale Food & Drug Administration (FDA). Ciò avvenne prima informalmente con alcuni annunci nel proprio sito internet negli anni '90, che furono corroborati poi da annunci ufficiali e infine catalizzati nelle *guidances* (vere e proprie guide metodologiche) sui requisiti degli strumenti di salute percepita qualora fossero utilizzati come *endpoints* nei trial clinici finalizzati alla registrazione dei farmaci [23]. Ciò comportava l'afflusso verso questo settore dei consistenti investimenti della sperimentazione clinica.

Va infine notato che, nonostante l'enfasi con cui si sviluppò in questo settore come concetto trainante, la QoL è stata oggetto di uno shift terminologico.

Questionari emblematici come il PGWBI, SF-36, il NHP, il SIP (si veda oltre), infatti, quando comparvero negli anni '80 non erano accreditati per la misurazione della QoL, bensì del cosiddetto *health status*. Con la variante *Health-Related Quality of Life* (vedi oltre), la denominazione QoL, che inglobava anche lo *health status*, godette di unanime e incontrastata accettazione solo negli anni '90. Nel 2000 la denominazione diventò *Patient Reported Outcomes* (*PRO*), che includeva "anche" la QoL, che è tuttora in auge (più oltre ne spiegheremo i motivi). Una definizione di PRO data da D. Patrick, uno dei personaggi chiave di questa materia è la seguente: "[...] qualsiasi *report* di una persona riguardante la propria vita, le condizioni di salute e i trattamenti" [24].

8.3 I diversi tipi di PRO e la QoL

8.3.1 I sintomi e il dolore

In medicina i sintomi e i segni sono considerati importanti elementi diagnostici. A differenza dei segni, che hanno una consistenza oggettiva, i sintomi sono derivati dalla soggettività del paziente. La loro importanza è dovuta al fatto che rappresentano da sempre il primo contatto del medico con la malattia, ma anche, come ha osservato metaforicamente Armstrong, perché il clinico attraverso i sintomi riferiti dal paziente "parla con la lesione" [25]. Questo mette in luce che l'uso diagnostico del questionario può anche non riguardare la QoL.

Gli screening per malattie croniche sono strumenti di questo tipo. Hanno lo scopo di aiutare il medico (non specialista) a individuare patologie facilmente equivocabili con altre, come ad esempio la sindrome dell'intestino irritabile (IBS) in gastroenterologia [26] (equivocabile con altre affezioni intestinali), o la sindrome della parte bassa del tratto urinario (LUTS) (equivocabile con un'infezione urinaria) [27] e così via.

Perché i sintomi possano essere collegati alla QoL occorre però che siano legati a una valutazione di benessere o di malessere da parte del paziente, a prescindere dalla loro gravità clinica: infatti, un sintomo vissuto come insopportabile dal paziente potrebbe essere valutato come irrilevante dal medico e viceversa.

Per cogliere le differenze di approccio fra sintomi e QoL, si tenga presente che, da una parte, vi sono processi morbosi gravi verso i quali il paziente non percepisce nessun sintomo (ad esempio, un tumore ai primi stadi; un'occlusione coronarica fino a circa il 70%; epatite C, ecc.); d'altra parte, vi possono essere sintomi senza evidenze fisiologiche: è stato stimato che in una percentuale fra il 30 e l'80% dei pazienti che si recano dal medico accusando sintomi, non presenterebbe alcun problema organico [7].

La questione se i sintomi debbano o meno essere considerati QoL, comunque, è sempre stata molto dibattuta in ambito congressuale ed è anche per questo che alla soglia degli anni 2000 si è sentita la necessità di adottare la nozione "ombrello" dei PRO, assegnando alla QoL lo scopo di raccogliere valutazioni del paziente, mentre il sintomo (pure se riferito dal paziente) avrebbe avuto lo scopo di supportare la valutazione specificamente clinica (in senso diagnostico) del medico.

Questo dualismo, in teoria, dovrebbe riguardare anche il dolore. Chi considera il dolore esclusivamente come una categoria diagnostica segue la IASP [28] secondo cui esso costituirebbe l'epifenomeno di una lesione organica. Tuttavia, nel momento in cui viene riferito come dolore dal paziente, esso costituisce di per sé un problema di QoL.

Fra gli strumenti per rilevare il dolore, il più conosciuto è la *Visual Analogue Scale* (VAS), usata ad esempio per la monitorizzazione del dolore postoperatorio, in cui l'intensità del dolore viene indicata dal paziente segnando una barretta su un segmento lungo 10 centimetri, ancorato alle estremità ad "assenza assoluta di dolore" da una parte, e "dolore insopportabile" dall'altra.

Alla semplicità della VAS, si contrappone la complessità del *McGill Pain Questionnaire* [29] un questionario specifico per il dolore che contiene sezioni dedicate, oltre che alla sua intensità e frequenza, alla sua localizzazione nel corpo, qualità e tipo. *Domain* sul dolore compaiono in questionari generici di QoL (come SF-36 e NHP) o specifici per patologie in cui il dolore abbia un ruolo rilevante (vedi oltre).

8.3.2 Le misure di autonomia e di funzionalità fisico-sociale

Come si è visto sopra, la funzionalità fisico-sociale fu considerata un *outcome* fin dalla prima metà del secolo scorso, anche se alcune importanti scale di misura di questo tipo nacquero negli anni '60.

È questo il caso della scala denominata *Activities of Daily Living* (ADL) di Katz, che rileva le performance della persona su 6 funzioni di vita quotidiana (lavarsi, vestirsi, usare il bagno, essere continente, spostarsi, mangiare) a seconda che la persona sia in grado di svolgerle autonomamente ovvero con aiuto [13]. Anche il sociologo Townsend propose una propria misura adatta per pazienti curati a domicilio [30]; altro esempio di ADL molto conosciuta è il *Barthel Index* del 1965 [16], usato per studiare la funzionalità fisica prima e dopo interventi chirurgici o in pazienti con disordini neuromuscolari o muscoloscheletrici. In oncologia è ancora spesso usata una misura pionieristica, la scala Karnowski di cui è stato detto sopra [12].

Nonostante la maggior parte delle scale tipo ADL siano compilate da operatori sanitari, domande di questo tipo compaiono come giudizi di autopercezione del paziente in questionari come, ad esempio, SF-36 e NHP, che contengono sezioni relative allo *status* socio-funzionale. Esse corrispondono al tipo di QoL 3 della tipologia di Veenhoven, di cui al paragrafo 8.1.

8.3.3 Salute generale, QoL generica e HRQoL

I questionari di salute generale (*health status* in lingua inglese) sono divenuti noti nel mondo medico e sanitario come strumenti di QoL "generici". Fra questi, lo SF-36 (derivato dallo HIE), il *Nottingham Health Profile* e il *Sickness Impact Profile* [31–33].

La loro comparsa ha comportato, fra le altre cose, anche un *upgrade* tecnico-metodologico degli strumenti usati allora in medicina e in epidemiologia. Lo stato di salute, infatti, era rilevato tradizionalmente attraverso un item chiamato *self-rated health* che consisteva nella domanda "*how is your health today?*", con risposte "*excellent*", "*good*", "*fair*", "*poor*". Malgrado sia stata dimostrata la predittività di questa domanda rispetto alla mortalità [4], essa ha sollevato varie perplessità circa la sua attendibilità e validità. Ad esempio, non è chiaro se il SRH misuri salute fisica o salute mentale [34]. Circa la sua attendibilità, Manning, Newhouse e Ware, in un loro articolo del 1982, dal titolo emblematico *Beyond excellent, good, fair and poor*, mostrarono che l'uso di strumenti multi-item/multiscala, permettevano di migliorarla, aumentando la precisione e consentendo l'uso di campioni meno numerosi [35].

SF-36, NHP, ecc., sono invece strumenti multi-scala e multi-item. La prima proprietà consente loro di descrivere in modo specifico una certa dimensione di vita (validità) attraverso uno score; la seconda, di conferire a ciascun singolo *domain* una elevata attendibilità. Le logiche con cui essi sono costruiti derivano dalle tecniche delle scale per la misura degli atteggiamenti comparse in psicologia sociale e in sociologia nella prima metà del secolo, come il metodo Likert (SF-36) e Thurstone (NHP, SIP) che conferisce loro proprietà rispettivamente "quasi cardinali" e intervallari [4, 30].

Contenuto, numero di *domains* e di item del SF-36 e del Nottingham Health Profile sono riportati nelle Tabelle 8.1 e 8.2 [36, 37]. Il SIP descrive invece l'impatto di una malattia sul comportamento della persona, creando un profilo composto da 136 item distribuiti su 12 aree: lavoro, svago, emozioni, affetti, vita familiare, sonno, riposo, nutrizione, deambulazione, mobilità, comunicazione, interazione sociale; funziona con risposte dicotomiche pesate [38].

La già citata definizione di QoL dell'OMS del 1994, si accompagnò all'epoca a una proposta di strumento, il WHOQOL, sviluppato poi in quindici Paesi e, successivamente, adattato in 30 lingue [8]. Nella versione standard esso ha la forma di un profilo, con 100 item (WHOQOL-100) distribuiti su 24 sub-scale raggruppabili in 6 macro-gruppi: qualità della vita e salute generale, area fisica, area psicologica, livello di autonomia, relazioni sociali, ambiente e aspetti spirituali/convinzioni personali. Ne esiste una versione breve di 26 item, il WHOQOL-BREF [38].

Questi questionari vengono considerati oggi come "strumenti generici" di QoL, per distinguerli da quelli "specifici" di cui si vedrà fra breve. A molti di questi questionari si fa spesso riferimento con la dizione *Health-Related Quality of Life* (HRQoL). Non si tratta di una sinonimia, ma di un vero e proprio approccio. L'espressione, usata forse per la prima volta da Patrick e Erikson nel 1993 [39], si riferisce ai soli aspetti di QoL di pertinenza medica, valutati soggettivamente dal paziente ma che non sarebbero di pertinenza della medicina, ad esempio gli aspetti economici e religiosi. Lo *European Group for the Sudy and Treatment of Cancer* (EORTC) ha invece varato una serie di questionari per lo studio della QoL nei tumori, nei quali l'importanza degli aspetti religiosi ed economici è fuori discussione [40].

8.3.4 Le misure del benessere percepito

Queste misure costituiscono prodotti tradizionali degli studi sulla QoL.

In una delle prime opere classificatorie dei questionari usati nel capo della salute, Bowling [16] catalogò le misure di benessere in due categorie, le "misure di benessere psicologico" e le "misure di soddisfazione della vita e del morale". Fra le prime sono incluse prevalentemente misure di depressione e di stato mentale. Ne abbiamo già parlato a proposito delle misure nate in psichiatria negli anni '50, fra cui sono compresi i questionari sulla depressione proposti all'epoca da Zung, Hamilton e Beck, a cui si potrebbe aggiungere una scala molto usata oggi, la *Hospital Anxiety and Depression Scale* (HAD) [41]. Sviluppata inizialmente per misurare i problemi emotivi dei pazienti in cliniche ospedaliere: essa include sub-

Tabella 8.1 Dimensioni del questionario SF-36 per numero di item e contenuto

Dimensione	N. items	Contenuto
Attività fisica (AF)	10	Attività impegnative, sport faticosi, attività moderate, di vita quotidiana (es. sollevare la borse, salire scale, chinarsi, camminare per distanze moderate, fare il bagno, vestirsi)
Limitazioni di ruolo dovute alla salute fisica (RF)	4	Dover ridurre il tempo dedicato al lavoro, rendere meno di quanto previsto, limitazioni nel lavoro, difficoltà a eseguire il lavoro
Dolore fisico (DF)	2	Intensità, limitazioni nelle attività a causa del dolore
Percezione stato di salute generale (SG)	5	Percezione livello di salute, facilità ad ammalarsi, comparazione con gli altri, aspettative sulla propria salute
Vitalità (VT)	4	Sentirsi vivace, brillante, pieno di energia, sfinito, stanco
Attività sociali (AS)	2	Limitazioni nelle attività sociali, frequenza
Limitazioni ruolo dovute alla salute emotiva (RE)	3	Riduzione del tempo dedicato al lavoro, rendere meno sul lavoro, calo della concentrazione
Salute mentale (SM)	5	Sentirsi agitato, sentirsi giù, sentirsi calmo e sereno, scoraggiato e triste, sentirsi felice
Cambiamento dello stato di salute (CS)	1	Giudizio sulla salute rispetto a un anno prima
Macrodimensione fisica		Aggregazione delle dimensioni AF, RF, DF, SG, VT
Macrodimensione mentale		Aggregazione delle dimensioni AS, RE, SM

Tabella 8.2 Dimensioni del questionario NHP per numero di item e contenuto

Dimensione	N. items	Contenuto
Mobilità fisica	8	Sostegno per uscire, allungare le braccia, problemi a piegarsi, muoversi in casa, fare le scale, vestirsi, stare in piedi a lungo, capacità di camminare
Energia	3	Sentirsi stanchi, pesa fare le cose
Dolore	8	Nel fare le scale, stare fermi in piedi, stare seduti, camminando, dolori alla notte, dolori insopportabili
Sonno	5	Svegliarsi troppo presto, molto tempo per addormentarsi, dormire male, prendere medicine, restare svegli la notte
Reazioni emotive	9	Svegliarsi di malumore, perdere facilmente la calma, capacità di divertirsi, avere i nervi a fior di pelle, perdere il controllo, depressione, mancanza di interesse a vivere
Isolamento sociale	5	Difficoltà di rapporto, sentirsi soli, sentirsi di peso agli altri

scale che permettono di produrre un punteggio per identificare "non casi" o "casi borderline".

Nel secondo gruppo della classificazione della Bowling sono invece comprese varie scale di benessere percepito. Una di queste è la scala *Delighted-Terrible Faces* (DT). La sua fisionomia con *smiling faces* (visi sorridenti), proposta da Andrews e Withey [16], è spesso usata per rendere più appetibili i questionari per i bambini. Gli autori la adottarono per rendere più analogico il funzionamento delle scale, senza denominazioni (come estremamente, moltissimo, ecc.) o numeri. Andrews e Withey proposero anche degli item da usare con queste scale, relativi a: vita familiare, autorealizzazione, reddito, divertimento, tempo dedicato a se stessi, attività non lavorative, qualità dei servizi, impiego, stato di salute.

Un'altra misura classica è la *Affect-Balance Scale* (ABS) di Bradburn [42, 43], che concepisce il benessere come equilibrio. Questo sarebbe ottenuto nel confronto fra 10 item, dei quali 5 esprimono stati affettivi positivi, mentre 5 esprimono stati affettivi negativi. Il punteggio si ottiene calcolando separatamente i punti prodotti dagli item di questi due gruppi, che vengono poi combinati con una serie di laboriose operazioni fino ad arrivare a uno score fra un massimo di 9 e un minimo di 1.

Va ricordato anche l'affettometro (*affectometer*) di Kamann e Flett [44]. Questa misura è composta da 48 frasi e 48 aggettivi, divisi in due gruppi di 24 positivi e 24 negativi. Viene chiesto al rispondente di dire quanto spesso il/la rispondente abbia avuto una certa sensazione nelle ultime 4 settimane. Il sistema di risposte prevede 5 modalità da "per niente" a "sempre". Come per l'ABS, il punteggio che riguarda l'affettività negativa viene sottratto da quello dell'affettività positiva.

L'ultima scala, lo *Psychological General Well-Being Index* (PGWBI), adottato per studi inclusi in questo volume, è invece una scala molto usata nella ricerca in medicina e costituisce uno standard di riferimento per i questionari di benessere positivo (capitolo 12).

Con altri strumenti della serie MOS il GWBI, fu sviluppato dalla Rand Corporation per essere inserito nel *Rand Mental Health Inventory* e nella sua costruzione si partì da un pool di 68 items per arrivare agli attuali 22 items con 6 risposte ciascuno. È uno dei pochi strumenti che abbiano la capacità di misurare stati di benessere positivo. Si tratta di un profilo, costituito da sei sub-scale che riguardano: ansietà (5 items), depressione (3 items), salute generale (3 items), benessere positivo (4 items), autocontrollo (3 items), vitalità (4 items). Il suo autore, Dupuy [45], consiglia tuttavia di trattare le 22 domande anche come un indice additivo, producendo uno score unitario. La validazione di questo strumento è avvenuta con tutte le principali scale viste a inizio del paragrafo, mostrando ottime performance psicometriche.

8.3.5 Le misure specifiche per patologia, per condizione e per dominio

Questi strumenti sono stati sviluppati (in genere sulla scia della HRQoL) nel presupposto che le varie malattie influiscano in modo diverso sulla QoL delle persone. L'*escalation* delle pubblicazioni sulla QoL nella letteratura medica, avvenuta negli anni '90, è in buona parte dovuta al moltiplicarsi di questi strumenti. Rinviando il lettore più interessato, alla consultazione dei database specializzati come ERIQA (http://www.mapi-trust.org/key-project/eriqa), PROQOLID, ecc., le soluzioni a cui si può ricorrere nel caso si vogliano studiare malattie specifiche sono le seguenti:
- *uso di questionari generici*: questi permettono comparazioni con altri stati patologici o con popolazioni. Non vi è perciò niente di specifico in questo uso delle misure, se non il fatto che sono applicate a patologie particolari;

- *uso di questionari specifici per condizione*: sono questionari sviluppati per ampie classi di malattie, come ad esempio cancro, cardiopatie, ecc. Permettono di effettuare confronti sulla base di quelli che sono i sintomi comuni delle patologie appartenente alla stessa classe. Un esempio è il questionario di EORTC-QLQ C30 [40];
- *questionari specifici per malattia*: nella continuazione dell'esempio EORTC, si tratterebbe di questionari o moduli specifici per i singoli tipi di cancro;
- *questionari specifici per trattamento*: si tratta di questionari sviluppati per specifiche soluzioni di trattamento relativi a uno stesso tipo di patologia. Ad esempio, in uro-oncologia vi possono essere questionari specifici per trattamenti di asportazione della vescica con soluzioni alternativamente di vescica ortotopica o di condotto ileale (stomia);
- vi possono anche essere *strumenti specifici per dominio*. Questionari come gli ADL relativi alle performance fisiche o al dolore o alla depressione. I questionari PGWBI, HAD, McGill visti sopra possono appartenere a questa categoria.

8.3.6 Le misure individualizzate: la SEIQoL

Le misure individualizzate sono questionari non standardizzati che, tuttavia, forniscono uno score per favorire la compatibilità, costruiti sulla base delle preferenze del paziente.

La *Schedule for the Evaluation of Individual Quality of Life* (SEIQoL) è probabilmente la misura individualizzata attualmente più conosciuta e discussa la cui logica è individuare e colmare il *gap* fra l'attualità della condizione della persona e le sue aspirazioni [46]. Il funzionamento del SEIQoL si basa sui seguenti elementi e procedure:
a. gli aspetti della vita più importanti per la persona vengono elicitati liberamente dalla persona interpellata da un intervistatore;
b. l'attuale situazione della persona (funzionamento) e il suo livello di soddisfazione/insoddisfazione circa questi aspetti viene espressa attraverso delle VAS disegnate su un foglio, la cui altezza è scelta dalla persona su una scala da 0 a 100;
c. l'importanza che la persona attribuisce a ciascun aspetto di QoL, cioè il peso da assegnare a ciascuna delle componenti individuate, viene quantificata tramite dei pesi, attribuiti attraverso una procedura molto laboriosa. Alla persona vengono sottoposti 30 profili (scenari), del tipo di quello che la persona ha costruito al punto b. su se stessa; ma in questo caso si tratta di profili ipotetici standard già costruiti. Alla persona viene chiesto di dare, per ciascun profilo ipotetico, una valutazione attraverso una VAS cercando di pensare a quale sarebbe la sua QoL se il suo profilo, anziché il proprio, fosse quello che sta valutando in una certa figura. I pesi vengono calcolati come coefficienti di regressione multipla in cui i giudizi sulla propria QoL vengono usati come variabili dipendenti e quelli dei profili virtuali come variabili indipendenti (esiste un programma su PC per questi calcoli);
d. il punteggio della SEIQoL viene espresso su un continuum fra 0 e 100, ottenuto moltiplicando i cinque giudizi sugli ambiti scelti e valutati dalla persona, per i rispettivi pesi: questi vengono poi sommati.

La laboriosità della procedura di calcolo dei pesi ha portato gli autori a proporre una versione più snella, il SEIQoL-DW (*direct weighting*), nel quale il rispondente attribuisce un peso, in tempo reale a ciascuno degli ambiti di vita scelti [47].

8.3.7 La misura delle preferenze: le utility

La QoL è stata spesso tipizzata come un concetto adatto a prefigurare certe scelte terapeutiche come *trade-off* fra "lunghezza" e "qualità" della vita. L'approccio a cui si riferisce questa fattispecie è denominato *utility* [48]. Consiste nell'attribuire un valore di preferenza a diversi stati di salute. La grandezza con cui si esprimono queste preferenze è la *utility*, che varia fra un minimo di 0 e un massimo 1. Rispetto agli score di cui si è visto finora, prodotti attraverso tecniche Likert o Thurstone, la *utility* tende a caratteristiche cardinali, requisito che però dipende molto dalla tecnica scelta per l'estrazione dei valori.

Vi sono metodi diretti e indiretti per il calcolo delle *utility*. I metodi diretti consistono nell'individuare una serie di stati di salute o scenari[2]. L'attribuzione delle *utility* avviene, elettivamente, attraverso una procedura chiamata *Standard Gamble* [49], che consiste nel valutare lo stato di salute rispetto a due stati virtuali: la perfetta salute, da una parte, e la morte dall'altra. Ai rispondenti viene chiesto quale livello di rischio nel raggiungere la perfetta salute (ma con un certo rischio di morte) potrebbe equivalere al rimanere nella condizione attuale. Se, ad esempio, i rispondenti sono indifferenti fra restare nella condizione attuale con una probabilità di 0,6 (contro un rischio di morte di 0,4), 0,6 è il valore della *utility* per quello stato di salute. Ovviamente, se lo stato di salute di una persona è insopportabile, la stessa sarà disposta a barattare un elevato rischio di morte pur di uscirne e la *utility* sarà pertanto molto bassa e viceversa. Un'altra tecnica è il *Time Trade-off*, con cui si chiede ai giudici quanti anni di vita, trovandosi in un certo stato di salute, sarebbero disposti a rischiare pur di tornare in perfetta salute. Più lo stato di salute è cattivo, più ci si aspetta che i giudici siano disposti a contrattare (*to trade*) anni di vita. Meno utilizzata perché più arbitraria e priva del profilo di rischio, è una terza procedura, quella della *rating-scale*, che consiste nel sottoporre ai giudici una scala graduata con le estremità ancorate a un punto massimo (la miglior salute) e a un punto minimo (la morte) [49].

Per il calcolo delle *utility* vi sono anche metodi indiretti. Per questi vengono usati brevi questionari generici, come lo EuroQol-5D, lo *Health Utility Index* (HUI), con i quali vengono prodotti numeri limitati di stati. La loro utilizzazione in uno studio comporta l'attribuzione di uno score in *utility* che l'investigatore ricava da apposite tavole e che, a loro volta, vengono costruite attraverso l'applicazione delle procedure di cui sopra a campioni di pazienti (talvolta veri, talvolta virtuali).

---

[2] Esempio di uno stato di salute è il seguente: mobilità appena limitata, ottime relazioni sociali, depressione. Oppure: immobilizzata a letto, ottime relazioni sociali, non depressa. Questi e altri stati sono ottenibili dalle combinazioni delle risposte a un questionario.

8.4 Nuove frontiere nell'analisi della QoL e dei PRO

Fra le varie prospettive dei questionari di QoL e dei PRO ve ne sono due in particolare che stanno cambiando profondamente lo scenario di questi strumenti.

La prima consiste nel superamento delle caratteristiche più emblematiche dei PRO attuali, vale a dire il loro supporto cartaceo, in favore di un supporto elettronico: gli *Electronic Patient-Reported Outcomes* (ePRO). Attualmente, molti di questionari QoL e PRO, fra cui molti di quelli menzionati in questo capitolo, sono in corso di trasformazione per essere adattati alla somministrazione online tramite PC, tablet o smartphone. Come si può evincere, queste soluzioni permettono una migliore integrazione del ciclo di somministrazione, inserimento dati in database; una modalità più *friendly* per la compilazione; un migliore controllo da parte dei clinici [50]. Le trasformazioni a cui sono sottoposti gli attuali questionari per diventare degli ePRO riguardano la loro visualizzazione e, talvolta, il tipo di linguaggio. Attualmente si sta lavorando sulle piattaforme più adatte per i terminali in questione, mentre tutti i questionari di uso corrente, sono attualmente in corso di revisione in modo da appurare la loro utilizzabilità con questi nuovi media, le trasformazioni da adottare nel *visual* in modo da migliorare l'autocompilazione, l'introduzione di qualche modifica strutturale per l'adattamento a questi nuovi scenari[3]. Le valutazioni empiriche fatte finora mostrano un'ottima equivalenza e una crescente preferenza, da parte dei pazienti, verso queste nuove tecnologie. Anche il problema della *literacy* degli anziani nelle nuove tecnologie sembra essere un problema molto superabile [51].

Se la prospettiva dell'informatizzazione e della somministrazione online è nell'ordine delle cose, dato che sfrutta quello che è oramai un modo d'essere per molti giovani e meno giovani circa l'uso delle tecnologie, la seconda è ancora più radicale, perché prevede il superamento dello strumento più tipico delle inchieste sociali e psicologiche: il questionario, non solo nella sua forma cartacea, ma nella sua stessa caratteristica di strumento standardizzato. La prospettiva è data dal cosiddetto *Computer Adaptive Testing* (CAT) o *testing* adattivo e dalle metodologie connesse alla sua realizzazione.

Il CAT è un algoritmo computerizzato (in sé di facile realizzazione) che "decide" in tempo reale (secondo certe regole) quali items somministrare a una certa persona a seconda delle risposte ottenute nel corso di una stessa intervista. L'obiettivo è stimare lo stato della persona somministrandole items che si adattino meglio alla sua condizione, ottimizzando la precisione e la brevità della raccolta dei dati. Il vero cuore del sistema (e questo è invece di realizzazione complessa) è un repertorio che si chiama *item bank*, da cui gli item vengono estratti dalla procedura computerizzata. Questa procedura opera una stima grezza della situazione dell'intervistato, sulla base della domanda di apertura, e procede scegliendo gli item più congrui a questa stima iniziale, che verrà perfezionata mano a mano che l'intervista procede [52].

---

[3] La fonte forse più completa e recente per farsi un'idea delle attuali applicazioni è costituita dalle slide del Convegno "PRO/ePRO in clinical trials", tenutosi il 16 Gennaio 2012 a Milano e promosso dal BIAS, associazione italiana degli statistici clinici, scaricabili dal sito http://www.ssfa.it/Page.asp?SitoID=1&PaginaID=1411&Path=0:x1147:x1231:x1410:x1411.

Per potere essere scelti, gli items sono inseriti nel database tramite una pre-calibratura, che sancisce il loro livello di "gravità". La calibratura avviene attraverso modelli matematici che fanno parte di una teoria generale chiamata *Item-Response Theory* che ha la proprietà di rendere indipendenti gli item dal *pool* da cui sono estratti [53], conferendo loro anche (nel modello Rasch) [54] unidimensionalità e caratteristiche di misura cardinale. Il questionario, pertanto, si costruisce durante l'intervista attraverso un software che permette l'interattività fra rispondente e *item bank*. La cosa più sorprendente del CAT è che per ciascun rispondente si ha un questionario virtualmente diverso che, tuttavia, produce un punteggio comparabile con gli altri rispondenti dello studio [6].

Da varie parti si stanno costruendo *item bank* finalizzate allo scopo di affrontare lo scenario che si verrà a creare. La più imponente è quella dell'iniziativa pubblica congiunta fra *National Institutes of Health* (NIH) e sette università americane (Evanston, Stanford, Washington, Pittsburgh, North Carolina, Duke, Stony Brook) denominata *PRO Measurement Information System* (PROMIS) [55]. Nata nel 2004 attraverso una *Roadmap Initiative*, è partita occupandosi di alcune migliaia di item, ordinandoli secondo un programma di pulitura e di calibratura, entro categorie di salute fisica, sociale e mentale suddivise a loro volta in una serie di domini che prefigurano le singole *item bank* (alcune la maggior parte delle quali già operative)[4].

Altre *item bank* sono la *Headache Test Impact* (HIT) di Ware, costituita da 54 item tratti dai questionari di settore [56]; il progetto *Amsterdam Linear Disability Score* (ALDS), che propone un'*item bank* strettamente unidimensionale per la valutazione dello *status* funzionale con un *pool* iniziale di 190 item [57]; l'*Anxiety CAT* dell'Università di Münster è un esperienza condotta partendo dalla selezione sistematica, da parte di esperti, degli item di 12 questionari dedicati [58].

Uno degli scriventi, parafrasando quanto sta accadendo nell'ascolto musicale dove sono spariti i supporti tradizionali (dischi, nastri o CD) in favore della musica online, cosiddetta "musica liquida", ha rinominato l'inchiesta CAT di conseguenza. Il nostro futuro, pertanto, potrebbe essere quello del "questionario liquido" [4].

Bibliografia

1. Niero M (2011) Le misure del benessere. In: Secondulfo D (a cura di) Sociologia del benessere. Angeli, Milano, pp 181–195
2. Von Wright GH (1963) The varieties of goodness. Routledge & Kegan Paul, London
3. Bulmer M (1981) Quantification and Chicago social science in the 1920's: a neglected tradition. Journal of the History of the Behavioral Sciences 17:312–331
4. Niero M (2012) La misurazione della qualità della vita soggettiva: da "excellent, fair, poor…" al questionario liquido. In: Di Nicola (a cura di) La sfida della misurazione nelle scienze sociali. Franco Angeli, Milano, pp 101–127
5. Veenhoven R (2000) The four qualities of life: ordering concepts and measures of the good life. J Happ Stud 1:1–39

---

[4] Visitando il sito www.nihpromis.org si può farsi un'idea del poderoso lavoro in atto, con demo online del CAT.

6. Niero M (2008) La personalizzazione del questionario nella misurazione della salute e degli esiti riferiti dai pazienti QoL nella letteratura medica. Franco Angeli, Milano
7. Wilson IB, Cleary PD (1995) Linking clinical variables with Health-Related Quality of Life. JAMA 273(1):59–65
8. WHOQoL Group (1994) The development of the World Health Organization quality of life assessment instrument (the WHOQOL). In: Orley J, Kuyken W (eds) Quality of life assessment, international perspectives. Springer-Verlag, Berlin, pp 41–60
9. Lohr KH, Brook RH, Kamberg CJ (1986) The use of medical care in the Rand Health Insurance Experiment. Med Care 24(9):S1–S87
10. Hays RD, Stewart AC (1992) Construct validity of the MOS health measures. In: Stewart AC, Ware JE (eds) Measuring functions and well-being: the medical outcome study approach. Duke University Press, Durham NC, pp 325–342
11. Criteria Committee of the NYHA (1939) Nomenclature and criteria of diagnosis of diseases of the heart. New York Heart Association, New York
12. Karnowsky DA, Abelman WH, Craver LF et al (1948) The use of nitrogen mustards in the palliative treatment of carcinoma. Cancer 1:634–656
13. Katz S, Ford AB, Moskowitz RW et al (1963) Studies of illness in the aged: the index of the ADL. JAMA 163:914–919
14. Engel GL (1977) The need for a new medical model: a challenge for biomedicine. Science 196(4286):129–136
15. Campbell A, Converse PE, Rodgers WL (1976) The quality of American life: perceptions, evaluations and satisfaction. Russell Sage, New York
16. Bowling A (1994) Measuring health: a review of quality of life measurement scales. Open University Press, Buckingham
17. Niero M (2002) Qualità della vita e della salute. Franco Angeli, Milano
18. Lee SJ, Earle CC, Weeks JC (2000) Outcomes research in oncology: history, conceptual framework and trends in literature. Journal of the National Cancer Institute 92(3):195–204
19. Silver GA (1990) Paul Anthony Lembcke, MD, MHP: a pioneer in medical care evaluation. Am J of Public Health 80(3):342–348
20. Donabedian A (1966) Evaluating the quality of medical care. The Milbank Quarterly 83(4):691–729
21. Parsons T (1951) The social system. Free Press, New York
22. Croog SH, Levine S, Testa MA et al (1986) The effect of antihypertensive therapy on the quality of life. NEJM 314(26):1657–1664
23. US Dept of Health and Human Services, FDA, CDER, CBER, CDHR (2009) Guidances for industry, patient-reported outcome measures: use in medical product development, to support labelling claims. US Dept of Health and Human Services, Rockville MD
24. Patrick DL (2003) Patient-Reported Outcomes (PROs): an organizing tool for concepts, measures, and applications. QoL Newsletter 31:1–5
25. Armstrong D, Lilford R, Ogden J, Wessely S (2007) Health-related quality of life and the transformation of symptoms. Sociology of Health and Illness 29(4):570–583
26. Drossman AE, Corazziari JB, Talley NJ et al (1999) Rome II: a multinational consensus document on functional gastrointestinal disorders. Gut 45(Suppl II)II1–II81
27. De Gennaro M, Niero M, Von Gerhart A et al (2010) Validation of the International Consultancy on Incontinence Questionnaire-Paediatric Lower Urinary Tract Screening Questionnaire for Children. Urology 184(4):1662–1667
28. Merskey H (1994) Logic, language and truth in the concepts of pain, Quality of Life Research 3(Suppl 1):S69–S76
29. Melzak R (1975) The McGill pain questionnaire: major properties and scoring method. Pain 1:277–299
30. Niero M (2005) Qualità della vita e della salute. Franco Angeli, Milano
31. Ware JE, Kosinski M, Bayliss MS (1995) Comparison of methods for scoring and statistical analysis of SF-36 health profiles and summary measures: summary of results from the Medical Outcome Study. Medical Care 33:AS264–AS279

32. McKenna SP, Hunt SM, McEwen J (1981) Measuring health. Coom Helm, London
33. Deyo RA, Inui TS, Leininger JD et al (1982) Physical and psychological functions in rheumatoid arthritis: clinical use of a self administered instrument. Arch Int Med 142:879–882
34. Manoux-Singh A, Martikainen P, Ferrie J et al (2006) What does self-rated health measure? Results from the English Whitehall 2 and the French Gazel cohort studies. J Epidemiol Commun H 60:364–372
35. Manning WG, Newhouse JP, Ware JE (1981) The status of health in demand estimation: beyond excellent, good, fair and poor. Health Insurance Experiment Series R-2696-1-HHS. Rand, Santa Monica CA
36. Apolone G, Mosconi P, Ware E Jr (1997) Questionario sullo stato di salute SF-36: manuale d'uso e guida all'interpretazione dei risultati. Guerini e associati, Milano
37. Bertin G, Niero M, Porchia S (1992) L'adattamento del Nottingham Health Profile al contesto italiano. In: AAVV, Euroguide to the Nottingham Health Profile. Escubase, Montpellier, pp 183–223
38. WHOQoL group (1998) Development of the World Organization WHOQOL-BREF quality of life assessment. Psychological Medicine 28(3):551–558
39. Patrick DL, Erikson P (1993) Health status and health policy. Oxford University Press, Oxford
40. Aaronson NK, Ahmedzai S, Bergman B et al (1993) The European Organization for Research and Treatment of Cancer QLQ-C30: a quality of life instrument for use in international clinical trains in oncology. J Natl Cancer I 85(5):365–376
41. Zigmond AS, Snaith RP (1983) The hospital anxiety and depression scale. Acta Psychiatrica 67:361–370
42. Bradburn NM, Caplovitz D (1965) Reports on happiness; a pilot study of behavior related to mental health. National Institute of Mental Health. Aldine, Chicago
43. Bradburn NM (1969) The Structure of Psychological Well-being. Aldine, Chicago
44. Kammann R, Flett R (1983) Affectometer 2: A scale to measure current level of general happiness. Aust J Psychol 35:259-265
45. Dupuy HJ (1984) The Psychological Well-Being Index. In: Wenger NK, Mattson ME, Furberg CD (eds) Assessment of quality of life in clinical trials of cardiovascular therapies. Le Jacq publications, New York
46. O'Boyle CA, McGee HM, Hickey A et al (1993) The schedule for the evaluation of the individual quality of life (SEIQOL): administration manual. Department of Psychology, Medical School, Dublin
47. Hickey AM, Bury G, O'Boyle CA et al (1996) A new short form individual quality of life measure (SEIQoL-DW): application in a cohort of individuals with HIV/AIDS. Brit Med J 6–313(7048):29–33
48. Torrance GW (1986) Measurement of health state utilities for economic appraisal. J Health Econ 5:1–30
49. Green C, Brazier J, Deverill M (2000) Valuing the health-related quality of life: a review of health state valuation techniques. Pharmacoeconomics 17(2):151–165
50. Byrom B, Tiplady B (eds) (2010) ePRO solutions for patient-reported data. Gower, Farnham
51. Gwaltney CJ, Shields AL, Shiffman S (2008) Equivalence of electronic and paper-and-pencil administration of PRO measures. ISPOR ePRO good research practices task force report. Value Health 11(2):322–333
52. Linacre JM (2000) Computer-Adaptive Testing: a methodology whose time has come. Mesa Memorandum no. 69, University of Chicago
53. Hambleton RK, Swamanathan H, Rogers HJ (1991) Fundamentals of item response theory. Sage, Newbury Park
54. Andrich D (2004) Controversy and the Rasch model: a characteristic of incompatible paradigms? Medical Care 42(Suppl 1):S1–S16
55. Cella D, Yount S, Rothrock N et al (2007) The patient-reported outcomes measurement information system (PROMIS). Medcare 45(5 Suppl 1):S3–S11
56. Bjorner JB, Kosinski JE, Ware JE (2003) Using item response theory to calibrate the Headache

Impact Test IHIT to the metric of traditional headache scales. Quality of Life Research 12(8):981–1002
57. Holman R, Lindeboom R, Vermeulen R et al (2001) The Amsterdam Linear Disability Score (ALDS): the calibration of an item bank to measure functional status using item response theory. Quality of Life Newsletter 27:4–5
58. Walter OB, Becker J, Bjorner JB et al (2007), Development and evaluation of a computer adaptive test for anxiety (Anxiety-CAT). Quality of Life Research 16:143–155

La psicologia positiva e la scienza del benessere

9

Antonella Delle Fave, Raffaela D.G. Sartori

9.1 Teorie psicologiche e modelli di salute: lavori in corso

L'essere umano da sempre si interroga sull'origine della sofferenza e sulla ricerca della felicità. In seno alle tradizioni filosofiche e religiose di tutte le culture sono state elaborate risposte che permettessero di soddisfare tale ricerca di causa e di senso, squisitamente e ineludibilmente umana.

Negli ultimi due secoli sono emerse prove, via via più evidenti, della casualità insita nel mondo fisico e nell'evoluzione biologica. Il concetto di fitness come adattamento alle pressioni ambientali, e il primato dell'eredità biologica rispetto ad altri fattori di influenza sul comportamento umano hanno dominato modelli e teorie di gran parte delle scienze, compresa la psicologia [1, 2].

Nonostante questa spiccata enfasi sulle radici biologiche della realtà, gli scienziati stessi non hanno desistito dalla ricerca di dimensioni dell'esistenza che trascendessero i fantasmi del caso e del caos. Lo sforzo di armonizzare l'evidenza empirica con la dimensione simbolica ha dato luogo a una sorta di speculazione parallela sulla realtà che non ha cessato di generare quesiti e di produrre tentativi di risposta.

Agli albori del ventunesimo secolo, tuttavia, e alla luce dei limiti di una visione strettamente empirica e pragmatista, nell'ambito stesso degli studi evoluzionistici si sono sviluppati modelli sistematici più generali che potessero armonizzare le evidenze genetiche e biologiche con quelle, altrettanto pervasive, che scaturiscono dalla realtà culturale e psicologica della specie umana. Peterson e Somit [3] hanno proposto di considerare il comportamento come risultante dell'influenza combinata di quattro elementi: l'eredità genetica, la nicchia ecologica in cui l'individuo vive, l'interazione con gli altri membri del gruppo, e le esperienze personali e uniche per ciascun individuo. Più recentemente, Jablonka e Lamb [4] hanno sviluppato un modello integrato in cui i fondamentali fattori e meccanismi alla base dell'evoluzione sono le variazioni epigenetiche, conseguenze non casuali delle pressioni

---

A. Delle Fave (✉)
Dipartimento di Scienze Biomediche e Cliniche "Luigi Sacco", Università degli Studi di Milano
Milano
e-mail: antonella.dellefave@unimi.it

ambientali che si verificano all'interno dei vari livelli in cui è strutturato un organismo, incrementandone la plasticità e la flessibilità di adattamento. A livello strettamente biologico, tali variazioni epigenetiche riguardano differenze nell'espressione genica e nella struttura cellulare. A livello organismico, esse includono trasmissioni dirette di materiale da un organismo all'altro (ad esempio, attraverso l'allattamento). A livello di gruppo, le variazioni epigenetiche sono sintetizzabili nell'apprendimento sociale, in tutte le sue forme e manifestazioni. Infine, a un quarto livello di complessità, esempi di variazioni epigenetiche sono la produzione di informazione simbolica e la costruzione di artefatti, alcuni strumentali alla sopravvivenza e all'adattamento all'ambiente, altri di significato meramente simbolico. L'intenzionalità e l'auto-determinazione dell'individuo giocano un ruolo progressivamente più rilevante attraverso questi quattro livelli.

Inoltre, alla luce dei crescenti interrogativi su una visione della realtà prevalentemente materialistica, la psicologia si è trovata ad affrontare alcune proprie carenze strutturali. Delineatasi nella sua identità scientifica nella seconda metà dell'Ottocento, e sviluppatasi secondo più direzioni, non sempre concordanti per contenuti e procedure, questa disciplina si è affacciata al terzo millennio priva di una teoria unificante. Per l'esattezza, sforzi di sistematizzazione sono rintracciabili nella sua storia, ad esempio nelle teorie psicoanalitiche, che sono però incentrate sulle dimensioni patologiche del funzionamento mentale. Anche la psicologia evoluzionistica è frutto di sistematizzazione; essa tuttavia riconduce ogni esperienza e comportamento alla fitness biologica.

Nessuna di queste teorie fornisce un modello soddisfacente di benessere e salute mentale da cui poter muovere per analizzarne deviazioni e variazioni, come accade in medicina per la fisiologia rispetto alla patologia. Lo sviluppo della psichiatria e dei suoi strumenti diagnostici risulta paradossale in questa prospettiva, poiché classifica e cura deviazioni e anomalie in assenza di una chiara e sistematica descrizione della normalità da cui esse si dipartono. La stessa definizione di salute mentale elaborata dall'OMS [5] non si fonda su alcun modello psicologico unitario. In essa infatti la salute mentale è "uno stato di benessere in cui l'individuo realizza le proprie abilità, è in grado di gestire i normali stress della vita, può lavorare produttivamente e fruttuosamente, ed è in grado di dare un contributo alla propria comunità". Tale definizione non fa alcun riferimento a processi mentali e dimensioni psicologiche, ma si limita a descrivere manifestazioni osservabili della salute mentale, per di più connesse alla performance (gestire, realizzare, lavorare) piuttosto che considerare la sua essenza, per l'appunto, mentale.

9.2 Verso una definizione di benessere

In psicologia si deve a Rogers [6] la prima definizione di benessere, inteso come funzionamento completo della persona (*full functioning*). Esponente primario della psicologia umanistica, Rogers pose a fondamento dell'attività clinica una visione olistica dell'essere umano centrata sull'analisi delle risorse individuali, declinate nell'interazione con l'ambiente sociale di appartenenza. Tale prospettiva si scontrava però con le istanze di oggettivazione dei processi psicologici e con la tendenza alla visione frammentaria e analitica della conoscenza scientifica tipica del suo tempo. Non vi furono successivi tentativi sistematici di tradurre i concetti rogersiani in modelli teorici verificabili con strumenti di valutazione specifici e affidabili.

L'idea di benessere, tuttavia, rimase sottesa alle esplorazioni teoriche ed empiriche di numerosi studiosi, quali Antonovsky, Bandura, Deci e Csikszentmihalyi [7–10], i cui rispettivi costrutti di senso di coerenza, auto-efficacia, motivazione intrinseca ed esperienza ottimale aprirono la strada allo studio scientifico delle risorse psicologiche, del funzionamento ottimale, del benessere e della felicità.

Tale studio, peraltro, pone una serie di problemi concettuali e metodologici. Felicità e benessere, infatti, non sono termini neutri, poiché ogni gruppo sociale – e ogni individuo al suo interno – sviluppa una concezione di ciò che è buono e desiderabile. Inoltre ciò che è buono non corrisponde necessariamente a ciò che è desiderabile, né nella prospettiva individuale né in quella collettiva [11–13]. In particolare, ciascuna cultura modella comportamenti e orientamenti individuali e sociali attraverso un sistema definito di significati e simboli [14, 15].

Pur tenendo in considerazione queste difficoltà strutturali, la necessità di elaborare una concettualizzazione della "buona vita" fondata su evidenze empiriche, identificando i processi e i meccanismi di promozione del benessere e dello sviluppo positivo di individui e comunità, si è gradualmente imposta non solo alla psicologia, ma all'intero ambito delle scienze sociali.

9.3 La psicologia positiva

All'interno di questa svolta sostanziale nella visione della vita umana si è distinta per articolazione di modelli e fermento di ricerche la psicologia positiva, che mira a spostare l'attenzione "dall'esclusiva preoccupazione a riparare gli eventi negativi di vita alla costruzione di qualità positive" [16]. Essa non rappresenta un settore disciplinare a sé stante, ma piuttosto una prospettiva di ricerca che privilegia l'esplorazione degli aspetti costruttivi, creativi e propositivi di individui e gruppi, contrapponendosi a un'intera tradizione di ricerche e modelli teorici focalizzati su deficit, patologie e limitazioni dell'essere umano.

L'esistenza della psicologia positiva è stata sancita da un numero monografico di American Psychologist [16], cui è seguita la fondazione di riviste specializzate quali il multidisciplinare Journal of Happiness Studies e il Journal of Positive Psychology, nonché la pubblicazione di manuali [17]. La costituzione di network e associazioni nazionali e regionali, fino alla fondazione nel 2007 della International Positive Psychology Association (IPPA) ne hanno via via consolidato la presenza e il ruolo trainante nel panorama scientifico. Programmi di intervento e di formazione centrati sui costrutti propri della psicologia positiva si stanno moltiplicando e diffondendo.

Gli studi in psicologia positiva si articolano in due diverse prospettive [12]: l'edonismo e l'eudaimonismo. La prima prospettiva è centrata sul concetto di *subjective well-being* (SWB), che include una componente affettiva (presenza di emozioni positive e assenza di emozioni negative) e una cognitiva (la soddisfazione di vita)

[18, 19]. La seconda prospettiva invece utilizza i termini *psychological well-being* o *eudaimonic well-being* (PWB, EWB) ed è centrata su costrutti quali auto-realizzazione, auto-determinazione, punti di forza e virtù, costruzione di significati e di obiettivi [20–23]. Il termine eudaimonia è utilizzato nell'accezione proposta da Aristotele nell'Etica Nicomachea: esso implica un processo di interazione e mutua influenza tra benessere personale e benessere collettivo, tale per cui la felicità individuale si realizza nello spazio sociale. Nella prospettiva eudaimonica il benessere non è sinonimo di piacere e di emozioni positive; vengono piuttosto enfatizzate la capacità di perseguire obiettivi significativi per il singolo e la società, lo sviluppo di abilità e autonomia, le competenze sociali [24]. Questi elementi permettono di studiare il benessere nella sua dimensione complessa e di esplorare le relazioni tra qualità di vita percepita, definizione di obiettivi e azione sociale, svincolando i ricercatori dall'angusto approccio individualistico che caratterizza molte ricerche psicologiche [25, 26].

I costrutti e modelli della psicologia positiva sono stati utilizzati in ricerche empiriche, sia a scopo di validazione che di applicazione nei vari ambiti della vita quotidiana. Nelle sezioni seguenti verranno esemplificate alcune di queste potenzialità applicative.

9.3.1 La promozione della salute

È ormai noto che una condizione di malattia può essere vissuta come problema, ma anche come sfida e opportunità [27]. A fronte di limitazioni nelle attività quotidiane, infatti, persone con patologie croniche spesso riferiscono una buona o eccellente qualità di vita [28]. La psicologia positiva ha fornito importanti contributi in questo ambito, evidenziando le risorse che concorrono a un buon adattamento alla malattia [29].

L'auto-efficacia, ad esempio, definita come la percezione soggettiva di possedere adeguate capacità nella gestione di una situazione complessa, promuove la mobilitazione di competenze e abilità e si accompagna a elevati livelli di benessere psicologico e di qualità di vita [30].

La resilienza è invece la capacità di resistere a condizioni di grave disagio manifestando soddisfacenti livelli di adattamento e funzionamento [31]. Essa è facilitata da elevate abilità cognitive e affettive, dal supporto e dalla coesione familiare e da un'adeguata rete di sostegno sociale. Opportunamente guidati e supportati, pazienti e famiglie possono costruire resilienza in condizioni di malattia [32].

È stato inoltre evidenziato il ruolo centrale svolto dalla qualità dell'esperienza quotidiana. Le ricerche si sono in particolare concentrate sull'esperienza ottimale (o *flow*) [10, 15], uno stato positivo e complesso caratterizzato da concentrazione, coinvolgimento e percezione di elevate opportunità d'azione ambientali bilanciate con adeguate capacità personali. Oltre ad essere gratificante nell'immediato, l'esperienza ottimale promuove la coltivazione preferenziale a lungo termine degli interessi e attività ad essa associati. Tale esperienza viene comunemente riportata da persone con disabilità e patologie croniche in associazione a numerose attività quotidiane, sia lavorative che di tempo libero [33, 34].

Infine, il sostegno all'autonomia e all'autoderminazione [35] induce comportamenti salutari sia a breve che a lungo termine. Questa relazione è stata osservata nel mantenimento del calo ponderale in pazienti obesi [36] e nell'astensione dal fumo [37].

9.3.2 Benessere al lavoro e nello studio

Numerosi ricercatori nell'ambito della psicologia positiva hanno prestato attenzione alla promozione del benessere nell'ambito dello studio e del lavoro, attività che occupano la maggior parte della vita quotidiana dall'infanzia all'età avanzata.

Per quanto riguarda il lavoro, le ricerche si sono concentrate sui fattori favorenti sia il benessere lavorativo che il benessere generale di vita del lavoratore e il funzionamento ottimale dell'organizzazione [38]. Molti studi hanno esplorato il ruolo dell'esperienza ottimale, evidenziandone la relazione con la soddisfazione lavorativa [39] e con un tono dell'umore positivo [40]. Sono state esplorate, inoltre, le caratteristiche strutturali del lavoro che favoriscono benessere; tra di esse spiccano la varietà dei compiti, l'autonomia del lavoratore, chiari riscontri sulla qualità della performance, chiarezza e definizione dei risultati e significato del lavoro per l'individuo e la società [41, 42].

Nell'ambito educativo, l'autodeterminazione e la regolazione autonoma dell'apprendimento sono risultate positivamente correlate con elevati livelli di benessere [35], ma anche con migliori performance scolastiche [43]. Lo studio rappresenta inoltre un'occasione rilevante di esperienze ottimali [44], che favoriscono l'impegno scolastico a lungo termine e contribuiscono a definire obiettivi professionali e accademici [45, 46]. Infine, l'auto-efficacia scolastica è risultata promuovere aspirazioni accademiche elevate e facilitare l'associazione preferenziale delle attività di apprendimento all'esperienza ottimale [47].

9.3.3 Il valore positivo del tempo libero

Numerosi studi concordano nel ritenere il tempo libero un aspetto fondamentale della vita quotidiana. Stebbins [48] ha proposto la distinzione tra *casual leisure* e *serious leisure*, includendo nel primo termine attività non strutturate e prevalentemente passive, quali la fruizione televisiva o i videogiochi, nel secondo attività strutturate, complesse e che richiedono coinvolgimento e partecipazione attiva, come lo sport, gli hobby e la lettura. Grazie a queste caratteristiche, il tempo libero strutturato può rappresentare un'opportunità di crescita personale e di partecipazione sociale; dovrebbe essere considerato parte integrante delle molteplici relazioni degli individui con il proprio contesto sociale [49, 50].

Le ricerche sull'esperienza ottimale nel tempo libero ne hanno confermato la preferenziale associazione ad attività strutturate, come la pratica sportiva [51]. Tali attività permettono di esprimere abilità e competenze e, al tempo stesso, possono orientare obiettivi e progetti di vita [52]. Le attività non strutturate, per contro, piacevoli ma non impegnative, rappresentano invece primarie occasioni di rilassamento e di svago [53].

Altri studi hanno evidenziato come motivazione intrinseca e auto-efficacia siano positivi predittori della partecipazione ad attività sportive [54], con effetti sia diretti che indiretti sulla motivazione alla pratica sportiva nel tempo libero.

9.4 Cultura e promozione del benessere

In considerazione del tema portante di questo volume, e di quanto esposto in questo capitolo, possiamo affermare che le attività culturali presentano elevato potenziale di promozione del benessere, a più livelli.

A livello individuale, nell'ambito del *serious leisure*, la fruizione culturale rappresenta un'attività strutturata e complessa, che mobilizza risorse intellettuali e favorisce l'incremento delle conoscenze, permettendo peraltro all'individuo di operare una selezione attiva dei contenuti di interesse, in base a predisposizioni, talenti e motivazioni personali. L'attiva produzione culturale ha un ulteriore valore aggiunto, in quanto permette l'espressione di abilità e capacità, e lo sviluppo della creatività. In entrambe le condizioni, la pratica culturale può diventare occasione di esperienza ottimale; può addirittura trasformarsi da attività di tempo libero ad attività produttiva, in termini di studio o di professione, con ulteriore ampliamento del suo valore e significato per la traiettoria di sviluppo e progettualità dell'individuo.

A livello sociale, la cultura rappresenta il prodotto di un'eredità transgenerazionale, che continuamente si implementa e si trasforma [15], promuovendo lo sviluppo della complessità della comunità. Inoltre, nell'attuale contesto, sempre più multiculturale, la fruizione e la produzione di cultura diventano importanti occasioni di confronto e conoscenza tra tradizioni e storie diverse, che possono arricchirsi reciprocamente.

Supportare quindi fin dall'infanzia l'attenzione e l'interesse per la fruizione e la pratica culturale non solo è auspicabile, grazie alle sue potenzialità come strumento per generare benessere, ma è altresì necessario per costruire società basate sulla partecipazione e sulla condivisione.

Bibliografia

1. Flinn MV (1997) Culture and the evolution of social learning. Evol Human Behav 18:23–67
2. Kaplan H, Hill K (1992) The evolutionary ecology of food acquisition. In: Smith EA, Winterhalder B (eds) Evolutionary ecology. Hawthorne, Aldine-de Gruyter, New York, pp 167–201
3. Peterson SA, Somit A (1978) Methodological problems associated with a biologically-oriented social science. J Soc Biol Struct 1:11–25
4. Jablonka E, Lamb MJ (2005) Evolution in four dimensions. Genetic, epigenetic, behavioural and symbolic variations in the history of life. MIT Press, Cambridge MA
5. World Health Organization (2004) Promoting mental health: Concepts, emerging evidence, practice (Summary report). WHO, Geneva

6. Rogers C (1967) On becoming a person: a therapist's view of psychotherapy. Constable, London
7. Antonovsky A (1979) Health, stress and coping. Jossey Bass, San Francisco
8. Bandura A (1977) Self-efficacy: toward a unifying theory of behavioural change. Psychol Rev 84:191–215
9. Deci EL (1975) Intrinsic motivation. Plenum, New York
10. Csikszentmihalyi M (1975) Beyond boredom and anxiety. Jossey Bass, San Francisco
11. Massimini F, Delle Fave A (2000) Individual development in a bio-cultural perspective. Am Psychol 55:24–33
12. Ryan RM, Deci EL (2001) On happiness and human potentials: a review of research on hedonic and eudaimonic well-being. Annu Rev Psychol 52:141–166
13. Uchida Y, Norasakkunkit V, Kitayama S (2004) Cultural constructions of happiness: theory and empirical evidence. J Happ Stud 5(3):223–239
14. Baumeister RF (2005) The cultural animal. Oxford University Press, New York
15. Delle Fave A, Massimini F, Bassi M (2011) Psychological selection and optimal experience across cultures. Social empowerment through personal growth. Springer Science, Dordrecht NL
16. Seligman ME, Csikszentmihalyi M (2000) Positive psychology. An introduction. Am Psychol 1:5–14
17. Snyder CR, Lopez SJ (eds) (2009) Handbook of positive psychology, 2nd edn. Oxford University Press, New York
18. Diener E (2000) Subjective well-being. The science of happiness and a proposal for a national index. Am Psychol 55:34–43
19. Veenhoven R (2003) Hedonism and happiness. J Happ Stud 4:437–457
20. Keyes CL (2007) Promoting and protecting mental health as flourishing. A complementary strategy for improving national mental health. Am Psychol 62:95–108
21. Peterson C, Seligman ME (2004) Character strengths and virtues: a classification and handbook. American Psychological Association, Washington DC
22. Ryff CD, Singer BH (2008) Know thyself and become what you are: a eudaimonic approach to psychological well-being. J Happ Stud 9:13–39
23. Waterman AS (2008) Reconsidering happiness: a eudaimonist's perspective. J Pos Psychol 3:234–252
24. Delle Fave A (2007) Introduzione. Le dimensioni soggettive del benessere e la psicologia positiva. In: Delle Fave A (a cura di) La condivisione del benessere. Il contributo della psicologia positive. Franco Angeli, Milano pp 9–19
25. Csikszentmihalyi M, Csikszentmihalyi I (eds) (2006) A life worth living: contributions to positive psychology. Oxford University Press, New York
26. Haworth J, Hart G (eds) (2007) Well-being: individual, community, and social perspectives. Basingstoke, Palgrave
27. Sodergren S, Hyland M (2000) What are the positive consequences of illness? Psychol Health 15:85–97
28. Albrecht G, Devlieger P (1999) The disability paradox: high quality of life against all odds. Soc Sci Med 48:977–988
29. Delle Fave A, Bassi M (2007) Psicologia e salute. L'esperienza di utenti e operatori. UTET Università, Torino
30. Kuijer RG, de Ridder DTD (2003) Discrepancy in illness-related goals and quality of life in chronically ill patients: the role of self-efficacy. Psychol Health 18:313–330
31. Masten AS, Reed MG (2002) Resilience in development. In: Snyder CR, Lopez SJ (eds) Handbook of positive psychology. Oxford University Press, New York, pp 74–87
32. Rolland JS (2005) Cancer and the family: an integrative model. Cancer 104(11):2584–2595
33. Delle Fave A, Massimini F (2005) The relevance of subjective wellbeing to social policies: optimal experience and tailored intervention. In: Huppert F, Keverne B, Baylis N (eds) The Science of wellbeing. Oxford University Press, Oxford, pp 379–404
34. Lanfranchi F, Frecchiami A, Delle Fave A (2011) Interventi riabilitativi ed esperienza ottimale nel contesto montano. Psichiatria di Comunità 10:95–102

35. Deci EL, Ryan RM (2000) The "what" and "why" of goal pursuits: human needs and the self-determination of behavior. Psychol Inq 11:227–268
36. Williams G, Grow V, Freedman Z et al (1996) Motivational predictors of weight loss and weight-loss maintenance. J Pers Soc Psychol 70:115–126
37. Williams G, Deci E (2001) Activating patients for smoking cessation through physician autonomy support. Med Care 39:813–823
38. Linley PA, Harrington S, Garcea N (eds) (2010) Oxford handbook of positive psychology and work. Oxford University Press, New York
39. Bakker AB (2008) The work-related flow inventory: construction and initial validation of the WOLF. J Vocat Behav 72:400–414
40. Fullagar CJ, Kelloway EK (2009) "Flow" at work: an experience sampling approach. J Occup Health Psychol 82:595–615
41. Demerouti E (2006) Job characteristics, flow, and performance: the moderating role of conscientiousness. J Occup Health Psychol 11:266–280
42. Page KM, Vella-Brodrick DA (2009) The "what", "why" and "how" of employee well-being. Soc Indic Res 90:441–458
43. Burton K, Lydon J, D'Alessandro D et al (2006) The differential effects of intrinsic and identified motivation on wellbeing and performance: prospective, experimental, and implicit approaches to self-determination theory. J Pers Soc Psychol 91:750–762
44. Bassi M, Delle Fave A (2011) Optimal experience and self-determination at school: joining perspectives. Mot Emot, doi 10.1007/s11031-011-9268-z
45. Asakawa K, Csikszentmihalyi M (1998) The quality of experience of Asian American adolescents in activities related to future goals. J Youth Adolescence 27:141–163
46. Hektner J (2001) Family, school, and community predictors of adolescent growth conducive experiences: global and specific approaches. Appl Develop Science 5:172–183
47. Bassi M, Steca P, Delle Fave A et al (2007) Academic self-efficacy beliefs and quality of experience in learning. J Youth Adolescent 36:301–312
48. Stebbins RA (1997) Serious leisure and well-being, in work, leisure, and well-being. Routledge, London, pp 117–130
49. Rojek C (2000) Leisure and culture. MacMillan, Basingstoke
50. Haworth J (2007) Work, leisure and well-being in changing social conditions. In: Haworth J, Hart G (eds) Well-being: individual, community, and societal perspectives. Palgrave McMillan, London, pp 241–255
51. Jackson SA, Csikszentmihalyi M (1999) Flow in sports: the keys to optimal experiences and performances. Human Kinetics, Champaign, IL
52. Delle Fave A, Massimini F (2003) Making disability into a resource. The Psychologist 16:133–134
53. Delle Fave A, Bassi M (2003) Italian adolescents and leisure: The role of engagement and optimal experience. In: Verma S, Larson R (eds) Examining adolescent leisure time across cultures: developmental opportunities and risks. New directions in child and adolescent development. Jossey-Bass, San Francisco, pp 79–93
54. Chiu LK, Kayat K (2010) Psychological determinants of leisure time physical activity participation among public university students in Malaysia. AJTLHE 2(2):33–45

Dalla salute mentale a quella fisica: medicina psicosomatica, stress e personalità

10

Angelo Compare, Cristina Zarbo, Elena Baldassari, Alberto Bonardi

10.1 Il rapporto mente-corpo e il concetto di stress

10.1.1 Cenni storici sull'evoluzione del rapporto mente-corpo e lo sviluppo della psicosomatica

A seguito delle numerose discussioni riguardanti i vari fattori alla base del rapporto mente-corpo, si è giunti alla conclusione che queste componenti facciano parte di un unico sistema complesso specializzato ad adattarsi e a rispondere, nel migliore dei modi, alle richieste provenienti dall'ambiente esterno. Sin dall'antica Grecia, grazie al contributo di numerosi autori, tra cui Ippocrate, e alla sua teoria sulla patologia umorale, si è sottolineato l'imprescindibile rapporto tra la mente e il corpo, tra "psiche e soma", da cui nasce il termine *psicosomatica*. Generalizzando, si può affermare che nei secoli precedenti alle grandi scoperte in campo medico, in cui si iniziò a identificare le malattie sulla base di infezioni batteriche e virali, la patologia veniva inserita in un contesto più ampio, che considerava i fattori emotivi e sociali del paziente come fattori molto significativi. Tuttavia, come sottolineato da Solano [1], le questioni inerenti la psicosomatica riaffiorarono nella seconda metà dell'Ottocento con l'affermarsi della medicina scientifica in un'ottica positivista.

Si assiste, in questo modo, alla creazione di un filone di ricerca capeggiato da Freud in cui i disturbi fisici vengono presi in considerazione a prescindere dal substrato anatomo-patologico. Il fondatore della psicanalisi, introducendo la nozione di inconscio nella scienza medica, distinse il sintomo in due componenti: una prettamente medica e l'altra più strettamente psicologica, considerando il corpo come un veicolo d'informazione per le sofferenze mentali. Fino agli anni '70 le malattie psicosomatiche vennero collocate all'interno delle patologie prive di origini note sul piano biologico, rispettando la definizione che ne aveva fatto Freud. Le ipotesi

---

A. Compare (✉)
Psicologo specialista in Psicoterapia, Professore presso il Corso di Laurea in Psicologia
Università degli Studi di Bergamo, Bergamo
e-mail: angelo.compare@unibg.it

psicologiche riguardanti la psicosomatica iniziarono ad essere generate intorno agli anni '20 da un filone di medici d'ispirazione psicanalitica che indagavano gli aspetti psicologici legati ai disturbi fisici apparentemente causati da specifiche alterazioni anatomo-patologiche. Questi movimenti possono essere considerati alla base della creazione della rivista *Psychosomatic Medicine* nel 1939 e della fondazione dell'*American Psychosomatic Society* nel 1942.

Dalla seconda metà dell'Ottocento fino agli anni '70 del Novecento si può quindi assistere a un ribaltamento della concezione della patologia in campo medico, con la costruzione di numerosi indirizzi teorici e di ricerca che vennero recuperati successivamente. Tra questi indirizzi si possono citare gli studi di Flanders Dunbar [2] che, tramite questionari, test e scale, costituì profili di personalità associandoli alle diverse malattie.

Un altro autore importante in questo periodo fu Franz Alexander [3] per il quale le alterazioni fisiologiche sarebbero causate da "emozioni croniche rimosse". Nello specifico, l'autore sosteneva che stati emozionali conflittuali fossero implicati nell'eziopatogenesi di alcune malattie psicosomatiche tramite l'intercessione del sistema neurovegetativo, stimolando alla "lotta" o alla "fuga" nelle situazioni di pericolo; laddove queste disposizioni fossero bloccate si verificherebbe uno sconvolgimento a livello neurovegetativo interno che, cronicizzandosi, provocherebbe una patologia somatica. Diversamente, Harold Wolff [4] attribuisce alle modalità di reazione agli eventi di vita degli individui la nascita e la progressione della malattia.

A partire degli anni '70, tuttavia, si assiste a un ribaltamento del concetto di medicina, con il passaggio da una prospettiva monocausale e lineare, dominante da secoli nel panorama scientifico, a un modello multicausale. Grazie all'influenza di Engel [5], infatti, nasce il nuovo modello biopsicosociale, in cui ogni condizione di salute e malattia viene considerata la conseguenza dell'interazione circolare e interattiva di più fattori: biologici, psicologici e sociali. In questa prospettiva non è sufficiente considerare un'unica semplice causa per spiegare la patologia, ma vi è un'influenza circolare e reciproca tra molteplici elementi che impediscono d'individuare la scintilla che l'ha generata. In questo modo viene appianata la differenziazione precedentemente costruita tra malattie somatiche e non, sottolineando gli effetti dei fattori psicosociali sulla salute. In questo modo, il sintomo perde il suo valore simbolico, spostando l'attenzione dalla conflittualità psichica alla carenza di mentalizzazione.

Una svolta importante che sottolinea definitivamente l'importanza dell'interazione anima-corpo fu la Convenzione di Parma del 1997, in cui la Società Italiana Psicosomatica approvò un *Consensus Statement* [6] volto a definire la Psicosomatica e ridefinire il rapporto medico-paziente, con l'intento di non trascurare la componente soggettiva insita in ogni essere umano, con la complessità delle sue emozioni ed esperienze; questo per evitare il rischio di vedere il paziente come un elenco di cifre e referti presenti in una cartella clinica. Viene così recuperata una scienza basata sul malato anziché sulla malattia e, tra i fattori di rischio delle malattie fisiche, si iniziano a includere variabili di personalità, stili di vita, modelli comportamentali e relazioni interpersonali. Si arriva dunque a pensare che la cura di tutte quelle patologie definite funzionali richiederebbe, in realtà, l'integrazione di due componenti filosofiche, la psicologia e la medicina, prescrivendo così la collaborazione tra le due discipline che fino ad allora avevano percorso traiettorie parallele.

In questo modo, viene perso il concetto di corpo umano come macchina curabile tramite una scomposizione del sistema nelle sue parti e si passa a una prospettiva più globale che considera il corpo umano come un sistema complesso, incurabile tramite processi causa-effetto: "l'interazione tra i fattori interni ed esterni è necessaria per la conservazione della salute e disturbi nella presente comunicazione sono alla base dello sviluppo di malattie" [7].

Il modello biopsicosociale rappresenta la matrice epistemologica in cui inquadrare i disturbi da stress e da somatizzazione. In ambito medico prevale una prospettiva multifattoriale in cui è ormai accettata l'idea che il benessere fisico sia influenzato da sentimenti ed emozioni che possono ripercuotersi sul corpo. La componente psicologica, infatti, a seconda della sua natura, potrà influire sulla salute, contrastando o favorendo l'insorgere di malattia.

10.1.2 La nascita del concetto di stress

La scoperta della complessità dell'essere umano, costituito da elementi costantemente in dialogo tra loro, ha consentito l'individuazione degli elementi alla base del rapporto mente-corpo-ambiente, rilevando la funzione svolta congiuntamente da questi dispositivi che consentono un equilibrio adattivo interno funzionale all'ambiente esterno. L'esperienza psichica che deriva dalle interazioni uomo-ambiente viene comunicata attraverso il linguaggio neuro-ormonale, tra cui il sistema di comunicazione ormonale dell'asse ipotalamo-ipofisi-surrene (*Hypotalamus-Pituitary-Adrenal*, HPA) [8].

Gli ormoni dell'asse HPA controllano il mantenimento dell'equilibrio di molte funzioni importanti per il nostro corpo, assicurando il benessere del soggetto. Quest'asse è attivato dallo stress e i suoi ormoni, in particolare il cortisolo, contribuiscono ad assicurare al corpo l'energia sufficiente per gestire lo stress, proteggendo il soggetto da malattie psichiatriche e somatiche, tra cui depressione, disturbi da stress post-traumatico, disturbi alimentari, ipertensione, iperlipidemia, ipercolesterolemia, disfunzioni sessuali, immunosoppressione.

Studi su pazienti psichiatrici con importanti sintomi depressivi hanno dimostrato che lo stress ha la capacità di alterare i meccanismi di ripristino della struttura del DNA danneggiato dai raggi X. Si sottolinea così l'importanza del ruolo svolto dallo stress all'interno di molte teorie che si pongono l'obiettivo di studiare il rapporto mente-corpo e lo sviluppo delle malattie psicosomatiche.

Nell'ambito della psicologia, il termine stress ha fatto il suo ingresso nel 1939, anno in cui Cannon [9] ha utilizzato il termine intendendolo come uno stimolo negativo che agendo sull'organismo a livello biologico, psicologico e sociale era in grado di produrre effetti nocivi. Successivamente, Selye [10, 11], applicando stimoli nocivi (definiti *stressor*) su animali da esperimento, si accorse che, in seguito allo stimolo, veniva da loro prodotto un tipo di risposta comune; a partire da tale esperimento, Selye ridefinì il termine stress come la reazione biologica caratterizzata

dall'attivazione dell'asse ipofisi-corticosurrene, capace di innescare un insieme di reazioni difensive fisiologiche e psicologiche attuate per far fronte a una minaccia o a una sfida. La somma di tutte le reazioni sistemiche dell'organismo, conseguenti a una prolungata esposizione allo stress, venne definita "sindrome generale di adattamento" e organizzata in tre fasi:
1. fase "di allarme", causata da una forma di stress acuto che determina una iperattivazione ipofisi-corticosurrene al fine di mobilizzare le difese dell'organismo;
2. fase "di resistenza", in cui l'organismo si adatta allo stimolo;
3. fase "di esaurimento", che subentra quando l'esposizione allo stressor si protrae in modo abnorme e l'organismo entra in uno stato di esaurimento funzionale. In questa fase, si producono nell'organismo patologie difficilmente reversibili.

Inoltre, Selye [10] fu il primo ad accorgersi che lo stress non è una condizione necessariamente patologica e negativa, ma una reazione adattativa, finalizzata a ristabilire o a mantenere l'equilibrio omeostatico.

Successivamente a tale formulazione, si sono sviluppati filoni di ricerca focalizzati a indagare l'effetto di specifici eventi sulla salute degli individui, a prescindere dalle caratteristiche e dalla situazione del soggetto stesso che li sperimenta. Lazarus e Folkman [12] definirono lo stress come la condizione derivante dall'interazione di variabili ambientali e individuali, mediate da variabili di tipo cognitivo. In questa prospettiva, lo stress è stato concepito come qualcosa di relazionale e dinamico, in cui viene posto l'accento sulla componente soggettiva: la valutazione cognitiva dell'evento stressante determina infatti l'entità della reazione emozionale-fisiologica. In questo modo, ogni evento suscettibile di produrre una reazione emozionale potrebbe essere considerato un evento stressante strettamente legato al modo in cui il soggetto lo percepisce e lo valuta [13].

Lo stress può essere definito come tutto ciò che perturba l'omeostasi di un organismo, che reagisce attivando risposte regolative per far fronte ad esso, bilanciando le caratteristiche degli eventi e le risorse personali del soggetto e determinando così il successo o l'insuccesso dei processi adattivi messi in atto. Lo sforzo di ridurre lo stress è chiamato *coping* [1]. Il coping è il processo con cui gli individui aspirano a gestire la discrepanza percepita tra richieste e risorse. Esso non può essere sempre funzionale e non raggiunge sempre l'obiettivo, ma può addirittura portare a un incremento della portata stressogena dell'evento.

10.1.3 Basi neuropsicologiche dello stress

Si può affermare che lo stress sia una componente normale della condizione umana. Quando ci troviamo in condizioni di stress il corpo reagisce in molti modi diversi, tramite risposte regolate dal sistema nervoso autonomo (SNA), diviso in sistema nervoso simpatico e sistema nervoso parasimpatico. Il sistema nervoso simpatico controlla il meccanismo ancestrale di difesa denominato "sistema di attacco o fuga".

Come si può osservare dalla Figura 10.1, in una situazione stressante la nostra corteccia cerebrale invia un segnale al sistema nervoso simpatico, informando il

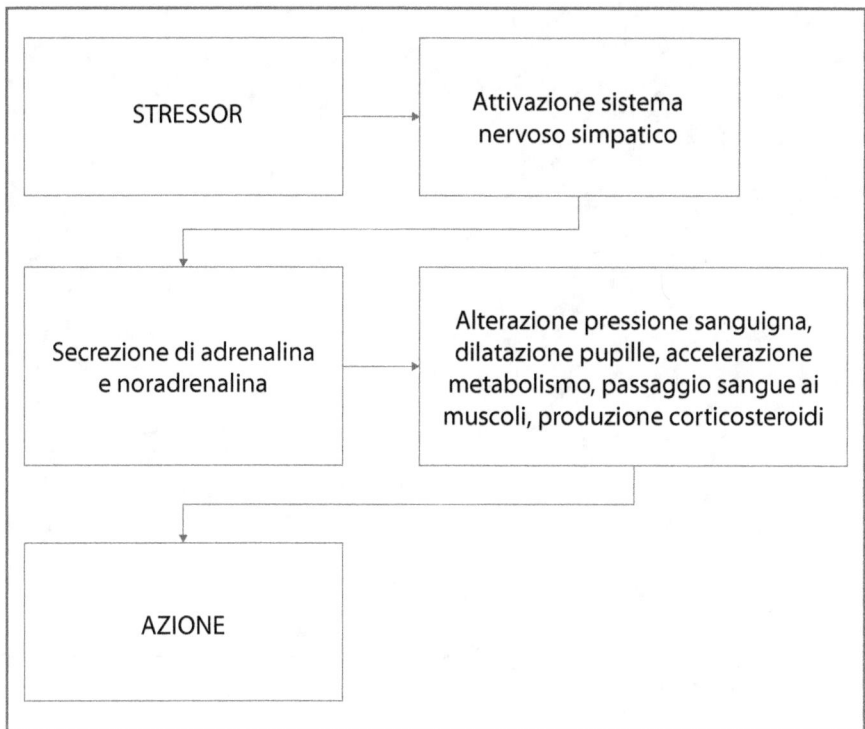

Fig. 10.1 Reazione di attacco e fuga

corpo di prepararsi all'azione immediata. Da questo momento, le surrenali cominciano a secernere adrenalina e noradrenalina, che innescano una reazione a catena, in cui il nostro corpo si prepara alla lotta.

Le principali reazioni biologiche sono le seguenti:
- la pressione del sangue si alza, il cuore pompa più velocemente e il sangue viene deviato dall'apparato digerente e inviato ai muscoli, necessari per sostenere la fuga;
- la velocità del metabolismo aumenta, consumando più ossigeno per alimentare questa attività;
- le pupille si dilatano per incrementare l'apporto di luce e migliorare la visione notturna;
- altre cellule delle surrenali si attivano per produrre i corticosteroidi, causando un brusco aumento della glicemia per procurare combustibile;
- la "reazione di attacco o fuga" ci prepara all'azione.

Le reazioni fisiologiche sopra descritte furono utili per la sopravvivenza dei nostri antenati, quando bisognava fare attenzione ai predatori ed essere pronti alla lotta, per preservare la propria vita. Nella vita moderna, però, in cui la sopravvivenza non dipende più dalla lotta vera e propria, lo stress prodotto dal meccanismo di "attacco-fuga" rischia di tradursi in seri danni al nostro organismo e alla nostra psiche.

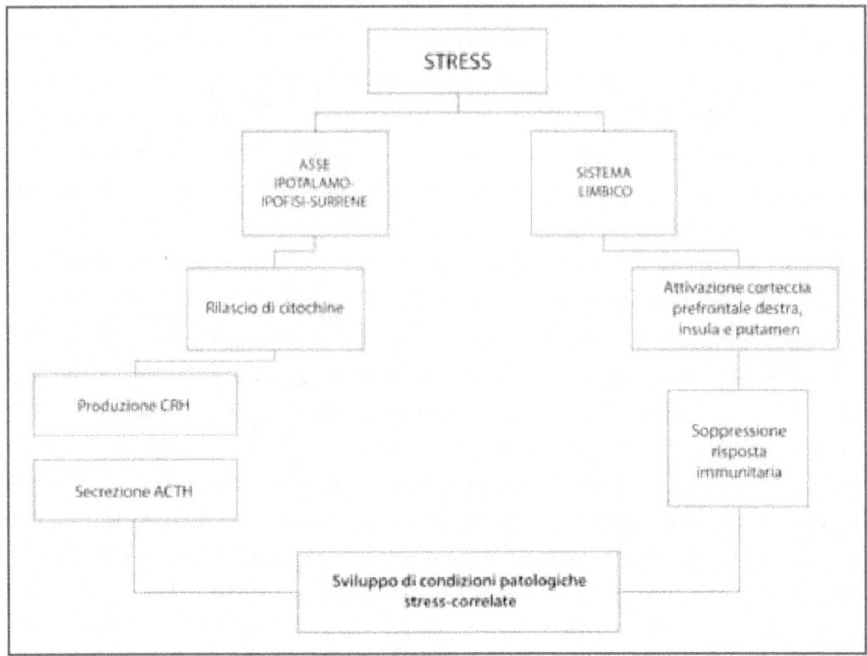

Fig. 10.2 Basi neuropsicologiche dello stress

Da un punto di vista anatomico, i sistemi che nell'organismo sono deputati al controllo della risposta agli stimoli stressanti sono due, strettamente interconnessi tra loro: l'asse ipotalamo-ipofisi-surrene e il sistema limbico (Fig. 10.2).

10.1.3.1 Asse ipotalamo-ipofisi-surrene

Lo stressor attiva il sistema immunitario che rilascia alcune citochine. Queste, a loro volta, stimolano le cellule neuroendocrine del nucleo paraventricolare dell'ipotalamo per produrre l'ormone di rilascio della corticotropina (*Corticotropin Releasing Hormone*, CRH) che, entrando nei capillari del circolo portale ipofisario, giunge alle cellule corticotrope dell'adenoipofisi, le quali secernono adrenocorticotropina (*Adrenocorticotropin Hormone*, ACTH). L'organo bersaglio dell'ACTH è la zona fascicolata della corticale del surrene che, se stimolata, produce ormoni glicocorticoidi (cortisone). Dal cortisone, attraverso una serie di tappe metaboliche, si giunge al cortisolo, universalmente riconosciuto come l'"ormone dello stress" [14]. Un elevato livello di cortisolo, determina diverse condizioni patologiche stress-correlate come depressione, disturbi cognitivi, aumento della morbilità per malattie cardiovascolari, depressione del sistema immunitario [15].

10.1.3.2 Il sistema limbico

Studi di neuroimaging (risonanza magnetica, RM) hanno permesso di identificare le aree neuroanatomiche che sono implicate nei processi di percezione, cognizione ed emozione. I dati sui processi emotivi suggeriscono che esiste una rete comune neurale composta da corteccia prefrontale, amigdala, insula, nuclei della base e cingolato anteriore [16, 17]. Mentre la corteccia prefrontale sinistra sembrerebbe associata a emozioni positive e ai meccanismi di ricompensa, la corteccia prefrontale destra sembra avere un ruolo chiave nella reazione allo stress, poiché è strettamente correlata con i meccanismi emozionali, d'attenzione e con il rilascio di alcuni mediatori dello stress (ormoni e neurotrasmettitori) [18]. Inoltre, l'attivazione di alcune aree della corteccia prefrontale destra sono associate alla soppressione della risposta immunitaria, suggerendo che quest'area agisca da mediatore tra lo stress psicosociale e i suoi effetti sulla salute fisica e mentale [19]. Wang et al. [19], nel 2005, posero la loro attenzione sugli effetti che lo stress psicosociale a cui siamo quotidianamente sottoposti può avere sulla salute dimostrando un incremento di flusso a livello della corteccia prefrontale destra, con un aumento significativo anche a livello dell'insula e del putamen.

Molto interessante è l'evidenza che la modificazione del flusso è in grado di mantenersi anche dopo la scomparsa dello stimolo stressogeno e risulta significativamente correlata con le fluttuazioni del cortisolo salivare e della frequenza cardiaca. Da tale studio viene confermata, inoltre, l'importanza della componente ansiogena insita nel processo stressogeno: le strutture cerebrali in cui si verificano modificazioni del flusso cerebrale risultano le stesse, sia in caso di ansia che di stress [19].

10.1.4 DSM-IV-TR e classificazione delle malattie psicosomatiche

Secondo il DSM-IV-TR [20], le malattie considerate psicosomatiche sono:
- disturbo da somatizzazione;
- disturbo di conversione;
- disturbo algico;
- ipocondria;
- disturbo di dismorfismo corporeo;
- disturbo somatoforme indifferenziato;
- disturbi somatoformi NAS.

Si è sempre più consapevoli che sintomi psicologici che non raggiungono la soglia di un disturbo psichiatrico possono influenzare la qualità della vita e avere importanti implicazioni fisiopatologiche e terapeutiche. Tali patologie dovrebbero essere considerate malattie vere e proprie che comportano danni a livello organico e che possono essere causate o aggravate da fattori emozionali. Le principali regioni fisiche in cui possono manifestarsi sono diverse:
- sistema cardiovascolare;
- sistema respiratorio;
- apparato gastroenterico;
- cute;
- sistema endocrino;
- sistema immunitario.

10.2 Le patologie da somatizzazione

Le emozioni influenzano anche il nostro respiro e il modo in cui agiamo. Infatti, gli atteggiamenti che assumiamo non si riflettono unicamente nella postura del corpo e nei toni della voce. Ognuno sente il bisogno di alleviare e controllare le emozioni, ognuno di noi sente il bisogno di somatizzare, di vivere cioè nel proprio corpo emozioni molto forti: l'azione di somatizzazione è comune a ogni essere umano. Tuttavia, per alcuni individui somatizzare diventa eccessivo e dannoso. Nel momento in cui si somatizzano emozioni e stress per troppo tempo, il corpo si affatica e si corre il rischio di ammalarsi. Nei disturbi psicosomatici prendono forma alcuni meccanismi difensivi in cui il disagio psichico viene espresso direttamente attraverso il corpo. "In queste malattie l'ansia, la sofferenza, la depressione, le emozioni troppo dolorose per poter essere vissute e sentite, trovano una 'via di scarico' nel soma (il disturbo)" [8].

Per "malattie psicosomatiche" s'intendono quelle condizioni patologiche situate tra la psiche e il soma, che producono una sintomatologia di tipo funzionale e organico e in cui vi è la possibilità d'individuare un'origine psicologica.

Diversamente, "somatizzazione" è considerato il processo che sta alla base del disturbo psicosomatico, che può essere definito come l'espressione di contenuti psichici in sintomi fisici, mediante il coinvolgimento dei sistemi endocrino e immunitario. L'elemento che trasforma lo stress in malattia è il perdurare nel tempo dello stressor. Tramite questa variabile si possono sviluppare sintomatologie psicofisiche che facilitano l'insorgere di patologie. Tra le malattie più frequenti si possono enunciare: quelle gastroenteriche e cardiovascolari, come per esempio il colon irritabile e l'ipertensione arteriosa. Lo stress implica il coinvolgimento di vari sistemi dell'organismo: muscolo-scheletrico, cardiovascolare, nervoso, immunitario, gastrointestinale e neuroendocrino.

L'*American Psychiatric Association* [20] definisce come psicosomatico "tutto ciò che fa riferimento a una costante e inseparabile interazione della psiche (mente) e del soma (corpo)". Il termine "psicosomatica" è infatti composto da due parole di origine greca: *psiche* (che significa anima) e *soma* (che significa corpo), indicando l'inscindibile legame fra questi due fattori. La somatizzazione può essere quindi definita come l'espressione di disagio psicologico attraverso sintomi fisici.

Molti autori hanno proposto interessanti teorie sulla psicosomatica. Fra tutti, Alexander [3] diede uno dei maggiori contributi proponendo un "modello specifico di conflitto" che, secondo l'autore, sarebbe all'origine di alcune affezioni psicosomatiche. Egli affermò che, affinché si palesi il disturbo, sarebbe fondamentale la compresenza di tre fattori:
- un modello specifico di conflitto;
- una predisposizione del corpo (fattore X);
- una situazione di conflitto attuale.

Secondo tale modello, il ruolo cardine sarebbe rivestito dalla differenza individuale nell'elaborazione dei fattori emotivi. Ancora oggi si può ritenere valida la coesistenza di fattori conflittuali con le differenze individuali [21]. I disturbi psicosomatici sarebbero conseguenti alla persistenza e alla cronicizzazione dell'attiva-

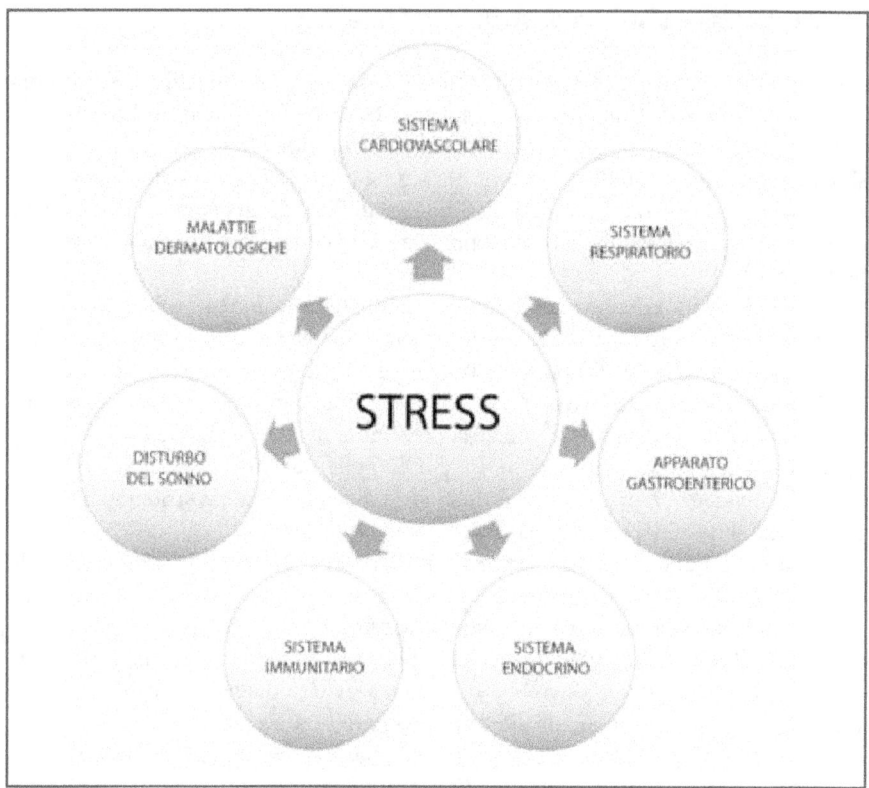

Fig. 10.3 Stress e disturbi psicosomatici

zione fisiologica, dovuta a uno specifico conflitto psichico che impedirebbe lo scarico delle emozioni mediante l'azione. Le patologie psicosomatiche (Fig. 10.3), dipendenti dal blocco delle emozioni e connesse alle attività del sistema parasimpatico, riguarderebbero diversi disturbi funzionali (gastroenterici, asma, affaticamento cronico), esito di un fenomeno psicologico e vegetativo di "ritirata" dell'azione e di disimpegno dall'adattamento verso un ambiente ostile. I suddetti studi hanno avuto il merito di proporre l'idea di una multifattorialità della malattia psicosomatica [3] in cui la personalità predisponente, l'evento stressante e i meccanismi neuroendocrini sono quesiti ancora in discussione.

Oggi la Medicina Psicosomatica è considerata una branca della medicina, specializzata maggiormente sul lato psichico della malattia, che considera l'organismo umano non più come una macchina fisiologica puramente derivante dalla biochimica, ma come sistema in cui anche le accezioni emotive concorrono per la predisposizione alla malattia; vengono oggi rifiutati i confini tra lo stato di salute e lo stato di malattia, mostrando come non esista più la distinzione tra "malattie psicosomatiche" e "malattie somatiche", ma come ogni forma di patologia possa avere anche una componente di tipo emozionale [22].

10.2.1 Stress e sistema gastrointestinale

Il sistema digerente è considerato la parte del corpo più sensibile alle emozioni ma, nonostante ciò, generalmente la componente psichica sottostante un disturbo del sistema gastrointestinale viene considerata solo in modo generico attraverso l'espressione di concetti piuttosto vaghi. La stretta connessione tra sistema digerente ed emozioni può essere spiegata dalla fitta rete di fibre del sistema nervoso vegetativo, simpatico e parasimpatico, che fanno da via di comunicazione tra i centri cerebrali e i visceri.

Lo studio più accurato riguardante le malattie del sistema gastrointestinale proviene da Franz Alexander, il quale giunse alla conclusione che il tratto gastrointestinale, a causa delle sue tre funzioni principali sul cibo (assunzione, assimilazione ed eliminazione), è particolarmente adatto a esprimere tendenze emotive elementari, in particolare quando viene inibita la possibilità di espressione fisiologica attraverso il sistema motorio volontario. Pare infatti che i disturbi gastrici siano condizionati da tendenze represse di assimilazione e di aggressività, considerati alla stregua di stimoli psichici cronici per la funzione gastrica.

A partire da questo studio, numerose altre ricerche hanno osservato come i disturbi psicosomatici di tipo gastrointestinale fossero presenti in individui sani sottoposti a una tensione emotiva insolita. Per questo motivo non bisognerebbe trascurare l'importanza delle malattie psicosomatiche che investono l'apparato gastrointestinale. Tale prospettiva dovrebbe condurre a evitare diagnosi funzionali in cui vengono considerati solo alcuni sintomi e porre le basi per una diagnosi completa, in cui si ricerchino caratteristiche specifiche, come ad esempio la personalità. In quest'ottica, lo studio della personalità del paziente assume la stessa importanza delle indagini di laboratorio, non solo nei casi in cui vengono esclusi segni evidenti di una lesione anatomica, ma anche per quelli che presentano segni evidenti di una malattia somatica e di disturbi emotivi [8].

Nonostante i progressi diagnostici, l'aspetto più controverso dibattuto, ad oggi, rimane l'eziopatogenesi dell'ulcera peptica. Infatti, nonostante l'importante contributo alla scoperta – nel 1982, ad opera di Robin Warren e Barry Marshall – della responsabilità del batterio *Helicobacter pylori* per la spiegazione dello sviluppo dell'ulcera gastrica e duodenale, non si può escludere l'influenza psichica sul decorso di tale patologia. Gli studi non sono ancora riusciti a chiarire il rapporto stress-ulcera peptica; tuttavia, pare che in questa associazione sia di gran lunga più rilevante la frequente presenza di piccole e medie difficoltà della vita quotidiana rispetto a un unico evento molto stressante nell'impatto emotivo [23].

Attraverso lo studio per immagini del cervello, la ricerca ha in parte chiarito i meccanismi attraverso cui i fattori psicosociali potrebbero agire sui disturbi gastrointestinali e sulla loro sintomatologia, anche se l'esatta natura di questa relazione rimane un punto controverso [24].

10.2.2 Stress e disturbi del sonno

È difficile diagnosticare l'insonnia, poiché spesso passa inosservata e può capitare di soffrirne solo per un periodo assai ristretto; la sua valutazione è inoltre del tutto soggettiva, dato che la quantità e qualità di sonno ristoratore variano da individuo a individuo. La funzione ristoratrice del sonno acconsente all'individuo di riposare dall'attività mentale ruminativa, dando la possibilità all'essere umano di rilassarsi e recuperare energie necessarie. Uno stato d'ansia acuto può disturbare il sonno [25]; ma i disturbi del sonno possono presentarsi anche a prescindere dalla presenza di un disturbo psichiatrico, di un disturbo organico o dell'induzione da parte di una sostanza [26].

L'elevata attivazione psico-fisiologica (ipereccitazione), aggiunta ai concomitanti fattori e meccanismi coinvolti nella patogenesi dell'ipervigilanza del sistema vegetativo (variabilità della frequenza cardiaca, del metabolismo e della conduttanza cutanea), rendono i soggetti insonni maggiormente suscettibili allo stress; tutti i sistemi di stress dei neuroni centrali, periferici e umorali risultano eccessivamente attivati [27].

Studi dimostrano che gli insonni tendono a soffrire di ipereccitazione psicofisiologica, la quale impedisce il rilassamento fisico e mentale, per cui rendono questi soggetti più suscettibili allo stress e all'attivazione eccessiva del sistema nervoso; tra questi, il 50% dei casi soffre di un disturbo psicologico (ansia e depressione) e il 10–20% richiede una psicoterapia per combattere il sintomo.

Bisognerebbe porre inoltre attenzione alle conseguenze che l'insonnia può avere sulle malattie cardiovascolari, neuropsichiche e gastrointestinali tramite i meccanismi di interferenza dell'asse ipotalamo-ipofisi-surrene e del sistema immunologico.

10.2.3 Stress e malattie dermatologiche

Il derma rappresenta il punto di contatto fondamentale tra il mondo interno e il mondo esterno all'individuo e, in quanto tale, è deputato alla difesa dell'organismo dagli attacchi esterni, mantenendone l'equilibrio omeostatico.

La psicoanalisi ha spiegato l'importanza che la pelle riveste nella costruzione dell'identità, mentre la psicologia dello sviluppo ha evidenziato le conseguenze psicopatologiche della presenza o assenza di una stimolazione della cute o di un contatto. Anche nel linguaggio comune viene riconosciuto il ruolo della pelle come mezzo di espressione del mondo interiore del soggetto; reazioni comuni come l'arrossire o l'impallidire costituiscono un'espressione degli stati emotivi dell'individuo.

È oggi universalmente riconosciuto che alla formazione di malattie dermatologiche contribuisce una componente psicologica, più o meno rilevante; gli stressor agiscono sulla malattia dermatologica attraverso l'azione della rete neuroendocrina. Accanto ai fattori genetici predisponenti, lo stress è considerato sia una causa possibile delle malattie dermatologiche che un elemento che mantiene la condizione patologica.

Koblenzer [28] suddivide le patologie psicosomatiche a carico della pelle in tre grandi categorie:
- condizioni che, sebbene osservabili sul piano del soma, sono invece l'espressione di disagi complessi di origine strettamente psicologica (dermatite artefacta, tricotillomania, escoriazioni neurotiche, fobie a oggetto cutaneo, glossodinia e glossopirosi, sindrome purpurea psicogena);
- patologie che, pur avendo una base organica, sono fortemente influenzate da fattori psicologici come l'orticaria cronica, il prurito generalizzato, il prurito anogenitale, l'alopecia areata, l'iperidrosi, la dermatite atopica;
- patologie che, pur avendo una base organica, sono fortemente influenzate da fattori psicologici come la dermatite seborroica e l'acne, il lichen planus, l'herpes simplex ricorrente e la psoriasi.

10.2.4 Altri quadri clinici rilevanti

10.2.4.1 Il disturbo algico

Il disturbo algico è un disturbo caratterizzato da un dolore talmente grave da richiedere attenzione clinica e che causa un disagio significativo nella qualità di vita del paziente. Si suppone che l'esordio, il grado di gravità, l'esacerbazione e il mantenimento del dolore siano causati da fattori psicologici, in quanto il sintomo non viene intenzionalmente prodotto o simulato e non può essere spiegato da altri tipi di disturbi [20].

La diagnosi viene fatta solitamente per esclusione di un disturbo fisico che giustifichi il dolore. In tal caso, il riscontro di agenti stressanti psicosociali può aiutare a spiegare il disturbo in modo olistico.

10.2.4.2 Disturbi cardiaci

Recentemente è stata prestata maggior attenzione ai meccanismi "interni" di risposta allo stress; si parla infatti di "effetti dipendenti dal contesto" [29]. Gli eventi stressanti sembrano influenzare significativamente le patologie cardiovascolari. Alcuni studi epidemiologici hanno rilevato infatti che gravi eventi di perdita sono associati a un aumento del rischio di mortalità cardiovascolare fino a sei volte in più rispetto ad altri soggetti della stessa zona, età e sesso. Tuttavia, non è lo stress in sé ad essere un fattore di rischio, ma una serie di condizioni emotive che ad esso si accompagnano.

Uno degli effetti più gravi dello stress sembrerebbe essere quello a carico della pressione arteriosa. L'ipertensione, aggravando il rischio di cardiopatia ischemica, comporta un sovraccarico di lavoro per il cuore che aumenta il suo volume ipertrofizzandosi e causando un inadeguato rifornimento di sangue al cuore e il minor volume di sangue pompato in circolo per contrazione.

10.2.4.3 Infertilità

Lo stress agisce anche sulla fertilità. Tra i fattori che possono influire negativamente sulla fertilità non si possono escludere lo stress e il mutato rapporto sonno-veglia, che agiscono sull'intero organismo e, quindi, anche sull'apparato deputato alla riproduzione [8]. Si è riscontrata, infatti, un'alterazione nei parametri riguardanti la quantità di liquido spermatico, il numero di spermatozoi e la loro motilità, che condizionano il coefficiente di fertilità.

10.2.4.4 Sistema immunitario

Il crollo della condizione immunitaria che conduce allo sviluppo di neoplasie, annovera tra i diversi fattori di rischio anche lo stress. In pazienti affette da cancro al seno si è constatata un'elevata percentuale di donne frustrate come madri, donne che hanno subito un forte trauma dovuto a perdita o allontanamento di un figlio. Il tumore, infatti, interesserebbe una parte del corpo ritenuta, simbolicamente, superflua, al fine di risvegliare una funzione materna. In diversi lavori emerge l'ipotesi che situazioni di carattere psichico ed emozionale influenzino il decorso del cancro sia peggiorando che migliorando la condizione medica.

Grazie allo sviluppo di nuove metodologie d'indagine molecolare, genetica e delle funzioni cerebrali *in vivo* nell'uomo (come la RM e l'elettroencefalogramma, EEG, ad alta densità) è stato possibile studiare i correlati neurali, sia strutturali che funzionali, dello stress e delle patologie ad esso connesse, ponendo sempre più l'enfasi sull'imprescindibilità del legame mente-corpo.

10.3 Il ruolo delle relazioni in rapporto allo stress

10.3.1 Teoria e prassi

Al fine di un'analisi sistematica e il più completa possibile, il tema della somatizzazione dello stress deve essere affrontato sia sotto l'aspetto delle disfunzioni con relativa trattazione clinica e terapeutica, sia sotto l'aspetto dell'astrazione del fenomeno e dell'integrazione della componente biologica e genetica con i fattori esterni ambientali, psicologici, sociali e culturali. Si tratta, in sostanza, di ricondurre lo studio dei disturbi da stress e da somatizzazione all'interno del modello biopsicosociale [30] alla base della moderna concezione di salute e di malattia. In quest'ottica, l'interazione mente-corpo assume una struttura circolare, non deve prevedere descrizioni in cui si affermi, ad esempio, che il mentale determina una malattia organica o, all'opposto, che guarisca una malattia organica, oppure limitarsi a descrizioni che riguardano il corpo o un organo senza inquadrare la cura di quel corpo nella più ampia cura dell'intera persona; deve invece imporsi una descrizione in cui le componenti organiche, psicologiche e sociali del malessere e del benessere di una persona siano ricercate, conosciute, organizzate gerarchicamente di volta in volta e, conseguentemente, trattate. C'è la necessità di passare da una visione bidimensionale a una visione tridimensionale. L'attenzione agli stili di vita, all'ambiente naturale e al contesto sociale in un quadro di promozione della salute conduce necessariamente a studi e politiche di realizzazione e sostegno del benessere individuale inserito in un contesto sociale accogliente e sano. È partendo da questo quadro teorico che diventa importante analizzare il ruolo delle relazioni interpersonali in relazione alla variazione dei livelli di stress.

D'altro canto, parlare di relazione implica supporre la presenza di un rapporto o di un legame tra due o più elementi. Nello specifico, le relazioni interpersonali riguardano i rapporti che si instaurano tra persone in virtù di uno scambio reciproco che alimenta il legame stesso. Il termine deriva da *relatum*, participio passato del verbo *referre*, che letteralmente significa "portare indietro", "ricambiare", "ripetere", "rinnovare". È plausibile parlare di relazione interpersonale quando si ipotizza l'esistenza di un rapporto tra due o più individui che orientano in modo reciproco le loro azioni, le quali, a loro volta, alimentano il legame stesso. La difficoltà principale riscontrata dalla ricerca scientifica che ha per oggetto la relazione interpersonale è relativa alla complessità dell'oggetto stesso in esame. Come già è stato evidenziato in altri contesti [31] lo studio della relazione interpersonale include l'analisi della dimensione temporale, ovvero l'osservazione di come il legame muti e si rinnovi nel corso del tempo attraverso uno scambio reciproco. La relazione tra due persone è, in sostanza, "il risultato dell'incontro tra elementi del passato (le caratteristiche individuali e la storia personale dei soggetti, le interazioni passate), del presente (le interazioni attuali, gli stati emotivi presenti) e del futuro (le relazioni creano aspettative)" [31].

Lo studio empirico della relazione interpersonale non solo ha richiesto l'utilizzo di strumenti sufficientemente evoluti al fine di poter analizzare il molteplice numero di variabili considerate, ma anche l'utilizzo di procedure invasive connotate come eticamente discutibili. È per queste ragioni che i ricercatori studiano le relazioni interpersonali servendosi di metodi inferenziali, potendo agire secondo due differenti procedure. Dopo aver operazionalizzato le variabili:
- si possono rilevare mettendole in relazione in un secondo momento;
- si possono osservare i soggetti mentre interagiscono tra loro.

Mentre la prima metodologia include strumenti di lavoro self-report (principalmente questionari auto-somministrati), la seconda prevede l'utilizzo di misure osservazionali, alle quali è possibile aggiungere strumenti self-report in seconda battuta. Quest'ultima procedura permette di operare uno studio sulla relazione cogliendola nel contesto del "qui e ora".

10.3.2 Il supporto sociale come mediatore nella percezione dello stress

Ampi studi epidemiologici hanno dimostrato che vi è un'associazione tra la cosiddetta *social integration* e la salute fisica. Le evidenze dimostrano, infatti, che le persone con maggiore quantità e qualità di relazioni sociali hanno minori possibilità di morte. L'isolamento sociale, infatti, sembra essere il maggiore fattore di rischio per la morte in un numero elevato di casi di animali e uomini [32]. Il supporto per malattie croniche viene spesso dato dalla famiglia. In molti casi è il partner che condivide l'esperienza e supporta e cura la persona ammalata. Come affermano Banthia e collaboratori [33] "the relationship between coping and distress depends on the quality of dyadic functioning. Being part of a strong dyad may serve as a buffering factor, implying the need for psychosocial intervention for couples in maladjusted relationships[1]"; ovvero, la qualità e la forza della relazione diadica nelle coppie con un membro malato modera la relazione tra sforzi di coping e distress. Attraverso una meta-analisi della letteratura dal 1984 al 2001, DiMatteo [34] trovò ben 122 studi che correlavano il supporto sociale strutturale o funzionale con l'aderenza alle indicazioni mediche; la ricerca dimostrò, inoltre, che essere sposati o vivere con un'altra persona incrementa moderatamente l'aderenza ai trattamenti medici, ma ciò solo per persone con famiglie coesive piuttosto che per persone con famiglie in conflitto. Dalle ricerche è emerso dunque che non tutti i tipi di supporto hanno effetti positivi sulla malattia delle persone. Infatti, è stato notato che i sostegni di natura particolare possono esacerbare il distress e la disabilità sperimentata da alcune persone [35]; una risposta iperprotettiva da parte di altri, specialmente da parte dei membri familiari, produce un declino dei comportamenti e della capacità funzionale del soggetto.

In termini di predizione di risultati di salute, percepire un supporto da parte di un altro significativo è più importante che riceverlo. Il supporto sociale, inoltre, lavora in modo diverso tra le diverse parti della popolazione. Le donne generalmente, in periodi stressanti, mobilizzano un supporto sociale più vasto e vario, hanno più relazioni emotive intime rispetto agli uomini, forniscono un supporto effettivo più frequente e, infine, percepiscono il supporto sociale globalmente; gli uomini, invece, hanno un più ampio social network ma tendono tuttavia a percepire il supporto emotivo e strumentale separatamente [36]. Le differenze di genere circa il supporto sociale potrebbero essere attribuite all'esperienza di socializzazione e dei ruoli sociali e lavorativi.

Il sostegno sociale può favorire la salute e il benessere personale attraverso due principali modalità:
- *effetto diretto*: poiché ampie reti sociali forniscono alle persone regolari esperienze positive e una serie di ruoli stabili e socialmente gratificanti, è possibile che vi sia un effetto diretto del sostegno sociale sulla salute, indipendentemente dalla quantità di esperienze stressanti soggettivamente vissute [37]. In tal senso, le persone con alti livelli di sostegno sociale possono sentirsi maggiormente oggetto di apprezzamento e cure; ciò permette di guardare positivamente gli eventi e può risultare vantaggioso per la salute, indipendentemente dall'esperienza stressante. Un livello di sostegno sociale elevato può incoraggiare gli individui a condurre uno stile di vita più sano [38];
- *effetto tampone*: il sostegno sociale influisce sulla salute proteggendo l'individuo dall'impatto negativo di elevati livelli di stress. Esso avrebbe dunque un effetto protettivo sul benessere del soggetto, ma solo in condizione di alti livelli di stress. In condizioni di stress ridotto, infatti, l'effetto tampone è lieve o del tutto assente. La funzione tampone può esplicarsi attraverso due tipi di processi. Innanzitutto, le persone che godono di alti livelli di sostegno sociale possono valutare un even-

---

[1] La relazione tra coping e distress dipende dalla qualità della funzione diadica. L'appartenenza a una diade forte può fungere da paracolpi, il che richiama la necessità di un intervento psicosociale per la coppia in condizioni disadattate.

to come meno stressante rispetto alle persone con scarso sostegno sociale, ciò grazie al fatto che le persone si sentono rassicurate perché sanno che c'è qualcuno a cui possono chiedere consigli o che potrebbe fornire loro un aiuto concreto. Un secondo modo in cui il sostegno sociale potrebbe agire da tampone rispetto all'impatto negativo dello stress è migliorando le loro capacità di fronteggiare i fattori stressanti [38]. Da ricerche correlazionali sui disturbi cardiaci è emerso che i pazienti che percepivano le relazioni interpersonali come positive avevano un disturbo cardiaco meno grave rispetto a pazienti con relazioni interpersonali negative e, inoltre, presentavano un recupero psicofisico migliore dopo un evento cardiaco. Un ruolo importante sarebbe svolto dal benessere psicologico del soggetto: da una parte, i pazienti che percepiscono supporto sociale manifestano minori sintomi depressivi e, dall'altra, il benessere psicologico dei pazienti è associato alla percezione di relazioni interpersonali significative [39].

10.3.3 Il ruolo delle relazioni sulla malattia cardiaca

Tra i diversi ambiti di ricerca in cui si è potuto applicare il paradigma teorico sopra descritto, lo studio e la cura degli aspetti psicologici associati alle cardiopatie hanno costituito una sfida di particolare interesse.

Negli ultimi dieci anni si è osservato il proliferare di studi e revisioni sistematiche, riportati da linee guida e libri relativi a malattie cardiovascolari, i quali mostrano evidenze scientifiche di uno stretto legame eziologico e prognostico fra variabili psicologiche e malattie cardiovascolari [31]. Numerosi studi hanno dimostrato che alcuni fattori, denominati psicosociali, influenzano considerevolmente la malattia coronarica, nel senso che tali fattori sono associati a una maggiore probabilità che si verifichino l'aterosclerosi oppure un evento cardiaco sfavorevole [40, 41]. In particolare, tra gli aspetti che sono stati maggiormente oggetto di studio, sono presenti il livello socioeconomico basso, l'isolamento sociale e la mancanza di supporto sociale, lo stress lavorativo e familiare, le emozioni negative, la depressione e l'ostilità. Questi fattori psicosociali si sono dimostrati in grado di influenzare il rischio di sviluppo di cardiopatia ischemica e di peggiorare il decorso clinico e la prognosi dei pazienti con cardiopatia ischemica.

Al fine di una migliore comprensione del rapporto tra stress e relazione interpersonale saranno qui messi in evidenza quegli studi [42] che hanno focalizzato l'attenzione sull'aspetto qualitativo del supporto sociale, valutando il cosiddetto social network, in funzione della possibilità di contrarre una patologia cardiaca. Numerosi dati permettono oggi di quantificare il rischio di cardiopatia ischemica negli individui socialmente isolati come aumentato, in media, di 2–3 volte. Un social network supportivo costituirebbe, invece, un fattore cardio-protettivo [43]. Altri studi [44] hanno sottolineato il ruolo di isolamento sociale, autoaccusa, sottrazione ed eventi di vita dolorosi, identificando alti livelli di stress nel 75% degli infartuati. Le persone che sono isolate o non sono in relazione con gli altri aumentano il rischio di morte prematura per malattia coronarica. Allo stesso modo, la mancanza di sostegno sociale porta a una diminuzione della sopravvivenza e a un peggioramento della prognosi in soggetti con manifestazioni cliniche già in atto [45, 46].

Appare evidente che il supporto sociale può essere un importante fattore protettivo per affrontare lo stress cronico e la malattia. Per quanto riguarda lo stress familiare, alcuni studi mostrano che conflitti, crisi, e condizioni di vita familiare stressanti a lungo termine aumentano il rischio di malattia coronarica, soprattutto nelle donne [47, 48].

Altro ruolo di rilievo è costituito dalla relazione di coppia che, in quanto relazione interpersonale intima, è caratterizzata da un notevole numero di interazioni quotidiane e può quindi costituire una fonte significativa di stress interpersonale e di rischio cardiaco. Tra i risultati emersi da queste ricerche si riscontra che la soddisfazione coniugale rappresenta un importante predittore dell'adattamento psicosociale del paziente cardiaco. In particolare, la soddisfazione all'interno della relazione di coppia migliora la qualità della vita [49], è associata a uno stile di vita più positivo [50] e riduce lo stress psicologico. Lo stress del paziente, a sua volta, è molto elevato se la relazione appare molto conflittuale e caratterizzata da scarsa intimità tra i partner: la conflittualità è predittiva dell'ansia e la scarsa intimità è associata alla depressione [51, 52].

In uguale misura, se nella coppia prevalgono atteggiamenti critici o iperprotettivi, che limitano la possibilità di comunicazione costruttiva e riducono la soddisfazione coniugale, è elevato lo stress psicologico del paziente ma anche quello del coniuge [53, 54]. Avere invece un atteggiamento di sollecitudine e di coinvolgimento attivo del partner in discussioni costruttive ha un effetto positivo sul benessere psicologico proprio e del partner.

10.4 Il ruolo delle emozioni e dei processi di elaborazione cognitiva

Il concetto di "evento stressante" non è facile da definire poiché lo stress è una variabile primariamente soggettiva: ciò che può essere fonte di stress per una persona, può non esserlo per un'altra. Gli stressor vengono quindi definiti in base al loro significato emozionale che acquistano per ogni singolo individuo.

Appare ormai evidente come mente e corpo siano uniti: il nostro corpo e la nostra mente si adattano all'ambiente in cui siamo inseriti e cercano di rispondere nel miglior modo possibile alle richieste che da esso provengono. Con il tempo alcuni modi personali di rispondere alle situazioni della vita diventano stabili e trasmettono al nostro corpo un'esperienza emotiva prevalente.

È ormai da tempo risaputo come il benessere e il malessere fisico condizionino la sfera affettivo-emozionale e, viceversa, come lo stato psichico abbia ripercussioni sulla salute fisica.

Alcune ricerche che hanno analizzato il rapporto tra lo stress e il benessere fisico e psicologico, hanno però messo in evidenza come la reazione delle persone allo stress possa variare da soggetto a soggetto, a seconda delle circostanze [55]. Studi recenti [56–58] hanno dimostrato che molti individui ricorrono alla resilienza, comunemente definita come "la capacità di mantenere o migliorare la salute mentale di fronte allo stress, dopo brevi interruzioni (se presenti), del normale funzionamento". Il significato dato a un fattore potenzialmente stressante influenza sia il modo in cui viene percepito, sia il modo in cui viene affrontato: un esempio rilevante è dato dal fatto che una stessa situazione può determinare in un soggetto una reazione molto intensa e disfunzionale, mentre in un altro può provocare un adattamento funzionale. Lo studioso John Mason [59] ha evidenziato come l'attivazione fisiologica sia la responsabile della risposta emozionale, mediando tra l'individuo e il mondo esterno; inoltre, essa permetterebbe di adattarsi all'ambiente che lo circonda e di attuare il giusto comportamento. I concetti di *emotional regulation*, mentalizzazione ed elaborazione emotiva dei vissuti di rabbia sono i principali meccanismi individuali che influenzano la gestione dello stress in ogni soggetto.

10.4.1 Differenze individuali nella risposta emotiva allo stress

Per poter comprendere meglio la salute mentale e sviluppare interventi e programmi di prevenzione che portino a un incremento della resilienza del soggetto, è necessario comprendere i fattori che governano le differenze individuali nella percezione e gestione di eventi stressanti. Secondo Lazarus [60] la valutazione personale dell'evento stressante ed emotivo ha un valore centrale nella sua percezione e gestione.

Come già ricordato, gli individui hanno modalità personali e distinte non solo di reagire all'istante ma anche di affrontare nel tempo le situazioni stressanti; è evidente che, di fronte a fattori di stress simili, gli individui rispondono in modo diverso. Gli eventi stressanti sono di per sé altamente emotivi [60, 61] e, per questo, la capacità delle persone di regolare le emozioni può essere un fattore di grande importanza nel determinare la resilienza. Secondo alcuni modelli [62–64] l'esposizione allo stress porta alla disregolazione delle emozioni che, a sua volta, determina risultati negativi. La capacità di utilizzare la regolazione cognitiva delle emozioni è influenzata da una serie di fattori situazionali e individuali [65]. I primi comprendono le richieste, le costrizioni, le opportunità e i fattori culturali. Le richieste sono le pressioni più o meno implicite manifestate dal contesto sociale in cui l'individuo è inserito, che vengono interiorizzate dall'individuo in momenti diversi della propria vita e possono essere fonte di stress. Anche le *costrizioni* sono legate alla cultura di appartenenza e fanno riferimento a tutto ciò che ci si aspetta che un individuo non faccia; esse interferiscono con le risorse individuali di coping, inducendo la persona a scegliere strategie di gestione dello stress adattive rispetto al contesto sociale d'appartenenza. Le *opportunità* si possono riferire a un momento fortunato della propria vita oppure all'abilità e alla saggezza individuale di riconoscere e approfittare di una situazione. Con l'espressione "fattori culturali" si fa riferimento alle emozioni e al processo di *appraisal*, anch'essi influenzabili dalla cultura d'origine. Tra le variabili personali si possono considerare gli obiettivi e il loro ordine gerarchico, le credenze su di sé e il mondo e le risorse personali. Senza una motivazione al raggiungimento di determinati obiettivi, un individuo non sarebbe in grado di provare né stress né, tantomeno, emozioni. Le credenze sul sé e sul mondo fanno riferimento a come la persona percepisce se stessa sia personalmente che inserita in un contesto sociale: le sue speranze, i suoi obiettivi, le sue paure e le sue aspettative, nonché le azioni necessarie per raggiungere i propri obiettivi. Le risorse personali delineano quello che siamo e non siamo in grado di fare, influenzando in maniera significativa le nostre credenze, i nostri obiettivi e le nostre capacità di far fronte (coping) a determinate situazioni stressanti; inoltre, rientrano all'interno di questa categoria l'intelligenza, la salute, le risorse economiche, le risorse culturali e il supporto sociale, sia familiare che amicale. Le risorse di cui il soggetto dispone per poter fronteggiare una situazione stressante sono in continua evoluzione; possono dunque essere modificate o incrementate durante l'arco della propria vita attraverso esperienze differenti, che possono condizionare in modo positivo o negativo la crescita e il cambiamento di una persona.

10.4.2 Le strategie di coping

La risposta allo stress è fortemente dipendente dalla valutazione che l'individuo attua sia dell'evento che delle proprie capacità di affrontarlo. La capacità dell'individuo di fronteggiare uno stimolo stressogeno, definita strategia di *coping*, influisce sulla capacità di adattamento all'evento e permette di ridurre o limitare il carico di stress. Lazarus [12, 66] ha definito il coping come "gli sforzi cognitivi e comportamentali per trattare le richieste specifiche interne ed esterne e i conflitti tra esse che sono valutate come eccessive ed eccedenti le risorse di una persona". Il concetto di coping mette in evidenza la relazione dinamica tra organismo e ambiente, in cui le caratteristiche psicologiche dell'individuo vengono ad assumere un ruolo fondamentale. La persona, dunque, è agente attivo capace di far fronte all'impatto degli eventi esterni mediante strategie che gli permettono di attuare la risposta più appropriata al contesto. Al fine di comprendere al meglio il concetto di coping e le sue modalità di uso, significativo è il concetto di *self-efficacy* [67]. Bandura evidenzia come ogni comportamento sia influenzato dal grado di autoefficacia percepita, ovvero dalla percezione che una persona ha della propria competenza all'interno dell'ambiente in cui è inserito. Lazarus e Folkman [12] distinsero a tal proposito le strategie di coping *emotion-focused*, che riguardano la regolazione della risposta emotiva a un fattore stressante, e le strategie di coping *problem-focused*, volte alla risoluzione di un problema che minaccia o danneggia un individuo. Negli anni successivi, la ricerca sul coping progredì grazie al lavoro di Endler e Parker [68] che evidenziarono l'esistenza di tre diverse tipologie di coping:
- coping centrato sul compito (*task coping*), ovvero la tendenza ad affrontare il problema direttamente fronteggiando la crisi;
- coping centrato sulle emozioni (*emotion coping*), se l'individuo in una situazione di disagio controlla le proprie emozioni o si abbandona ad esse;
- coping centrato sull'evitamento (*avoidance coping*), quando il soggetto tenta di evitare la minaccia impegnandosi in altre attività o ricercando supporto sociale.

10.4.3 La regolazione delle emozioni

L'*Emotional Regulation*, nota anche come "auto-regolazione emozionale", è definita da Gross [69] come l'insieme di "quei processi attraverso cui gli individui influenzano quali emozioni provano, quando provarle e il modo in cui sperimentarle ed esprimerle". Gli individui, per modulare le loro emozioni, utilizzano strategie che influenzano non solo l'esperienza emotiva presente, ma anche il più ampio funzionamento emotivo, cognitivo e interpersonale [70–73]. La regolazione delle emozioni è un processo lento, graduale e complesso che comprende l'avvio, l'inibizione o la modulazione dei seguenti aspetti del funzionamento [74]:
- gli stati emotivi interni, cioè l'esperienza soggettiva delle emozioni;
- le cognizioni relative alle emozioni;
- i processi fisiologici legati all'emotività, come la frequenza cardiaca, le reazioni ormonali o altre reazioni fisiologiche;
- il comportamento *emotion-related*, ad esempio le azioni o le espressioni facciali legate alle emozioni.

Gross [75] ha formulato un modello del processo di regolazione delle emozioni che sottolinea il momento di regolazione come cruciale per l'impatto e le conseguenze delle diverse strategie e distingue due strategie di controllo per modulare l'esperienza emotiva:
- la regolazione incentrata sugli antecedenti (*antecedent-focused regulation*) si riferisce alla possibilità di regolare la risposta emotiva prima che si siano attivati i sistemi di risposta emotiva e comportamentali. Queste strategie comprendono la selezione della situazione, modifica della situazione, messa in atto di strategie attentive, cambiamento cognitivo (reinterpretare la situazione per alterare il significato emotivo della stessa, ovvero *reappraisal*) [65];
- la regolazione incentrata sulle risposte (*response-focused regulation*) agisce in un secondo momento e si concentra sulla modifica degli output emotivi; modula le risposte emotive stesse, una volta che si sono presentate. Fanno riferimento a questa classificazione le strategie di modulazione della risposta, per esempio la soppressione o l'inibizione consapevole dell'espressione, il mascheramento o l'intensificazione [65].

Gross [75] ha ipotizzato che le strategie incentrate sulla risposta sono più dannose e meno efficaci nel modificare esperienze emotive presenti rispetto alla regolazione *antecedent-focused*. La rivalutazione cognitiva (*cognitive reappraisal*) è una strategia *antecedent-focused* che permette l'interpretazione di una situazione potenzialmente stressante ed emotiva, in modo che cambi il suo impatto emotivo [70, 76]. Nel lungo periodo, l'uso frequente del *reappraisal* porta a un migliore controllo delle emozioni, del funzionamento interpersonale e a un benessere psicologico e fisico [70].

La soppressione espressiva (*expressive suppression*) è invece una strategia *response-focused* che si riferisce all'inibizione dei segnali esterni rispetto al proprio stato emotivo interno. Si tratta di una forma di modulazione delle risposte che coinvolge un comportamento di continua inibizione dell'espressione emotiva [75], senza cambiamento nell'esperienza in corso e con una maggiore attivazione simpatica del sistema cardiovascolare [71, 77, 78]. La soppressione dovrebbe quindi essere efficace nel ridurre l'espressione del comportamento di emozioni negative, ma potrebbe avere l'effetto collaterale di reprimere le manifestazioni delle emozioni positive [79].

10.4.4 La mentalizzazione

Il soggetto psicosomatico presenta un'insufficienza, costituzionale o acquisita, dei processi di mentalizzazione, cioè di elaborazione psichica dell'emozione attraverso il pensiero, e un'accentuazione del pensiero operativo, sempre aderente alla realtà concreta e incapace di vita fantastica. La capacità di mentalizzazione permette di regolare il comportamento emotivo del soggetto. Per interagire reciprocamente con successo, gli individui devono riconoscersi gli uni gli altri non solo come agenti intenzionali guidati principalmente da stati mentali interni, ma anche come possessori di un sistema che permette di fare inferenze affidabili e utili circa la natura delle altrui credenze, sentimenti, obiettivi e disposizioni.

La mentalizzazione, o funzione riflessiva, implica quindi la competenza di identificare e interpretare i propri e gli altrui stati interiori. Il processo di mentalizzazione è strettamente legato alla regolazione degli affetti: essere in grado di "pensare i propri pensieri" e sentimenti è necessario per capire, controllare e regolare il comportamento emotivo e l'eccitazione fisica [80]. Comprendere il significato delle azioni altrui è precursore della capacità di etichettare correttamente e di provare significative esperienze psicologiche ed è alla base della capacità di regolazione degli affetti, del controllo degli impulsi, del controllo di sé e dell'esperienza di auto-organizzazione, che sono elementi costitutivi dell'organizzazione del Sé [61].

10.4.5 Emotion-Focused Therapy

Per essere in grado di gestire le proprie emozioni è innanzitutto necessario avere consapevolezza delle stesse. A tal proposito risulta rilevante il protocollo proposto da Greenberg [81] denominato *Emotion-Focused Therapy* (terapia focalizzata sull'emozione) e finalizzato a insegnare agli individui a ottenere una maggiore consapevolezza del proprio vissuto emotivo. L'obiettivo principale dell'intervento proposto da Greenberg è quello di aiutare gli individui a modificare gli stati interni, al fine di modificare i comportamenti e le convinzioni e imparare a gestire qualunque situazione attivante. Il modello dell'*Emotion-Focused Therapy* è una forma di terapia emozionale basata su un processo di consapevolezza denominato *Process Experiential Therapy* [82], finalizzato ad aiutare il cliente a sviluppare la sua intelligenza emotiva e un processo efficace di regolazione delle emozioni.

Greenberg propone tre principi di cambiamento emotivo:
- la consapevolezza delle emozioni (*emotion awareness*). L'aumento della consapevolezza emotiva promuove la creazione di nuovi significati che aiutano le persone allo sviluppo di nuove narrative per spiegare la loro esperienza;
- la regolazione delle emozioni (*emotion regulation*). I soggetti aumentano la conoscenza delle emozioni imparando a gestire le situazioni e i segnali di emergenza;

- la trasformazione dell'emozione (*changing emotion with emotion*). Uno stato non adattivo può essere trasformato in uno adattivo. Trasformare l'emozione che si sta provando significa utilizzare un'altra esperienza emotiva per cambiare le sensazioni che vengono provate in un determinato contesto. Questo cambiamento è possibile attraverso degli esercizi di rilassamento o attraverso l'induzione di emozioni positive.

10.5 La personalità come modalità tipica di elaborazione cognitiva delle emozioni

L'associazione tra personalità e malattia fisica è oggi sostenuta in molti e differenti studi empirici. Come precedentemente sottolineato, ai fini della gestione dello stress risulta rilevante l'elaborazione cognitiva delle emozioni, dipendente a sua volta dalla personalità del soggetto. Diversi studi hanno dimostrato che alcune malattie si sviluppano in soggetti con particolari difficoltà a esprimere, a livello sia comportamentale che intrapsichico, i propri stati emozionali. I pazienti psicosomatici, ad esempio, sono caratterizzati dall'incapacità di "leggere" le proprie emozioni, arrivando così a esprimerle in modo patogeno attraverso un linguaggio del corpo. Questa incapacità è stata chiamata "alessitimia" [83], che letteralmente significa "mancanza di parole per le emozioni" tipica dunque di quelle persone in cui il corpo si trova a esprimere ciò che il soggetto è incapace di mentalizzare ed esprimere.

Sulla base dell'ipotesi che la personalità, la malattia e l'elaborazione cognitiva delle emozioni sono strettamente legate tra loro, Dunbar [2] teorizzò dei profili di personalità per diverse malattie, basandosi su descrizioni di tratti coscienti ed evidenti del comportamento, utilizzando questionari, test e scale psicometriche. Dai lavori della Dunbar sono scaturiti poi ulteriori studi che, inizialmente, hanno portato alla formulazione di due costrutti principali di personalità, particolarmente diffusi nel mondo occidentale. Uno è il profilo di tipo A, formulato da Friedman e Rosenman [84], tipico dei soggetti affetti da problemi cardiovascolari; l'altro è il profilo di tipo C, formulato da Temoshok [85], che caratterizza le persone affette da patologie tumorali. Negli anni successivi venne sviluppata e dimostrata la presenza di un'ulteriore tipologia di personalità (*distressed*) anch'essa legata a problemi di origine cardiovascolare [86].

10.5.1 Personalità di tipo A

Il concetto di personalità di tipo A è stato introdotto negli anni '60 da Friedman e Rosenman [87, 88] dopo aver notato caratteristiche comuni di comportamento in molti pazienti con coronaropatia. È stato inoltre rilevato che la componente "tossica" di questa tipologia di personalità sarebbe l'ostilità, ovvero quell'insieme di pensieri e atteggiamenti negativi verso gli altri [89]. Oltre a presentare tratti di ostilità, le persone con comportamento di tipo A presentano ambizione, competitività e collera.

Studi prospettici su ampia scala condotti negli anni '70 e '80 su soggetti sani hanno dimostrato che gli individui con tratti di personalità di tipo A corrono un rischio significativamente più alto di sviluppare coronaropatia o infarto. Negli anni successivi, però, un discreto numero di studi non ha confermato questa associazione e ulteriori lavori dimostrarono che la componente patogenetica della personalità fosse in particolare la collera e/o la collera repressa [8].

10.5.2 Personalità di tipo D

Il primo studio che ha evidenziato gli effetti deleteri del profilo di personalità di tipo D è stato pubblicato nel 1995 da Denollet [86], che dimostrò come esso sia un predittore indipendente di eventi cardiaci. È stato dimostrato che la personalità di tipo D è un elemento determinante del distress psicologico del soggetto e rilevante fattore predittivo di mortalità e morbilità nei pazienti con malattia coronarica cronica, indipendentemente dai fattori di rischio cardiovascolare tradizionali [90, 91]. Il presupposto alla base del costrutto implica che a modulare la salute o la malattia non vi sia l'esperire emozioni negative di per sé, ma piuttosto il distress psicologico cronico conseguente dal trattenere le emozioni negative esperite.

La personalità di tipo D è una combinazione di due dimensioni, ipotizzate come fra loro relativamente indipendenti: l'affettività negativa (NA) e l'inibizione sociale (SI). La prima si riferisce alla tendenza a esperire emozioni negative (sia nel tempo che in diverse situazioni); la seconda è la tendenza a inibire emozioni e comportamenti nelle interazioni sociali [92–94]. Alcuni recenti studi [94–96] mostrano che la personalità di tipo D predice una cattiva prognosi in pazienti con malattia coronarica, anche dopo l'aggiustamento per i sintomi depressivi, lo stress e la rabbia. Un recente studio italiano [97], indagando lo stato di salute, la qualità della vita, le strategie di coping di pazienti in riabilitazione cardiologica e l'influenza della personalità di tipo D sugli esiti dopo la dimissione dalla riabilitazione, ha dimostrato come la personalità di tipo D sembra giocare, in maniera significativa, un ruolo clinicamente rilevante sull'outcome relativo alla salute psicologica di ogni soggetto. I pazienti con personalità di tipo D, rispetto ai soggetti con personalità non di tipo D, mostrano infatti un livello significativamente più elevato di compromissione psicologica, mostrando elevati livelli di ansia, umore depresso, stress psicofisico percepito, ridotto benessere psicofisico, difficoltà interpersonali, ansia sociale, e un livello significativamente minore di soddisfazione per la propria qualità di vita.

10.5.3 Ostilità, rabbia e aggressività

Ostilità, rabbia e comportamenti aggressivi sono elementi cruciali nella valutazione di come le emozioni e gli aspetti di personalità influenzano la salute fisica. Quale fattore di rischio per l'insorgenza di patologie stress-correlate, è importante considerare il ruolo dello stile di gestione della rabbia, i modi di espressione della stessa e gli stili di coping utilizzati verso la collera da ogni soggetto. L'ostilità implica la svalutazione del valore e delle motivazioni degli altri, l'aspettativa che essi siano fonti di dolore, la percezione di essere in perenne opposizione con gli altri e il desiderio di infliggere un danno o vedere gli altri danneggiati. Invece, la rabbia è un'emozione spiacevole che varia di intensità, e nelle sue manifestazioni implica l'irritazione, il fastidio, il furore o la collera.

Come tratto di personalità, la rabbia rimanda alla tendenza a sperimentare frequenti e eccessivi episodi di tale emozione; invece, l'aggressione comporta comportamenti verbali e fisici violenti e una serie di azioni di attacco, distruttive o offensive [98]. Smith et al. [99] hanno dimostrato che la rabbia può essere gestita dagli individui attraverso due stili:
- *anger-in*: la tendenza a reprimere sentimenti di rabbia;
- *anger-out*: la tendenza a esprimere sentimenti di rabbia.

La presenza di rabbia può sollecitare dolore e reattività fisiologiche, in misura maggiore rispetto ad altri stati emotivi negativi [100–102].

10.6 Conclusioni

Secondo uno studio condotto dall'AISIC (Associazione Italiana contro lo Stress e l'Invecchiamento Cellulare) e dall'Università La Sapienza, il 70% delle morti in Italia sarebbe dovuto a malattie causate da stress. Inoltre, una recente ricerca condotta sulla popolazione milanese [8] attesta come la condizione di stress sia dipendente dalla fruizione culturale. Oltreoceano, anche la bozza della futura edizione del DSM-5 conferma l'importanza dello stress e riserva un ampio spazio ai disturbi da somatizzazione. Al giorno d'oggi, nei paesi Occidentali, con i ritmi di vita sempre più veloci e il moltiplicarsi dei fattori di stress a cui ognuno di noi è sottoposto, le malattie psicosomatiche sono in netto aumento e rappresentano le risposte estreme dell'organismo a pressioni di tipo socio-ambientale. La relazione tra stress e malattie psicosomatiche, come si è precedentemente affermato, rimanda a una relazione circolare e interattiva in cui si inseriscono fattori di mediazione: l'appraisal, le emozioni, la mentalizzazione, la personalità, la self-efficacy, le risorse di coping e le relazioni sociali (Fig. 10.4).

Psicologia e medicina, da sempre separati da binari paralleli, sono oggi costrette a collaborare, in quanto poste di fronte all'evidenza di un corpo umano inteso non più come una macchina analizzabile e aggiustabile tramite la scomposizione delle singole parti; l'organismo umano non viene più inteso come una macchina fisiologica caratterizzata unicamente dalla biochimica del sangue, ma come un'entità complessa in cui anche i fattori emotivi e psicologici rivestono un ruolo cardine nella salvaguardia dello stato di salute e nella suscettibilità alla malattia.

Il sistema causa-effetto utilizzato in passato è diventato oggi arcaico e inutilizzabile di fronte all'evidenza della complessità del sistema umano. In questo nuovo scenario occorre considerare lo stress come un fenomeno complesso analizzabile unicamente attraverso un approccio multifattoriale che implichi l'interazione costruttiva tra discipline mediche e psico-sociali. Il nuovo approccio della medicina psicosoma-

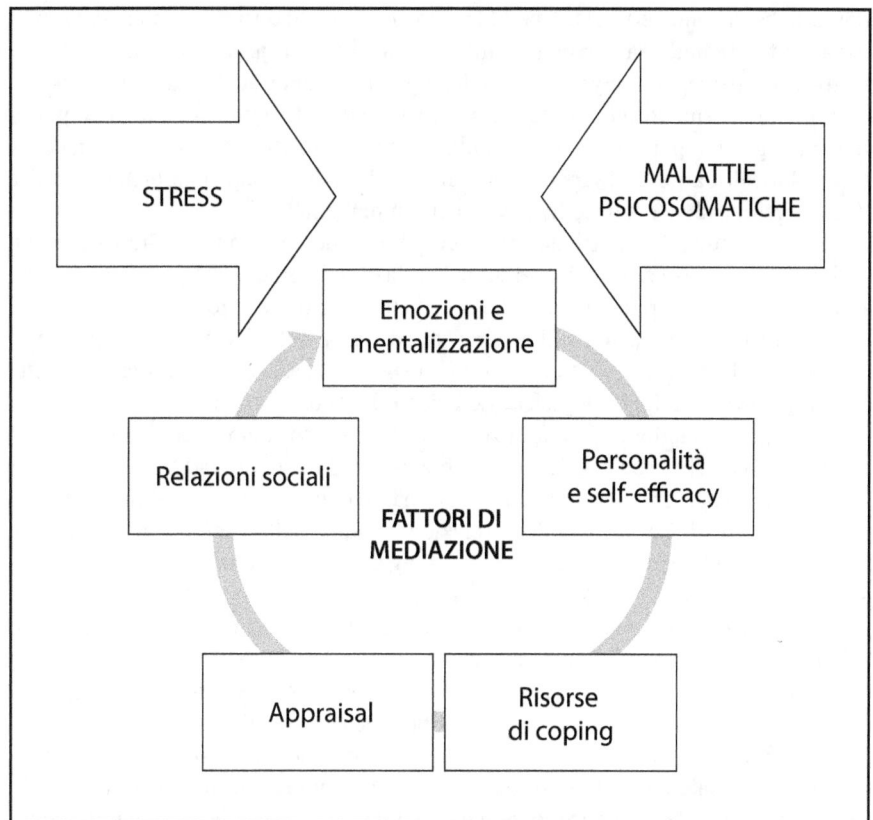

Fig. 10.4 Fattori di mediazione tra stress e disturbi psicosomatici

tica, attraverso le recenti tecniche diagnostiche e terapeutiche evidence-based, costituisce una guida clinica esaustiva alla diagnosi e alla terapia di pazienti con *stress-related disorders*. La qualità della relazione medico-paziente risulta sempre più di fondamentale importanza per la gestione e soluzione degli aspetti critici nella sfera della salute e, in particolare nel caso della somatizzazione, per il chiarimento della presenza di sintomi fisici inspiegabili dalla medicina tradizionale. Per garantire un'analisi sistematica il più completa possibile, il tema della somatizzazione dello stress deve essere infatti affrontato sia sotto l'aspetto delle disfunzioni, con relativa trattazione clinica e terapeutica, sia sotto l'aspetto dell'astrazione del fenomeno e dell'integrazione della componente biologica e genetica con i fattori esterni ambientali, psicologici, sociali e culturali. Si tratta, in sostanza, di ricondurre lo studio dei disturbi da stress e da somatizzazione all'interno del modello biopsicosociale [30], alla base della moderna concezione di salute e di malattia. Il nuovo modello si inserisce in un più generale orientamento di carattere costruttivista e socio-costruzionistico, secondo cui la salute sarebbe una costruzione sociale, un concetto socialmente costruito nel contesto delle relazioni umane quotidiane (nell'ambito delle attività domestiche, lavorative e del tempo libero), ovvero in tutti quei momenti in cui si realizza l'interscambio tra persona e ambiente di vita. "In questo quadro la salute è mediata da percezioni soggettive e intersoggettive, sulle quali l'ambiente sociale esercita un'enorme influenza attraverso le sue regole, la definizione dei comportamenti più giusti o più desiderabili, le culture che si sono sedimentate nei diversi contesti socioculturali e che suggeriscono ai singoli quei principi interpretativi utili a mantenersi in salute e a decodificare i segni di malattia" [103].

In quest'ottica, l'interazione mente-corpo assume una struttura circolare in cui notevole importanza riveste il legame tra le relazioni interpersonali – definibili come il rapporto tra due o più individui che orientano in modo reciproco le loro azioni, le quali, a loro volta, alimentano il legame stesso – e i livelli di stress. Ampi studi epidemiologici hanno dimostrato che vi è una rilevante associazione tra la cosiddetta *social integration* e la salute fisica. Le evidenze dimostrano, infatti, che le persone con maggiore quantità e qualità di relazioni sociali mostrano minori possibilità di morte. L'isolamento sociale, infatti, sembra essere il maggiore fattore di rischio per la morte in un numero elevato di casi di animali e uomini [32]. È stato inoltre dimostrato che la qualità e la forza della relazione diadica nelle coppie con un membro malato modera la relazione tra sforzi di coping e *distress*; più in generale, si è dimostrato che il sostegno sociale favorisce la salute e il benessere personale.

Appare evidente come mente e corpo siano uniti in un processo di adattamento alle richieste dell'ambiente esterno, che favorisce lo sviluppo di risposte che col tempo diventano stabili e trasmettono al nostro corpo un'esperienza emotiva prevalente. È ormai da tempo risaputo come il benessere e il malessere fisico condizionino la sfera affettivo-emozionale e, viceversa, come lo stato psichico abbia ripercussioni sulla salute fisica. Studi recenti [56–58] hanno dimostrato che molti individui ricorrono alla resilienza, comunemente definita come "la capacità di mantenere o migliorare la salute mentale di fronte allo stress, dopo brevi interruzioni (se presenti), del normale funzionamento", per rispondere alle comuni richieste dell'ambiente. Per una migliore comprensione della salute mentale e per uno sviluppo mirato di interventi e programmi di prevenzione, che facilitino un incremento della resilienza del soggetto, è necessario comprendere i fattori che governano le differenze individuali nella percezione e gestione di eventi stressanti. Gli eventi stressanti sono di per sé altamente emotivi [60, 61] e, per questo, la capacità delle persone di regolare le emozioni può essere un fattore di grande importanza nel determinare la resilienza.

La risposta allo stress è fortemente dipendente dalla valutazione che l'individuo attua sia dell'evento che delle proprie capacità di affrontarlo. La capacità dell'individuo di fronteggiare uno stimolo stressogeno, definita strategia di *coping*, influisce sulla capacità di adattamento all'evento e permette di ridurre o limitare il carico di stress. Il concetto di coping mette in evidenza la relazione dinamica tra organismo e ambiente, in cui le caratteristiche psicologiche dell'individuo vengono ad assumere un ruolo fondamentale.

Anche l'associazione tra personalità e malattia fisica è oggi supportata in molti e differenti studi empirici. Ai fini della gestione dello stress risulta rilevante l'elaborazione cognitiva delle emozioni, dipendente a sua volta dalla personalità del soggetto. Molti studi dimostrano come alcune malattie si sviluppino in soggetti con particolari difficoltà a esprimere, sia a livello comportamentale che intrapsichico, i propri stati emozionali. I pazienti psicosomatici, in particolare, sono caratterizzati dall'incapacità, definita "alessitimia", di "leggere" e mentalizzare le proprie emozioni che trovano l'unica via di espressione in un linguaggio patogeno del corpo [83]. Anche sentimenti di ostilità, rabbia e aggressività sono elementi cruciali nella valutazione di come le emozioni e gli aspetti di personalità influenzino la salute fisica.

Concludendo, si vuole qui sottolineare come le ricerche effettuate negli ultimi secoli sullo stress e nell'ambito della psicosomatica, mettano in evidenza l'esigenza di intervenire sulle situazioni stressogene per migliorare la salute fisica. Vi è una nuova e preziosa necessità di creare una collaborazione multidisciplinare tra l'ambito medico e gli ambiti psicosociali. A questo scopo, si sta sviluppando un numero sempre maggiore di ricerche centrate sulla necessità di creare sistemi informativi sempre più efficaci, come il nuovo modello dell'ICT (acronimo di Information and Communication Technology), sviluppato per formare una società d'informazione che permetta la trasmissione, ricezione, elaborazione di informazioni e, infine, la diffusione di una cultura basata sulla promozione della salute, piuttosto che sulla cura della malattia.

Bibliografia

1. Solano L (2001) Tra mente e corpo. Raffaello Cortina, Milano
2. Dunbar F (1947) Mind and body: psychosomatic medicine. Random House, New York
3. Alexander FG (1950) Psychosomatic medicine. Norton, New York
4. Wolff HG (1950) Life stress and bodily disease: a formulation. In: Wolff HG, Wolf HG, Hare CE (eds) Life stress and bodily disease. Williams & Wilkins, Baltimore
5. Engel GL (1977) The need for a new medical model: a challenge for biomedicine. Science 196:129–136
6. Antonelli F, Biondi M (1997) Consensus statement su medicina psicosomatica e formazione psicologica del medico. Medicina psicosomatica 3, Parma
7. Sivik T (2000) Psychosomatic medicine: why fix it if it ain't broken? Psychother Psychosom 69:178–180
8. Sommaruga M, Compare A (2012) Stress e malattie cardiovascolari. In: Compare A, Grossi E (eds) Stress e disturbi da somatizzazione. Evidence-based practice in psicologia clinica. Springer-Verlag, Milano
9. Cannon WB (1939) The wisdom of the body. Norton, New York
10. Selye H (1937) A syndrome produced by diverse nocuous agents. Nature 138:32–33
11. Selye H (1973) The evolution of the stress concept. Am Sci 61:692–699
12. Lazarus RS, Folkman S (1984) Stress, appraisal, and coping. Springer, New York
13. Lazarus RS (1998) Fifty years of the research and theory of RS Lazarus. An analysis of historical and perennial issues. Lawrence Erlbaum Associates, Mahwah New Jersey
14. Ice GH (2005) Factors influencing cortisol level and slope among community dwelling older adults in Minnesota. J Cross Cult Gerontol 20:91–108
15. Ramsay D, Lewis M (2003) Reactivity and regulation in cortisol and behavioral responses to stress. Child Development 74:456–464
16. Davidson RJ, Irwin W (1999) The functional neuroanatomy of emotion and affective style. Trends in Cognition Sciences 3:11–21
17. Dolan RJ (2002) Emotion, cognition and behavior. Science 298:1191–1194

18. Sarter M, Givens B, Bruno JP (2001), the cognitive neuroscience of sustained attention: where top-down meets bottom up. Brain Res Rev 35:146–160
19. Wang J, Rao H, Wetmore GS et al (2005) Perfusion functional MRI reveals cerebral blood flow pattern under psychological stress. Proc Natl Acad Sci 102:17804–17809
20. American Psychiatric Association (2002) DSM-IV-TR. Masson, Milano
21. Debray R, Dejours C, Fedida P (2004) Psicopatologia dell'esperienza del corpo. Borla, Roma
22. Simon GE, Von Korff M, Piccinelli M et al (1999) An international study of the relation between somatic symptoms and depression. N Engl J Med 341:1329–1335
23. Biondi M, Zannino LG (1987) Social support as moderator of the response to a condition of stress. Minerva Psichiatr 28(4):295–298
24. Van Oudenhove L, Vandenberghe J, Demyttenaere K, Tack J (2010) Psychosocial factors, psychiatric illness and functional gastrointestinal disorders: a historical perspective. Digestion 82:201–210
25. Weiss E, English OS (1950) Medicina psicosomatica. Astrolabio, Roma
26. Schwegler K, G.tzmann L, Buddeberg C (2003) Psychosocial and psychosomatic aspects of insomnia. Schweiz Arch Neurol Psychiatr 154:310–315
27. Chrousos GP, Gold PW (1992) The concepts of stress and stress system disorders. Overview of physical and behavioral homeostasis. JAMA 267:1244–1245
28. Koblenzer CS (1983) Psychosomatic concepts in dermatology. Arch Dermatol 119:501–512
29. Ellsworth DL, Sholinsky P, Jaquish C et al (1999) Coronary heart disease. At the interface of molecular genetics and preventive medicine. Am J Prev Med 16:122–133
30. Engel GL (1980) The clinical application of the biopsychosocial model. Am J Psychiatry 137(5):535–544
31. Molinari E, Compare A, Parati G (2006) Clinical psychology and heart disease, 1st edn. Springer, New York
32. Berkman LF (1995) The role of social relations in health promotion. Psychosomatic Medicine 57:245–254
33. Banthia R, Malcarne V, Varni J et al (2003) The effects of dyadic strength and coping styles on psychological distress in couples faced with prostate cancer. J Behav Med 1:31–52
34. DiMatteo M (2004) Social support and patient adherence to medical treatment: a meta-analysis. Health Psychol 23(2):207–218
35. Lyons AC, Chamberlain K (2006) Health psychology: a critical introduction. Cambridge University Press, New York
36. Matud MP, Ibáñez I, Bethencourt JM et al (2003) Structural gender differences in perceived social support. Personality and Individual Differences 35:1919–1929
37. Cohen S, Willis TA (1985) Stress, social support, and the buffering hypothesis. Psychological bulletin 98:310–357
38. Stroebe W, Stroebe M (1997) Psicologia sociale e salute. McGraw-Hill, New York
39. Itkowitz N, Kerns R, Otis J (2003) Support and coronary heart disease: the importance of significant other responses. J Behav Med 26:19–30
40. Rozanski A, Blumenthal JA, Kaplan J (1999) Impact of psychological factors on the pathogenesis of cardiovascular disease and implications for therapy. Circulation 99:2192–2217
41. Rozanski A, Blumenthal JA, Davidson KW et al (2005) The epidemiology, pathophysiology, and management of psychosocial risk factors in cardiac practice. J Am Coll Cardiol 45:637–651
42. Grant N, Hamer M, Steptoe A (2009) Social isolation and stress-related cardiovascular, lipid, and cortisol responses. Ann Behav Med 37(1):29–37
43. Csef H, Hefner J (2006) Psychosocial stress as a risk- and prognostic factor in coronary artery disease and myocardial infarction. Versicherungsmedizin 58(1):3–8
44. Pignalberi C, Patti G, Chimenti C et al (1998) Role of different determinants of psychological distress in acute coronary syndromes. J Am Coll Cardiol 32(3):613–619
45. Lett HS, Blumenthal JA, Babyak MA et al (2005) Social support and coronary heart disease: epidemiologic evidence and implications for treatment. Psychosom Med 67(6):869–878
46. Mookadam F, Arthur HM (2004) Social support and its relationship to morbidity and mortality after acute myocardial infarction: systematic overview. Arch Intern Med 164(14):1514–1518

47. Eaker ED, Sullivan LM, Kelly-Hayes M et al (2007). Marital status, marital strain, and risk of coronary heart disease or total mortality: the Framingham Offspring Study. Psychosom Med 69(6):509–513
48. Orth-Gomer K, Wamala SP, Horsten M et al (2000) Marital stress worsens prognosis in women with coronary heart disease: the Stockholm Female Coronary Risk Study. JAMA 284(23):3008–3014
49. Konstam V, Surman O, Hizzari KH (1998) Marital adjustment in heart transplantion patients and their spouses: a longitudinal perspective. American Journal of Family Therapy 26:147–158
50. Hilbert GA (1994) Cardiac patients and spouses: family functioning and emotions. Clin Nurs Res 3(3):243–252
51. Waltz M, Badura B, Pfaff H, Schott T (1988a) Long-term anxiety and depression following myocardial infarct. Soz Praventivmed 33(1):37–40
52. Waltz M, Badura B, Pfaff H, Schott T (1988b) Marriage and the psychological consequences of a heart attack: a longitudinal study of adaptation to chronic illness after 3 years. Soc Sci Med 27(2):149–158
53. Coyne JC, Smith DA (1991) Couples coping with a myocardial infarction: a contextual perspective on wives' distress. J Pers Soc Psychol 61(3):404–412
54. Suls J, Green P, Rose G et al (1997) Hiding worries from One's spouse: associations between coping via protective buffering and distress in male post-myocardial infarction patients and their wives. J Behav Med 20(4):333–349
55. Dohrenwend BS, Dohrenwend BP (eds) (1981) Stressful life events and their contexts. Prodist, New York
56. Bonanno GA (2005) Resilience in the face of potential trauma. Curr Dir Psychol Sci 14:135–138
57. Freitas AL, Downey G (1998) Resilience: a dynamic perspective. Int J Behav Dev 22:263–285
58. Luthar SS, Cicchetti D, Becker B (2000) The construct of resilience: a critical evaluation and guidelines for future work. Child Dev 71:543–562
59. Mason JW (1968) A review of psychoendocrine research on the pituitary-adrenocortical system. Psycosomatic Medicine 30:710–722
60. Lazarus RS (1999) Stress and emotion: a new synthesis. Springer, New York
61. Sarason IG, Johnson JH, Siegel JM (1978) Assessing the impact of life changes: development of the Life Experiences Survey. J Consult Clin Psychol 46:932–946
62. McCarthy CJ, Lambert RG, Moller NP (2006) Preventive resources and emotion regulation expectances as mediators between attachment and college students stress outcomes Int. J Stress Manag 13:1–22
63. Schwartz D, Proctor LJ (2000) Community violence exposure and children's social adjustment in the school peer group: the mediating roles of emotion regulation and social cognition. J Consult Clin Psychol 68:670–683
64. Silk JS, Vanderbilt-Adriance E, Shaw DS et al (2007) Resilience among children and adolescents at risk for depression: mediation and moderation across social and neurobiological contexts. Dev Psychopathol 19:841–865
65. Villani D, Grassi A, Riva G (2011) Tecnologie emotive. Nuovi modi per migliorare la qualità della vita e ridurre lo stress. LED, Milano
66. Lazarus RS (1966) Psychological stress and the coping process. McGraw-Hill, New York
67. Bandura A (1977) Social learning theory. Englewood Cliffs, Prentice-Hall
68. Endler NS, Parker JD (1990) Multidimensional assessment of coping: a critical evaluation. J Pers Soc Psychol 42:207–220
69. Gross JJ (1998) Antecedent- and response-focused emotion regulation: divergent consequences for experience, expression, and physiology. J Pers Soc Psychol 74:224–237
70. Gross JJ, John OP (2003) Individual differences in two emotion regulation processes: implications for affect, relationships, and well-being. J Pers Soc Psychol 85:348–362
71. Gross JJ (2002) Emotion regulation: affective, cognitive, and social consequences. Psychophysiology 39:281–291

72. Kashdan TB, Barrios V, Forsyth JP, Steger MF (2006) Experiential avoidance as a generalized psychological vulnerability: comparisons with coping and emotion regulation strategies. Behav Res Ther 44:1301–1320
73. Barlow DH, Allen LB, Choate ML (2004) Toward a unified treatment for emotional disorders. Behavior Therapy 35:205–230
74. Siegler R (2006) How children develop, exploring child develop student media tool kit & scientific american reader to accompany how children develop. Worth Publishers, New York
75. Gross JJ (1998) The emerging field of emotion regulation: an integrative review. Rev Gen Psychol 2:271–299
76. Lazarus RS, Alfert E (1964) Short-circuiting of threat by experimentally altering cognitive appraisal. J Abnorm Psychol 69:195–205
77. Gross JJ, Levenson RW (1993) Emotional suppression: physiology, self-report, and expressive behavior. J Pers Soc Psychol 64:970–986
78. Demaree HA, Schmeichel BJ, Robinson JL et al (2006) Up- and down-regulating facial disgust: affective, vagal, sympathetic, and respiratory consequences. Biol Psychol 71:90–99
79. Roberts NA, Levenson RW, Gross JJ (2008) Cardiovascular costs of emotion suppression cross ethnic lines. Int J Psychophysiol 70:82–87
80. Söderström K, Skårderud F (2009) Minding the baby mentalization-based treatment in families with parental substance use disorder: Theoretical framework. Nordic Psychology 61:47–65
81. Greenberg LS (2002) Emotion-focused therapy, coaching client to work through their feelings. APA, Washington
82. Greenberg LS, Rice LN, Elliot R (1993) Facilitating emotional change: the moment-by-moment process. Guilford Press, New York
83. Nemiah JC, Sifneos PE (1970) Affect and fantasy in patients with psychosomatic disorders. In: Hill OW (ed) Modern trends in psychosomatic medicine. Butterworths, London
84. Friedman M, Rosenman RH (1959) Association of specific overt behavior pattern with blood and cardiovascular findings; blood cholesterol level, blood clotting time, incidence of arcus senilis, and clinical coronary artery disease. J Am Med Assoc 169:1286–1296
85. Temoshok L (1985) Biopsychosocial studies on cutaneous malignant melanoma: psychosocial factors associated with prognostic indicators progression psychophysiology and tumor-host response. Soc Sci Med 20:833–840
86. Denollet J, Sys SU, Brutsaert DL (1995) Personality and mortality after myocardial infarction. Psychosomatic Medicine 57:582–591
87. Rosenman RH, Chesney MA (1980) The relationship of Type A behavior pattern to coronary heart disease. Activitas Nervosa Superior 22:1–45
88. Rosenman RH, Friedman M, Straus R et al (1964) A predictive study of coronary heart disease. JAMA 189:15–22
89. Gremigni P (2008) Hostility as a risk factor for coronary heart disease. In: Psychological Factors and Cardiovascular Disorders: the Role of Psychiatric Pathology and Maladaptive Personality Features. Nova Science Publishers, Hauppauge
90. Gremigni P, Sommaruga M (2005) Personalità di tipo D, un costrutto rilevante in cardiologia. Studio preliminare di validazione del questionario italiano. Psicoterapia Cognitiva e Comportamentale 11:7–18
91. Schiffer AA, Pavan A, Pedersen SS et al (2006) Type D personality and cardiovascular disease: evidence and clinical implications. Minerva Psichiatr 47:79–87
92. Denollet J (2000) Type D personality. A potential risk factor refined. J Psychosom Res 49:255–266
93. Denollet J (2005) DS14: Standard assessment of negative affectivity, social inhibition, and Type D personality. Psychosomatic Medicine 67:89–97
94. Denollet J, Pedersen SS, Vrints CJ, Conraads VM (2006) Usefulness of Type D personality in predicting five-year cardiac events above and beyond current symptoms of stress in patients with coronary heart disease. Am J Cardiol 97:970–973
95. Denollet J, Pedersen SS (2008) Prognostic value of Type D personality compared with depressive symptoms. Arch Intern Med 168:431–432

96. Mols F, Martens EJ, Denollet J (2010) Type D personality and depressive symptoms are independent predictors of impaired health status following acute myocardial infarction. Heart 96:30–35
97. Sogaro E, Schinina F, Burgisser C et al (2010) Type D personality impairs quality of life, coping and short-term psychological outcome in patients attending an outpatient intensive program of cardiac rehabilitation. Monaldi Arch Chest Dis 74:181–191
98. Smith TW (1994) Concepts and methods in the study of anger, hostility, and health. In: Siegman AW, Smith TW (eds) Anger, hostility and the heart. Lawrence Erlbaum, Hillsdale NJ
99. Smith TW, Glazer K, Ruiz JM, Gallo LC (2004) Hostility, anger, aggressiveness, and coronary heart disease: an interpersonal perspective on personality. Emotion and Health J Pers 72:1217–1270
100. Berkowitz L (1993) Pain and aggression: some findings and implications. Motivation and Emotion 17:277–293
101. Berkowitz L (1990) On the formation and regulation of anger and aggression. A cognitive neoassociationistic analysis. Am Psychol 45:494–503
102. Berkowitz L, Harmon-Jones E (2004) Toward an understanding of the determinants of anger. Emotion 4:107–130
103. Petrillo G (2006). Psicologia della salute. Contesti di applicazione dell'approccio biopsicosociale. In: Mauri A, Tinti C (eds) Psicologia della salute. De Agostini Scuola, Novara

Neuroestetica: le basi neurobiologiche della bellezza e del benessere

11

Luca Francesco Ticini

11.1 Introduzione

Recenti studi hanno dimostrato il ruolo importante della partecipazione ad attività culturali nel benessere psicologico dell'individuo. In altre parole, andare a teatro, suonare uno strumento musicale e frequentare una galleria d'arte diminuirebbero i livelli d'ansia e di depressione [1]. Dedicare del tempo ad attività culturali potrebbe perciò dimostrarsi un approccio terapeutico preventivo al decadimento della salute psicofisica e contribuire perfino a ridurre la spesa dedicata alle cure farmacologiche e all'ospedalizzazione, che assorbono le già scarse risorse stanziate per la salute mentale (la popolazione affetta da problemi mentali supera i 450 milioni di persone[1]). Invece, troppo spesso la cultura è confinata nella sfera irrilevante del divertimento, come testimoniano i frequenti tagli applicati alle risorse dedicate a questo settore. Per la sensibilizzazione degli apparati governativi verso tali tematiche e per la comprensione del reale contributo della partecipazione culturale al benessere dell'individuo, è senza dubbio necessario verificare con studi scientifici come una regolare partecipazione a eventi culturali possa influenzare l'attività, la struttura e la biochimica delle strutture cerebrali responsabili della sensazione di piacere e ricompensa. Il ruolo delle neuroscienze in questo frangente è molto importante per capire, ad esempio, se la frequente esposizione a stimoli artistici attivi particolari strutture nervose o ne aumenti la connettività, moduli il rilascio di neurotrasmettitori oppure induca un aumento del volume in precisi settori della corteccia cerebrale. Finora, con l'ausilio delle avanzate tecniche di visualizzazione dell'attività cerebrale, come la risonanza magnetica funzionale (fMRI), i neuroscienziati hanno potuto approfondire in modo sistematico soltanto alcuni di questi aspetti, riuscendo a identificare le strutture neurali dedicate alla bellezza e alla percezione di benessere, lasciando tuttavia aperte possibilità di ricerca molto stimolanti.

---

[1] WHO fact sheet n. 220, Settembre 2010.

L. F. Ticini (✉)
Società Italiana di Neuroestetica "Semir Zeki", Trieste
Max Planck Institute for Human Cognitive and Brain Sciences, Lipsia
e-mail: luca.ticini@gmail.com

11.2 Evidenze

Dunque, cosa avviene nella nostra testa quando partecipiamo a un evento culturale o siamo gratificati da un'esperienza estetica? Il cervello non è un sistema isolato, e alla varietà degli stimoli ambientali corrisponde una precisa attività delle numerose aree cerebrali, alcune variazioni della loro connettività e il rilascio di sostanze neurochimiche. Incessantemente, e più o meno inconsapevolmente, elaboriamo e valutiamo qualsiasi evento che possa essere oggetto di apprezzamento estetico (un brano musicale, un quadro, una scultura o un bel palazzo). Ciò stimola i centri cerebrali del piacere e della ricompensa (Fig. 11.1), come la corteccia orbitofrontale (localizzata più o meno fra gli occhi nella parte frontale del cervello) e il nucleo caudato, la cui attività è correlata non solo al giudizio estetico [2, 3], ma anche all'amore romantico [4]. Almeno dal punto di vista neurale, quindi, osservare un lavoro artistico e partecipare a eventi culturali induce un senso di piacere e di benessere molto simile a quello provato quando siamo innamorati.

La maggior parte delle ricerche condotte finora in campo neuroestetico ha affrontato lo studio dell'attività cerebrale associata all'esperienza estetica durante la percezione di stimoli visivi, come opere pittoriche [2, 5], sculture [6, 7] e danza [8, 9]. Tuttavia, le nostre esperienze sono prevalentemente multisensoriali [10, 11]. Il pioniere della neuroestetica Semir Zeki, Professore di Neuroestetica presso l'University College di Londra, ha recentemente condotto uno studio in cui veniva chiesto ai partecipanti di giudicare esteticamente immagini di opere d'arte e brani musicali. I risultati di questo lavoro hanno dimostrato che soltanto l'attività della corteccia orbitofrontale aumenta sia durante l'osservazione sia durante l'ascolto degli stimoli preferiti (diminuendo invece per quelle immagini e quei brani musicali dichiarati "brutti") [3].

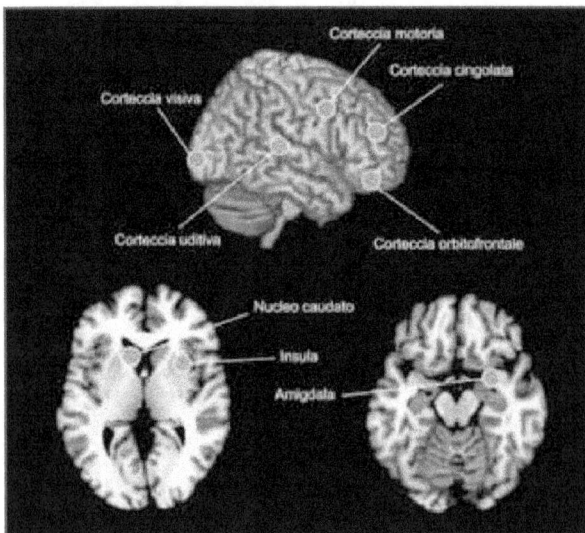

Fig. 11.1 Localizzazione di alcune aree attivate durante l'esperienza estetica

È dunque la corteccia orbitorfrontale il substrato neurale della bellezza e del benessere? In verità, le cose sono molto più complicate: sembra piuttosto che nel cervello umano vi sia un articolato network funzionale dedicato all'esperienza estetica, che coinvolge territori neurali differenti. Ad esempio, oltre alla corteccia orbitofrontale mediale [3], gli stimoli preferiti innalzano l'attività della corteccia prefrontale [5], del giro occipitale, del cingolato e del giro fusiforme, mentre gli stimoli non graditi riducono l'attività del nucleo caudato [12]. Inoltre, Ishizu e Zeki [3] ritengono che un'esperienza estetica necessiti non solo della corteccia orbitofrontale ma dell'interazione fra essa e le aree sensoriali: ovvero, quelle uditive per ottenere un'esperienza estetica musicale, quelle visive (assieme all'attivazione del nucleo caudato) per l'esperienza estetica nella visione. Infatti, assieme ad altri autori, Ishizu e Zeki reputano che la valutazione edonica richieda un'elaborazione per gradi. In un primo momento essa è mediata dalle aree percettive (visiva, uditiva, ecc.) che contribuiscono all'analisi delle caratteristiche fisiche intrinseche dell'oggetto. La seconda fase è più cognitiva e richiede il lavoro dei centri affettivi, determinanti nell'ottenere una codificazione estetica dell'oggetto [13]. In effetti, Di Dio e colleghi hanno osservato come l'insula (che elabora le emozioni negative viscerali, come il disgusto) e l'amigdala (che gestisce le emozioni e soprattutto la paura) abbiano due ruoli differenti nell'estetica: la prima media la percezione oggettiva della bellezza, come quella di una scultura ben proporzionata, la seconda è coinvolta nel giudizio soggettivo basato su aspetti più cognitivi e sull'attribuzione di valori emozionali [6].

Secondo una recente meta-analisi, condotta su decine di studi, la parte anteriore destra dell'insula sarebbe in realtà l'unica regione attivata durante il giudizio estetico multisensoriale [10]. Poiché l'insula ha un ruolo importante nella regolazione dell'omeostasi, ponendo in relazione gli stimoli ambientali con le informazioni enterocettive, è lecito ipotizzare che l'estetica da essa mediata, assieme alla valutazione emozionale degli stimoli nell'amigdala, sia in verità una valutazione su come gli oggetti soddisfino (o meno) i bisogni del corpo. Rimane anche da chiarire se l'attività neurale responsabile del piacere provato di fronte a un'opera d'arte sia la medesima di quella osservata per l'attrazione verso potenziali partner o per il piacere di mangiare un cibo gustoso. In altre parole, è necessario capire se nel nostro cervello si siano sviluppati dei centri specificatamente predisposti al piacere estetico associato alle opere della creatività umana oppure, viceversa, se i centri cerebrali del piacere siano semplicemente co-optati dall'esperienza estetica, cosa che ne ridurrebbe la peculiarità. Un recente studio supporta la prima ipotesi: infatti, le proprietà di un lavoro artistico sembrano avere un'influenza esclusiva – non osservabile per un oggetto comune – sull'attivazione dell'ipotalamo, dello striato ventrale e della corteccia orbitofrontale [14]. L'arte influenza anche il rilascio di un neurotrasmettitore noto per indurre sensazioni di benessere: la dopamina. Infatti, il piacere intenso provato durante l'ascolto di un brano musicale stimola il sistema dopaminergico mesolimbico [15]. In particolare, l'ascolto di buona musica modula sia la connettività fra i diversi centri mesolimbici dopaminergici che mediano la sensazione di ricompensa, sia la connettività fra questi e le strutture che regolano le risposte fisiologiche agli stimoli emozionali e di ricompensa (ipotalamo, insula, corteccia orbitofrontale) [16]. In generale, possiamo affermare che il rapporto sinergico osservato fra i centri cerebrali dedicati all'estetica, al desiderio, al piacere e alla ricompensa supporta la stretta relazione fra la partecipazione a eventi culturali e la sensazione di benessere.

11.3 Conclusioni e prospettive

Se da un lato alla stimolazione delle aree cerebrali, di cui si è finora trattato, corrisponde un senso di piacere e benessere tipici dell'esperienza estetica, è anche vero che numerosi fattori, come la conoscenza di chi sia l'artista che ha creato l'opera, possono influenzarne le funzioni. A questo proposito, Kirk e colleghi [17] hanno osservato come l'attività della corteccia orbitofrontale e di quella prefrontale siano modulate in modo significativo dall'aspettativa sul valore edonico dell'oggetto. In un esperimento di fMRI, questi ricercatori hanno presentato ai partecipanti la medesima immagine (frammista ad altre), dapprima indicata come proveniente da una galleria d'arte e successivamente come generata da un computer. Spostata dal suo contesto (ricordiamo per esempio i ready-made di Marcel Duchamp) l'immagine assumeva un valore estetico diverso inducendo una variazione significativa nell'attività delle aree del cervello summenzionate. Questo esperimento porta a chiederci se il benessere di cui si è finora parlato non sia guidato proprio dal fatto che quando partecipiamo a un evento culturale siamo esplicitamente coscienti di essere esposti a una condizione ambientale ben precisa. Futuri studi dovranno chiarire in modo più approfondito le differenze fra la valutazione estetica oggettiva e quella soggettiva e quanto queste siano mediate da fattori culturali e dall'influenza del contesto.

Un'esperienza estetica possiede anche un'importante dimensione sensorimotoria [18], ovvero la mera osservazione di un lavoro può stimolare aree cerebrali responsabili per il movimento e per la sensazione fisica, può indurre i tipici brividi lungo la schiena, l'aumento del ritmo cardiaco e respiratorio, assieme all'attivazione delle aree del piacere, ricompensa, emozione ed eccitazione, come lo striato ventrale e la corteccia orbitofrontale, il nucleo accumbens, l'amigdala e la corteccia prefrontale [15, 19]. Questa risposta sensorimotoria, viscerale e corporea, è alla base della cosiddetta "simulazione incarnata", ovvero la capacità del nostro cervello di simulare le azioni, posture ed emozioni di altri individui così come dei personaggi rappresentati su una tela, o dei tratti lasciati dalla gestualità dell'artista [20, 21]. Questo processo di simulazione sembrerebbe cruciale per l'apprezzamento estetico e l'attribuzione della bellezza a corpi e movimenti. In un lavoro seminale sull'osservazione di corpi danzanti, Calvo-Merino e colleghi hanno dimostrato l'attivazione della corteccia premotoria assieme a quella occipitale visiva durante la percezione di stimoli belli [8]. Inoltre, un recente lavoro ha rilevato come osservare dei ballerini, le cui movenze sono giudicate belle, attivi regioni occipito-temporali e parietali facenti parte del sistema sensorimotorio, attivato sia durante l'esecuzione di un'azione sia durante la sua osservazione [9]. Per completare questo breve excursus sulle basi neurobiologiche della bellezza possiamo ricordare come la temporanea interferenza con l'attività dell'area visiva extrastriata del corpo (un'area dedicata alla percezione visiva dei corpi) per mezzo della stimolazione magnetica transcranica (TMS) sia capace di ridurre la bellezza percepita durante l'osservazione di movimenti corporali mentre l'interferenza sulla corteccia premotoria causi l'effetto opposto [22], suggerendo ancora una volta l'esistenza di un vero e proprio network complesso di aree coinvolto nella percezione del bello e come gli stimoli seguano strade diverse di elaborazione a seconda della loro natura.

Ad oggi, dunque, possiamo affermare che il piacere estetico, il desiderio e il benessere sono legati a doppio filo, almeno dal punto di vista neurobiologico. Perciò l'arte, e più in generale la partecipazione culturale, può essere di beneficio per quelle persone che si sentono depresse, favorendo una risposta emotiva positiva e un senso di piacere. La ricerca in questa direzione non è solo rilevante per la comprensione dei fenomeni neurobiologici legati al benessere ma potrebbe anche rappresentare una base scientifica per lo sviluppo di un nuovo welfare che sostenga con più convinzione i settori culturali e scientifici.

Bibliografia

1. Cuypers K, Krokstad S, Holmen TL et al (2011) Patterns of receptive and creative cultural activities and their association with perceived health, anxiety, depression and satisfaction with life among adults: the HUNT study, Norway. J Epidemiol Community Health. doi: 10.1136/jech.2010.113571
2. Kawabata H, Zeki S (2004) Neural correlates of beauty. J Neurophysiol 9:1699–1705
3. Ishizu T, Zeki S (2011) Toward a brain-based theory of beauty. PLoS One 6(7):e21852
4. Bartels A, Zeki S (2000) The neural basis of romantic love. Neuroreport 11(17):3829–3834
5. Cela-Conde CJ, Marty G, Maestú F et al (2004) Activation of the prefrontal cortex in the human visual aesthetic perception. Proc Natl Acad Sci USA 101:6321–6325
6. Di Dio C, Macaluso E, Rizzolatti G (2007) The golden beauty: brain response to classical and renaissance sculptures. PLoS One 11:e1201
7. Di Dio C, Canessa N, Cappa SF, Rizzolatti G (2011) Specificity of esthetic experience for artworks: an fMRI study. Front Human Neurosci 5. doi:10.3389/fnhum.2011.00139
8. Calvo-Merino B, Jola C, Glaser DE, Haggard P (2008) Towards a sensorimotor aesthetics of performing art. Conscious Cogn 17:911–922
9. Cross ES, Kirsch L, Ticini LF, Schuetz-Bosbach S (2011) The impact of aesthetic evaluation and physical ability on dance perception. Front Hum Neurosci 5:102
10. Brown S, Gao X, Tisdelle L et al (2011) Naturalizing aesthetics: brain areas for aesthetic appraisal across sensory modalities. Neuroimage 58:250–258
11. Cela-Conde CJ, Agnati L, Huston JP et al (2011) The neural foundations of aesthetic appreciation. Prog Neurobiol 94:39–48
12. Vartanian O, Goel V (2004) Neuroanatomical correlates of aesthetic preference for paintings. NeuroReport 15:893–897
13. Cupchik GC, Vartanian O, Crawley A, Mikulis DJ (2009) Viewing artworks: contributions of cognitive control and perceptual facilitation to aesthetic experience. Brain Cogn 70(1):84–91
14. Lacey S, Hagtvedt H, Patrick VM et al (2011) Art for reward's sake: visual art recruits the ventral striatum. Neuroimage 55:420–433
15. Salimpoor VN, Benovoy M, Larcher K et al (2011) Anatomically distinct dopamine release during anticipation and experience of peak emotion to music. Nat Neurosci 14(2):257–262
16. Menon V, Levitin DJ (2005) The rewards of music listening: response and physiological connectivity of the mesolimbic system. Neuroimage 28:175–184

17. Kirk U, Skov M, Hulme O et al (2009) Modulation of aesthetic value by semantic context: an fMRI study. Neuroimage 44(3):1125–1132
18. Aglioti SM, Minio-Paluello I, Candidi M (2012) The beauty of the body. Rend Fis Acc Lince. doi:10.1007/s12210-012-0169-1
19. Blood AJ, Zatorre RJ (2001) Intensely pleasurable responses to music correlate with activity in brain regions implicated in reward and emotion. Proc Natl Acad Sci USA 98:11818–11823
20. Freedberg D, Gallese V (2007) Motion, emotion and empathy in esthetic experience. Trends Cogn Sci 11(5):197–203
21. Di Dio C, Gallese V (2009) Neuroaesthetics: a review. Curr Opin Neurobiol 19(6):682–687
22. Calvo-Merino B, Urgesi C, Orgs G et al (2010) Extrastriate body area underlies aesthetic evaluation of body stimuli. Exp Brain Res 204(3):447–456

Studi internazionali su cultura e salute: revisione della letteratura

12

Enzo Grossi, Ginevra Are Cappiello

12.1 Introduzione. Le prove di efficacia basate sulle evidenze: il ruolo degli studi osservazionali

Le evidenze sul ruolo della cultura nella promozione della salute sono basate essenzialmente su studi osservazionali.

Emarginati sino a 10–15 anni fa dall'entourage epidemiologico più sofisticato, gli studi osservazionali hanno visto un incremento notevole di interesse da parte della comunità scientifica pubblica e privata, grazie a nuovi contributi metodologici intercorsi negli ultimi anni.

È di William G. Cochran la prima definizione di "studio osservazionale" [1]: "Si definisce osservazionale uno studio empirico volto ad elucidare rapporti di causa-effetto tra una procedura o un trattamento ed un particolare fenomeno senza il ricorso ad una assegnazione "controllata" del paziente ad un gruppo di trattamento". Uno studio osservazionale riguarda quindi per definizione interventi, trattamenti, politiche sanitarie e gli effetti che essi determinano [2]. Uno studio osservazionale, quando sia svolto per indagare esiti connessi a particolari interventi o trattamenti, può avere l'ambizione di poter raggiungere un livello di "dignità" di esperimento scientifico. Vediamo quali sono le principali differenze, che si rivelano anche vantaggi, tra uno studio tradizionale di confronto e uno studio osservazionale (Tabella 12.1).

Prima di tutto, nello studio osservazionale la normale routine del soggetto in studio non viene disturbata, non creando problemi di adattamento alla realtà del progetto di ricerca. Questo fattore non è di secondaria importanza per la buona riuscita di uno studio. Soprattutto per quegli studi che hanno una lunga durata o che osservano molti soggetti, l'applicazione di un protocollo rigido molto diverso dalla routine spesso determina un forte calo di entusiasmo dei partecipanti e quindi una cattiva riuscita dello studio stesso. Molte persone sono infatti riluttanti ad accettare la randomizzazione come meccanismo di assegnazione a un tipo di intervento (ad

---

E. Grossi (✉)
Professore di Cultura e Salute, Libera Università di Lingue e Comunicazione IULM
Membro Comitato di Gestione, Fondazione Bracco, Milano
e-mail: enzo.grossi@iulm.it

Tabella 12.1 Caratteristiche principali degli studi osservazionali

1. Osservano esiti medici senza modificare la routine
2. Interessano molti pazienti (spesso >1000)
3. Studiano situazioni nelle quali i pazienti ricevono medicine attraverso normali pratiche prescrittive
4. Seguono i pazienti trattati secondo pratica di routine
5. Possono non richiedere consenso informato o approvazione sistematica da parte dei comitati etici

esempio, essere o non essere esposto a uno stimolo culturale) specie se una delle alternative è particolarmente desiderabile o indesiderabile.

Un altro importante aspetto è che in uno studio osservazionale i soggetti vengono valutati per quelle che sono le reali condizioni di vita. Sicuramente la raccolta di questi dati è molto più valida per fornire risposte effettive sull'efficacia di un determinato fattore. Questo porta come conseguenza il fatto che le implicazioni etiche e legali in uno studio osservazionale sono inferiori a quelle presenti in uno studio randomizzato.

Come già accennato sopra, l'interesse nei confronti degli studi osservazionali è andato crescendo negli ultimi 15 anni nel momento in cui ci si è resi sempre più conto che sarebbe stato difficile, se non impossibile, rispondere a tutte le domande cliniche di interesse medico-sanitario ed economico con gli studi randomizzati, concetto molto bene espresso da Feinstein già una ventina d'anni fa [3]: "Randomized trials are too difficult, too expensive, or too controversial for routine use in answering all the clinical questions that will arise in the future. Whether we like it or not, most of our future decision about medical practice will have to be made without evidence from randomized trials[1]". Questa rivalutazione è andata di pari passo all'aumento di consapevolezza e all'apprezzamento dei limiti degli studi randomizzati, soprattutto nell'ambito del mondo farmaceutico.

Una delle motivazioni più importanti per considerare con maggiore attenzione gli studi osservazionali nasceva infatti dalla consapevolezza della scarsa generalizzabilità dei risultati dei *clinical trials* randomizzati a livello del cosiddetto *real world*. In particolare, si è ridimensionato notevolmente l'uso dei *clinical trials* come veicolo di informazioni pertinenti a studi farmacoeconomici nella misura in cui gli studi di fase III, ritenuti il *gold standard* per stabilire l'efficacia di un farmaco, non hanno una sufficiente capacità di generalizzazione nel cosiddetto *real world* tale da renderli sufficientemente credibili per analisi di tipo economico.

È infatti noto che i soggetti esclusi dai trial controllati tendono ad avere una prognosi diversa (peggiore) rispetto a quelli inclusi, e proprio questo è uno dei fattori che ne limitano la generalizzabilità. Per portare un esempio, basta pensare che solo

---

[1] Gli studi randomizzati sono troppo complicati, troppo costosi o troppo confutabili per un utilizzo routinario in risposta a tutti i quesiti clinici che si presenteranno in futuro. Che ci piaccia o meno, la maggior parte delle nostre decisioni future in merito alle pratiche mediche dovrà essere presa senza attingere da dimostrazioni derivate da studi randomizzati.

il 4% dei pazienti che a fine anni '80 erano sottoposti alla rivascolarizzazione coronarica negli USA sarebbero risultati elegibili nei trial randomizzati condotti negli anni '70, che erano serviti per stabilire il valore di questa terapia [4]. Sono soprattutto gli studi a impronta osservazionale ad essere adatti alle analisi farmacoeconomiche, ovvero quegli studi che si limitano a osservare la realtà di tutti i giorni e non impongono vincoli particolari all'esperienza clinica, come è invece il caso degli studi randomizzati.

12.2 Efficacy versus effectiveness

La forza centrale dello studio randomizzato è che i gruppi dei pazienti assegnati a ogni braccio di trattamento o intervento tendono, specie in casistiche abbastanza numerose, ad essere paragonabili. In aggiunta, l'assegnazione casuale porta a metodi robusti di ipotesi e di validazione statistica. Per questi motivi, lo studio randomizzato è spesso considerato come il *gold standard* della ricerca operativa. Purtroppo, per la loro natura, questi studi sono limitati ai soggetti, ai confronti e ai risultati che possono essere assoggettati al particolare contesto metodologico proprio del trial. Nel mondo reale, infatti, i soggetti non sono assegnati a caso per ricevere o non ricevere un intervento, com'è il caso nella maggior parte degli studi randomizzati.

Dal momento che l'analisi economica ha a che fare con la vita reale, uno sarebbe molto più interessato all'*effectiveness*, ovvero all'efficienza, piuttosto che all'*efficacy*. Mentre l'efficacia tenta di rispondere alla domanda: "l'intervento può funzionare?", l'efficienza tende a rispondere alla seguente domanda: "l'intervento funziona nel mondo reale?".

Da un certo punto di vista, l'*effectiveness* può essere più difficile da valutare rispetto all'*efficacy*; in ogni caso, essa ora è riconosciuta come il fattore più importante per decidere se un particolare agente vale le risorse che consuma. Tutte queste considerazioni sono argomento per incrementare l'uso dei cosiddetti studi "naturalistici" o "ecologici", in modo da analizzare come il fattore in questione realmente si comporta nella popolazione presa in considerazione [5–10].

Se la validità "esterna" per le ragioni sopra menzionate è un reale punto di forza degli studi osservazionali, il loro tallone d'Achille è viceversa la validità "interna". L'assenza dell'assegnazione casuale del paziente a uno dei bracci in studio può facilmente introdurre delle distorsioni sistematiche che minano l'attendibilità dei risultati qualora non vengano efficacemente tenute sotto controllo.

Una delle applicazioni più ricercate delle evidenze risultanti dalle esperienze scientifiche è la costituzione di linee guida che abbiano l'obiettivo di produrre informazioni utili a orientare la decisione degli operatori verso una maggiore efficacia, appropriatezza e migliore uso delle risorse. Si pone quindi l'obiettivo di valutare criticamente e rendere facilmente accessibili le informazioni disponibili in letteratura e di proporre le applicazioni nella pratica.

La raccolta di linee guida segue un metodo che, attraverso diverse fasi, coinvolge un gruppo multidisciplinare di esperti che valuta la letteratura scientifica sull'argomento, dalla quale cerca di estrapolare risposte sulla qualità delle prove scientifiche a favore o contro determinati interventi, il peso assistenziale dello specifico problema, i costi, l'accettabilità e praticabilità dell'intervento. Alcuni di questi quesiti sono legati moltissimo alla pratica medica quotidiana sul "soggetto reale" e difficilmente le risposte si ritrovano nelle conclusioni di lavori generati da studi clinici classici randomizzati. Gli studi osservazionali possono fornire un validissimo contributo, proprio perché, non imponendo in alcun modo interventi specifici, descrivono la realtà di utilizzo delle pratiche più diffuse nelle diverse situazioni e riportano il giudizio degli osservatori sugli interventi effettuati conformi alle reali abitudini.

Tuttavia, come è logico aspettarsi, il terreno di confronto è esigentissimo: uno studio, per poter essere preso in considerazione da un *pool* di esperti per la definizione di linee guida, deve rispettare criteri di rigore "interno" e di comprovata eticità, sia che si tratti di uno studio classico o osservazionale. Meglio ancora se, su grandi numeri, si costruisce un'indagine osservazionale metodologicamente ineccepibile che, da sola, tenti di verificare un'ipotesi di linee guida studiata con un approccio multidisciplinare.

Da queste premesse si capisce come, riferendoci al mondo farmaceutico in cui si è sviluppata questa metodologia, nella fase di vita post registrativa di un farmaco gli studi osservazionali possono dare molte più risposte dei migliori studi programmati secondo le più sofisticate tecniche di ricerca.

È possibile spingersi ancora più in là: gli studi osservazionali cercano così bene di essere aderenti alla realtà dell'utilizzo di un farmaco che il passo successivo potrebbe essere anche la capacità di estrapolare i risultati di una elaborazione di dati raccolti sul paziente individuale, permettendo di stabilire, su base individuale, se un trattamento potrà essere valido ed efficace, come promette, su ogni singolo paziente.

Per arrivare a questo ambizioso risultato, appariranno sempre più validi tutti quei sistemi computazionali che fanno parte dell'Intelligenza Artificiale: si è già visto infatti che l'elaborazione di corposi "data base" con algoritmi evolutivi o reti neurali artificiali possono portare a previsioni di esito su base individuale.

Come esempio di integrazione tra studi osservazionali e Intelligenza Artificiale citiamo una re-analisi dei dati ottenuti in uno studio osservazionale sulla dispepsia – una malattia molto frequente nella popolazione generale – attraverso l'uso combinato di reti neurali artificiali e algoritmi evolutivi. L'applicazione di questa metodologia ha permesso di individuare un modello predittivo nel singolo paziente di una risposta sintomatica positiva alla terapia eradicante con un'accuratezza vicina al 90% [11].

È sempre più evidente che gli sforzi futuri saranno rivolti alla produzione di evidenze scientifiche che siano sempre più applicabili alla pratica quotidiana. E in questo contesto, studi osservazionali e Intelligenza Artificiale sono ancora tutte strade da percorrere. L'utilizzo delle tecniche di elaborazione dell'Intelligenza Artificiale che, attraverso le reti neurali e i loro complessi protocolli di validazione, assicurano l'accertamento della capacità predittiva su casi nuovi estranei alla fase di costruzione del modello, potrebbe conferire agli studi osservazionali una più forte validità interna, che rimane ancora l'unico problema reale di controversia tra fautori e detrattori.

Inoltre, attraverso l'apporto metodologico dell'Intelligenza Artificiale, potrebbe diventare possibile in futuro avvicinarsi ancora di più alla pratica clinica soffermandosi a produrre evidenze direttamente sul singolo individuo, e non più soltanto dati riconducibili al comportamento di una malattia o di un trattamento nella popolazione generale, che possono calarsi poco nel reale stato del soggetto paziente.

Recentemente, il National Institutes of Health ha dato maggiore risalto nell'assegnazione delle proprie priorità di finanziamento alla ricerca clinica traslazionale rivolta ai pazienti che sono visti in contesti meno specializzati piuttosto che negli ambiti sofisticati dei centri di ricerca tradizionali [12]. Implicitamente, questo significa dare enfasi all'implementazione degli studi del mondo reale, primi fra tutti gli studi osservazionali.

Questo processo traslazionale richiede una serie di passi nei quali devono essere combinati insieme elementi di *efficacy* e di *effectiveness* in disegni sperimentali sempre più complessi.

Nei prossimi anni, riteniamo che questa diventerà la sfida scientifica da intraprendere da parte degli operatori pubblici e privati della salute e richiederà un'intensa discussione su come esattamente rendere applicabili questi particolari disegni sperimentali.

12.3 La relazione tra cultura e benessere: gli studi internazionali a sostegno del ruolo della cultura nella promozione della salute

Le considerazioni precedenti sugli studi osservazionali si adattano bene alla letteratura che sta fiorendo in questi ultimi anni, riguardante gli studi sull'effetto della partecipazione culturale sullo stato di salute, sia per ciò che riguarda esiti importanti (es. sopravvivenza) che esiti più sfumati, come il benessere soggettivo. Va osservato, tuttavia, che termini come qualità della vita, benessere e vita soddisfacente identifichino effettivamente un labirinto di concetti sottilmente diversi ma interrelati fra di loro, e che le molte relazioni fra i livelli soggettivi e oggettivi di benessere possano essere dinamicamente complesse. Come sottolineato in precedenti capitoli, il significato da dare al termine cultura è quello anglosassone, riferito alla visione antropologica e non umanistica, ovvero, in estrema sintesi, l'uso intelligente del tempo libero per contribuire all'arricchimento interiore, sia esso ottenuto attraverso attività nobili (musica, pittura, teatro, letteratura) o attività meno nobili come assistere, ad esempio, a una partita di calcio.

La relazione fra il benessere e questo significato piuttosto allargato della cultura è facilmente spiegabile, dal momento che le esperienze culturali così intese diventano importanti piattaforme per lo sviluppo delle disposizioni individuali e di capacità che espandono il potenziale personale e l'autodeterminazione, strategie quindi per il perseguimento di una vita che sia soddisfacente, con l'adozione di scelte appropriate di stili di vita.

È importante considerare che, vista in questo ambito, anche l'attività fisica o sportiva diventa un'espressione culturale molto importante, soprattutto nel paziente anziano.

Vi sono molte prove che sembrano confermare la rilevanza di questo tipo di esperienze culturali in termini di salute e di indicatori del benessere. La letteratura contiene diversi studi (compresi studi clinici) che, nel tempo, hanno fornito chiare e solide evidenze sul fatto che la partecipazione ad attività culturali abbia degli effetti benefici sulla salute.

Ad esempio, esistono evidenze sulla relazione fra partecipazione culturale e aspettativa di vita, che dimostrano come l'accesso culturale migliori chiaramente le possibilità di sopravvivenza in campioni longitudinali; o ancora vi sono stati degli studi volti ad approfondire più nello specifico il rapporto tra cultura e benessere individuale.

Nella Tabella 12.2 si può apprezzare uno schema riassuntivo riguardante i principali studi sulla relazione tra cultura e salute, dagli anni '90 ad oggi. Una delle prime ricerche in questo campo è uno studio svedese osservazionale nel tempo (longitudinale) di Bygren et al., del 1996 [13]; in questa ricerca del Dipartimento di Medicina Sociale dell'Università di Umea a Stoccolma, Bygren e il suo team hanno voluto investigare la possibile influenza del partecipare a eventi culturali, del leggere libri o periodici, del creare musica o del cantare in un coro come determinanti della sopravvivenza. Un totale di 12.675 persone sono state intervistate tra il 1982 e il 1983, con un periodo di follow-up che è durato per 9 anni fino al 1991; durante questo periodo, 847 soggetti sono deceduti, di cui 533 uomini e 314 donne. Tenendo conto, oltre che della partecipazione culturale, anche di altre 8 variabili (età, sesso, livello di istruzione, reddito, malattie, rete sociale, abitudine al fumo ed esercizio fisico), si è trovata una maggiore predisposizione alla mortalità per le persone che attendevano raramente a eventi culturali, a confronto con coloro che invece li frequentavano più spesso, con un rischio relativo di 1.57. La ricerca, in buona sostanza, ha dimostrato che la frequentazione di eventi culturali può avere un'influenza positiva sulla sopravvivenza.

Un altro studio osservazionale longitudinale svedese, avente sempre per *outcome* la previsione della sopravvivenza, è stato pubblicato da Konlaan et al. nel 2000 [14], utilizzando in parte lo stesso campione dello studio di Bygren et al. pubblicato nel 1996. Stavolta il campione è stato di 10.609 individui, seguiti per un periodo di follow-up di 14 anni dal 1982, anno dell'osservazione iniziale, fino al dicembre del 1996. Lo scopo dello studio era capire se la frequentazione di cinema, concerti, musei o mostre d'arte potesse costituire una determinante della sopravvivenza. Durante il periodo di follow-up sono deceduti in tutto 1.516 individui, di cui 916 uomini e 600 donne. Si è riscontrato un rischio di mortalità più alto per quelle persone con una partecipazione a eventi culturali più scarsa, al confronto con coloro che invece partecipavano più frequentemente e, di conseguenza, le conclusioni apportate dallo studio sono state che la frequenza di un certo tipo di eventi culturali può avere un effetto benefico sulla longevità.

Un ulteriore studio osservazionale longitudinale svedese è stato pubblicato da Johansson et al. nel 2001 [15]; lo scopo di questo studio era di capire come variasse la salute auto-riferita rispetto all'abitudine di partecipare o meno a eventi culturali. Sono stati intervistati 3.793 cittadini svedesi tra i 25 e i 74 anni, in due interviste fatte a 8 anni di differenza, la prima *tranche* tra il 1982–83 e la seconda tra il 1990–91. Tra i risultati, si può apprezzare come coloro che sono diventati più "culturalmente inattivi" tra la prima e la seconda occasione, e coloro che lo erano

12 Studi internazionali su cultura e salute: revisione della letteratura

Tabella 12.2 Principali studi internazionali sul ruolo della partecipazione culturale nella promozione della salute

Autore	Anno	Rif. bibl.	Paese	Tipo di studio	Casistica	Outcome (end point)	Lunghezza follow-up	Risultati ottenuti
Bygren et al.	1996	13	Svezia	Osservazionale Longitudinale	12.675	Sopravvivenza	9 anni	La partecipazione ad attività culturali potrebbe avere influenza positiva sulla sopravvivenza
Konlaan et al.	2000	14	Svezia	Osservazionale Longitudinale	10.609	Sopravvivenza	14 anni	Rischio di mortalità aumentato nei soggetti con scarsa partecipazione a cinema, concerti, musei e mostre d'arte
Johansson et al.	2001	15	Svezia	Osservazionale Longitudinale	3793	Self-Reported Health (SRH)	8 anni	Rischio del 65% in più di percepire la propria salute come indebolita nel tempo per i soggetti con scarsa o nulla partecipazione culturale
Hyppa et al.	2005	16	Finlandia	Osservazionale Longitudinale	5087	Sopravvivenza	20 anni	Partecipazione ad attività culturali predice la sopravvivenza nei finlandesi uomini di mezza età. Effetto indipendente da caratteristiche demografiche, stato di salute e altri fattori
Iwasaki et al.	2005	17	Canada	Osservazionale Cross-sectional	132	Predizione dell'adattamento	–	Il tipo di attività sostenuta ha importanza nel predire adattamento immediato, salute mentale e fisica
Michalos	2005	18	Regno Unito	Osservazionale Cross-sectional	315	Quality of Life (QoL)	–	Le arti hanno un impatto molto modesto sulla qualità della vita, anche su persone che solitamente già si interessavano all'arte
Wilkinson et al.	2007	19	USA	Osservazionale Cross-sectional	1244	Self-Reported Health (SRH)	–	Più attività culturali le persone riportano di aver fatto, più alta è risultata essere la salute percepita (SRH)
Bygren. et al.	2009	20	Svezia	Osservazionale Longitudinale	9011	Insorgenza cancro	12 anni	Rischio di cancro aumentato di 3 volte nei soggetti con scarsa partecipazione culturale residenti in aree urbane
Bygren et al.	2009	21	Svezia	Randomizzato	101	Quality of Life (QoL), (SF36)	8 settimane	Miglioramento significativo della salute fisica e del funzionamento sociale nel gruppo "compartecipazione culturale"
Cuypers et al.	2011	22	Norvegia	Osservazionale Cross-sectional	50.797	SRH, anxiety, depression, satisfaction with life	–	Partecipazione culturale significativamente associata con buona salute, più nella partecipazione ricettiva che non in quella creativa

in entrambe, incorrevano nel 65% di possibilità in più di giudicare la propria salute come debole, rispetto a coloro che in entrambe le occasioni sono stati classificati come "culturalmente attivi". Tra l'altro, coloro che hanno innalzato tra la prima e la seconda intervista il proprio livello di partecipazione culturale hanno riscontrato circa lo stesso livello di rischio percepito rispetto a coloro che invece erano attivi in entrambe le interviste.

Nel 2005 ci sono stati tre studi importanti effettuati in tre diverse nazioni, Finlandia, Canada e Regno Unito.

Lo studio finlandese è stato fatto da Hyppa et al. [16] e, anche in questo caso, si è trattato di uno studio osservazionale longitudinale, con un follow-up di ben 20 anni. La ricerca ambiva a scoprire se la partecipazione culturale potesse considerarsi un fattore di previsione della sopravvivenza, su un campione di 8.000 finlandesi dai 30 ai 95 anni, osservando un livello di rischio più basso di mortalità fra i partecipanti più assidui. Nello specifico si è visto che, se da una parte l'associazione era abbastanza insignificante nelle donne in buona salute, si è potuto invece riscontrare come la partecipazione culturale fosse un buon fattore di previsione della sopravvivenza nei maschi finlandesi di mezza età, e che la correlazione rimaneva significativa indipendentemente da fattori demografici, dalla salute o da altri fattori correlati con la salute.

Nel caso dello studio canadese, si tratta invece di uno studio osservazionale trasversale (*cross-sectional*) eseguito da Iwasaki et al. [17], volto a esaminare se, e la misura in cui, la partecipazione ad attività culturali nel tempo libero possa prevedere un adattamento e un'effettiva risposta a situazioni di stress, contribuendo quindi a mantenere una buona salute fisica e mentale. Alla ricerca ha preso parte un campione relativamente ristretto di 132 tra agenti di polizia e persone che lavoravano in situazioni di emergenza come vigili del fuoco – individui quindi che tendono ad avere livelli di stress molto alti – allo scopo di indagare il tipo di attività da essi svolte nel tempo libero e i livelli di stress a cui erano sottoposti.

I risultati hanno dimostrato che esiste un'effettiva correlazione tra la partecipazione ad attività di svago nel tempo libero e un alleggerimento delle situazioni di stress, con un conseguente miglioramento delle condizioni di salute sia fisica che mentale; nello specifico, si è scoperto che a diverse tipologie di attività corrispondono diverse situazioni di adattamento. Ad esempio, la partecipazione ad attività rilassanti e passive è risultata essere il più forte fattore predittivo di un buon adattamento alle situazioni di stress, mentre la partecipazione ad attività di tipo sociale a scopo principalmente di divertimento è risultata avere più influenza nel prevedere una buona salute mentale. Infine, è stato riscontrato come il migliore fattore predittivo di una buona salute fisica sia costituito dalla partecipazione ad attività di tipo strettamente culturale. Dai risultati emerge quanto sia importante prestare attenzione al tipo di attività che si svolgono nel tempo libero, quali mezzi per affrontare lo stress e mantenere una buona salute.

Lo studio inglese, realizzato da Michalos [18], era volto a misurare l'impatto delle arti sulla qualità della vita, e porta invece a comprendere come l'interrelazione effettiva tra cultura e salute possa essere più complessa e sfaccettata di ciò che si potrebbe dedurre dalle testimonianze finora prese in analisi. Lo studio è stato effettuato su un campione di 315 adulti aventi più di 18 anni, scelti in modo randomizzato, residenti a Prince George, British Columbia (CA). Fu loro spedito un questionario che identificava 66 attività associate alle arti, dal quale vennero ricavate informazioni sulla media dei tassi di partecipazione settimanale e annuale a eventi culturali degli intervistati, e sui livelli di soddisfazione relativi alla loro partecipazione. Effettuando una sintesi dei risultati multivariati si è scoperto che, relativamente alla soddisfazione ottenuta da altri domini della vita, le arti hanno un impatto molto modesto sulla qualità della vita (*Quality of Life*, QoL), e potrebbero spiegare soltanto la varianza compresa tra il 5 e l'11% in quattro misure plausibili della qualità della vita auto-percepita da parte degli intervistati. Tuttavia, mettendo a confronto la composizione del campione di questo studio con i dati relativi a un censimento del 2001, è stato riscontrato che il campione non si può considerare rappresentativo della popolazione generale di Prince George; dal momento che la risposta ai questionari inviati era su base volontaria, si ritiene che il campione dello studio possa considerarsi rappresentativo solo della fetta dei residenti di Prince George con un particolare interesse nelle arti. Di conseguenza, sarebbe errato generalizzare i risultati di questo studio sia all'intera popolazione di Prince George che a qualsiasi altra popolazione.

Uno studio pubblicato nel 2007 da Wilkinson et al. [19] si rifà agli studi effettuati da Bygren, Konlaan e Johansson in Svezia, ed era volto a capire la relazione tra la partecipazione ad attività culturali e la salute percepita, in un campione di cittadini americani; il campione era composto di 1.244 individui che nel 1998 avevano partecipato al *General Social Survey*, promosso dal governo svedese. Dai risultati è emerso che vi è una relazione significativa tra attività culturale e salute percepita, anche dopo aver regolato i risultati secondo l'età, il sesso, lo stato civile, la razza, la numerosità della famiglia, la classe sociale, il tipo di impiego, il reddito familiare e il livello d'educazione. Più nello specifico, si è scoperto che più attività culturali le persone dichiaravano di frequentare, migliore era il livello di salute auto-percepita.

Due ulteriori studi svedesi pubblicati nel 2009 da Bygren et al. arricchiscono la letteratura in questo campo: nel primo caso si tratta di uno studio osservazionale-longitudinale con un follow-up di 12 anni, nel quale si esaminava la relazione fra la frequentazione di eventi culturali (nello specifico cinema, teatri, gallerie d'arte, spettacoli musicali dal vivo e musei) e la mortalità correlata al cancro [20]. Dai risultati dello studio, effettuato su un campione di 9.011 partecipanti, si è riscontrato che coloro che partecipavano raramente o moderatamente agli eventi culturali avevano rispettivamente un rischio di 3,23 e 2,92 volte superiore di morire di cancro durante il periodo di follow-up rispetto ai frequentatori più assidui. Tuttavia, questo effetto fu osservato solo fra i residenti delle aree urbane.

Il secondo è l'unico studio randomizzato in questo campo [21], effettuato su un campione di 101 funzionari dei servizi sanitari nella città di Umea in Svezia, che si sono resi disponibili per partecipare a eventi culturali una volta alla settimana per 8 settimane. Il campione è stato diviso a metà, con la prima metà che ha iniziato subito col programma di visite, e il resto che è servito come gruppo di controllo. Lo scopo dello studio era di percepire lo stato di salute delle persone attraverso lo strumento dell'SF-36, somministrato agli individui prima e dopo il periodo dell'esperimento. I risultati mostrano che la salute fisica ha subito un miglioramento nel gruppo d'intervento e invece un peggioramento nel gruppo di controllo durante il periodo dell'esperimento, con un miglioramento parallelo del funzionamento sociale e della vitalità.

Tra i più recenti studi di questa materia vi è infine la ricerca di Cuypers et al. pubblicata nel 2011 denominata the HUNT Study [22]. Lo studio è stato svolto in Norvegia con lo scopo di analizzare l'associazione tra le attività culturali e la salute percepita, il livello di ansia e depressione e la soddisfazione con la propria vita in entrambi i generi. Lo studio si è basato sul terzo *Nord-Trondelag Health Study*, che include 50.797 partecipanti adulti che risiedono nella regione di Nord-Trondelag in Norvegia, e si è basato sulla raccolta di dati tramite questionari. I risultati hanno mostrato che la partecipazione ad attività culturali sia recettive che creative è significativamente associata a uno stato di buona salute, buona soddisfazione per la propria vita e un basso livello sia di ansia che di depressione in entrambi i generi. Specialmente per il genere maschile, la partecipazione ad attività culturali recettive, più che creative, è risultata maggiormente associata con tutti i fattori collegati alla salute. Allo stesso modo, sono state trovate associazioni significanti tra le singole attività culturali sia creative che ricettive e i fattori salute-correlati. Di conseguenza, l'HUNT Study suggerisce una relazione (se pur dipendente dal genere) tra la partecipazione culturale e la salute percepita, l'ansia, la depressione e la soddisfazione per la propria vita.

12.4 Ipotesi sui meccanismi biologici in gioco

Si deve a Bygren in massima parte il tentativo di fornire una plausibilità biologica agli effetti osservati sugli indicatori di salute e attribuiti alla partecipazione culturale.

I meccanismi maggiormente messi in gioco sono di tipo immunoregolatorio [23]. Sono infatti ben noti i collegamenti esistenti tra cervello e sistema immunitario attraverso l'innervazione degli organi linfoidi, e la messa in circolo di ormoni ipofisari, sotto il controllo dell'ipotalamo, in grado di influenzare molte ghiandole endocrine, surrene in primo luogo. Le fibre nervose formano giunzioni con gli organi linfatici e rilasciano neurotrasmettitori in grado di stimolare attraverso recettori specifici linfociti, macrofagi e granulociti neutrofili. Sono note, d'altra parte, le influenze dell'ormone della crescita e della prolattina sull'immunità, mentre i glucocorticoidi possono proteggere dalla malattia autoimmune. Questa interazione può spiegare in che modo gli stati emotivi o il sollievo dallo stress psicologico influenzano la predisposizione a infezioni per immunodepressione, l'insorgenza di malattie autoimmuni e neoplastiche [23].

In aggiunta a questi, potrebbero esistere altri meccanismi di influenza. Il numero di recettori glucocorticoidi nell'ippocampo risulta aumentato dall'arricchimento ambientale [24] in modelli animali, e questo potrebbe essere importante nella depressione [25] anche se come la materia fisica nel cervello provochi la comparsa di stati soggettivi è ancora un mistero [26].

L'impegno teatrale è storicamente stato ampiamente utilizzato nella psichiatria in Europa [27–30] e negli Stati Uniti [31], ed effetti simili potrebbero essere attesi dall'immedesimazione dello spettatore che assiste a spettacoli teatrali. Un simile tipo di compartecipazione drammatica si svolge spesso in corso di eventi sportivi [32] e questo potrebbe avere effetti di tipo medico.

12.5 Conclusioni

La mole di evidenze sul ruolo potenziale della cultura sulla promozione della salute è piuttosto sorprendente. Altrettanto sorprendente è l'ignoranza dei medici, operatori sanitari in senso lato e manager pubblici su questo corpo di conoscenze.

La cultura è nel nostro Paese considerata generalmente "intrattenimento", quindi ricondotta al superfluo. Secondo quanto esposto in questo capitolo, l'attività culturale assume invece tutt'altra valenza dimostrandosi un toccasana in grado di prevenire malattie croniche anche gravi, assicurare una maggiore longevità e attenuare gli effetti negativi dello stress cronico sullo stato generale di salute, qui letto e interpretato con un concetto olistico in linea con la nuova interpretazione dell'Organizzazione Mondiale della Sanità (OMS) sulla salute socialmente determinata.

Dal quadro che ne emerge, le politiche che puntano a promuovere l'accesso culturale possono essere considerate (e conseguentemente trasformate e riprogettate) come politiche per il welfare.

Bibliografia

1. Cochran WG (1965) The planning of observational studies of human populations (with Discussion). J R Stat Soc A(128):134–155
2. Rosenbaum PR (1995). Observational studies. Springer-Verlag, New York
3. Feinstein AR (1984) Current problems and future challenges in randomized clinical trials. Circulation 70(5):767–774
4. Mark DB, Hlatky MA, O'Connor CM et al (1988) Administration of thrombolytic therapy in the community hospital: established principles and unresolved issues. J Am Coll Cardiol 12(6 Suppl A):32A–43A
5. Horwitz RI (1987) Complexity and contradiction in clinical trial research. Am J Med 82:498–510
6. McKee M, Britton A, Black N et al (1999) Methods in health services research. Interpreting the evidence: choosing between randomised and non-randomised studies. BMJ 319:312–315
7. Sacks H, Chalmers TC, Smith HJ (1982) Randomized versus historical controls for clinical trials. Am J Med 72:233–240
8. Feinstein AR, Horwitz RI (1997) Problems in the "evidence" of "evidence-based medicine". Am J Med 103:529–535
9. Concato J, Feinstein AR, Holford TR (1993) The risk of determining risk with multivariable models. Ann Intern Med 118:201–210
10. Rabeneck L, Viscoli CM, Horwitz RI (1992) Problems in the conduct and analysis of randomized clinical trials: are we getting the right answers to the wrong questions? Arch Intern Med 152:507–512
11. Andriulli A, Grossi E, Buscema M et al for the NUD LOOK Study Group (2003) Contribution of artificial neural networks to the classification and treatment of patients with uninvestigated dyspepsia. Dig Liver Dis 35(4):222–231

12. Roy-Byrne PP, Sherbourne CD, Craske MG et al (2003) Moving treatment research from clinical trials to the real world. Psychiatr Serv 54(3):327–332
13. Bygren LO, Konlaan BB, Johansson SV (1996) Unequal in death. Attendance at cultural events, reading books or periodicals, and making music or singing in a choir as determinants for survival: Swedish interview survey of living condition. BMJ 313:1577–1580
14. Konlaan BB, Bygren LO, Johansson SE (2000) Visiting the cinema, concerts, museums or art exhibitions as determinant of survival: a Swedish fourteen-year cohort follow-up. Scand J Public Healt 28:174–178
15. Johansson SE, Konlaan BB, Bygren LO (2001) Sustaining habits of attending cultural events and maintenance of health: a longitudinal study. Health Promot Int 16:229–234
16. Hyppa MT, Maki J, Impivaara O, Aromaa A (2006) Leisure participation predicts survival: a population-based study in Finland. Health Promot Int 21:5–12
17. Iwasaki Y, Mannell RC, Smale BJ, Butcher J (2005) Contributors of leisure participation in predicting stress coping and health among police and emergency response services workers. J Health Psychol 10:79–99
18. Michalos AC (2005) Arts and the quality of life: an exploratory study. Soc Indic Res 71:11–59
19. Wilkinson AV, Waters AJ, Bygren LO, Tarlov AR (2007) Are variations in rates of attending cultural activities associated with population health in the United States? BMC Public Health 7:226–232
20. Bygren LO, Johansson SV, Koonlaan BB et al (2009) Attending cultural events and cancer mortality: a Swedish cohort study. Arts & Health 1:64–73
21. Bygren LO, Weissglas G, Wirkstrom BM et al (2009) Cultural participation and health: a randomized controlled trial among medical care staff. Psychosom Med 71:469–473
22. Cuypers K, Krokstad S, Holmen TL et al (2011) Patterns of receptive and creative cultural activities and their association with perceived health, anxiety, depression and satisfaction with life among adults: the HUNT study, Norway. J Epidemiol Community Health 66(8):698–703
23. Watkins AD (1995) Perceptions, emotions and immunity: an integrated homeostatic network. QJ Med 88:283–294
24. Ader R, Cohen N, Felten D (1995) Psychoneuroimmunology: interactions between the nervous system and the immune system. Lancet 345:99–103
25. Olsson T, Mohammed AK, Donaldson LF, Seckl JR (1995) Transcription factor AP-2 gene expression in adult rat hippocampal regions: effects of environmental manipulations. Neurosci Lett 189:113–116
26. Sekl JR, Olsson T (1995) Glucocorticoid hypersecretion and the age-impaired hippocampus: cause or effect? J Endocrinol 145:201–211
27. Searle JR (1995) The mystery of consciousness: Part II. New York Review of Books 16:54–62
28. Drees L, Brade J (1969) Group therapy of chronic psychiatric patients with theatre playing. Nervenarzt 40:517–521
29. Schacherl P (1970) Theatre as social psychotherapy. Rivista Sperimentale Freniatrica 94:801–804
30. Struyf D (1983) Theatre and psychiatry. Acta Psychiatr Belg 83:443–450
31. Thoret Y, Attigui P (1994) Artistic mediation by the theatre. Soins Psychiatria 162:29–33
32. Nuetzel EJ (1995) Unconscious phenomena in the process of theater: preliminary hypotheses. Psychoanal Q 64:345–352

Invecchiamento, declino cognitivo, Alzheimer; ruolo della cultura nella prevenzione della demenza

Enzo Grossi, Lara Villa, Cristina Riso

13.1 Invecchiamento: meccanismi e teorie biologiche

Un giorno ci si sveglia e davanti allo specchio si vede un'altra persona. Più stanca e grigia. Oppure, magari in coincidenza con la primavera, ci si sente all'improvviso più energici, più vitali. Insomma, più giovani. È un grande mistero, l'età. Un mistero che coinvolge tutti ogni giorno: un mistero legato al matematico trascorrere del tempo ma anche scandito dal naturale, e inevitabile, processo di invecchiamento.

L'invecchiamento è materia di ricerca che da sempre affascina la comunità scientifica e riscuote un crescente interesse da parte dei media a causa di una serie di aspetti quali lo straordinario aumento dell'aspettativa media di vita nel mondo, il meno straordinario ma più significativo aumento dell'aspettativa di vita massima, l'aumento dei centenari in gruppi selezionati di popolazioni e l'incremento della spesa sociale da parte degli anziani. Nonostante tale argomento sia diffusamente studiato, i meccanismi molecolari responsabili dell'invecchiamento non sono ancora ben noti, così come non lo è la loro sequenza temporale, la gerarchia e il confine tra fisiologia e patologia [1].

Sono state formulate diverse ipotesi di lavoro per spiegare questo processo e per scoprire le leggi nascoste alla base dell'invecchiamento con la speranza di scoprire come poter vivere molto più a lungo. Possiamo dire che c'è un sostanziale accordo nel ritenere che l'invecchiamento sia un processo complesso derivante da modificazioni globali morfo-funzionali che iniziano dal concepimento e continuano per tutta la vita del soggetto. È plausibile quindi che gli eventi in grado di determinare la senescenza della cellula si sovrappongano a diversi livelli: le modificazioni molecolari occorrenti in corso di invecchiamento conducono ad alterazioni cellulari le quali, a loro volta, contribuiscono alla senescenza dell'organo e all'insufficienza del sistema a cui appartiene.

E. Grossi (✉)
Professore di Cultura e Salute, Libera Università di Lingue e Comunicazione IULM
Membro Comitato di Gestione, Fondazione Bracco, Milano
e-mail: enzo.grossi@iulm.it

Le ipotesi proposte sui meccanismi sottesi al processo di invecchiamento sono molte [2]:
- teoria della regolazione genica;
- teoria evoluzionistica;
- teoria ossidativa;
- teoria della senescenza cellulare;
- teoria neuroendocrina;
- teoria immunitaria.

Ognuna delle teorie formulate, però, può spiegare singolarmente solo alcuni dei fenomeni che caratterizzano un invecchiamento cosiddetto "fisiologico", ma non può dare ragione del processo nella sua globalità. Evidenze sperimentali e cliniche supportano l'ipotesi che molti meccanismi possono interagire simultaneamente operando a diversi livelli di organizzazione funzionale. Ci troviamo perciò di fronte a un fenomeno tipicamente "multifattoriale".

Una delle teorie più accreditate è quella ossidativa e rappresenta un'altra tappa molto importante per la definizione del processo di invecchiamento. Il Professor Denham Harman ha formulato questa teoria nel 1995, vincendo il premio Nobel per la medicina [3]. La premessa iniziale di tale teoria è che l'invecchiamento e le malattie ad esso correlate siano la conseguenza di danni indotti dal fenomeno dello stress ossidativo. Questo processo è associato ai radicali liberi dell'ossigeno (ROS), fisiologicamente generati dalle cellule come "prodotto di scarto" dell'attività della catena mitocondriale di trasporto degli elettroni. Il loro accumulo comporta il cosiddetto "stress ossidativo", ossia uno sbilanciamento fra l'eccessiva produzione di fattori ossidanti (quali i radicali liberi) e la diminuzione delle difese antiossidanti, che si manifesta sotto forma di danno per l'organismo, in particolare per quasi tutti i costituenti cellulari. In condizioni fisiologiche vi è uno stato di equilibrio tra la produzione endogena di radicali liberi e la loro neutralizzazione da parte di meccanismi antiossidanti. Quando invece prevale la produzione di radicali, si viene a determinare un danno che, a lungo andare, procura una progressiva usura di corpo e mente. Il danno da radicali liberi colpisce soprattutto il DNA, ovvero il patrimonio genetico, e i mitocondri, ovvero le strutture indispensabili per la produzione dell'energia.

Con il passare dell'età si determinano crescenti alterazioni dello stato redox (coinvolto nella trasduzione del segnale cellulare e nella risposta infiammatoria). Noi invecchiamo perché non siamo in grado di neutralizzare un'eccessiva quantità di radicali liberi che sono prodotti, sia in quanto si tratta di una normale produzione da parte del nostro organismo, sia perché quando noi attiviamo il sistema immunitario per contrastare un'infezione i nostri globuli bianchi utilizzano questi radicali liberi per uccidere il microrganismo patogeno.

Si può quindi parlare di circolo vizioso, poiché l'organismo invecchia, di conseguenza aumenta la produzione di radicali liberi che, accumulati a loro volta, amplificano il processo di invecchiamento, comportando un danno tissutale.

La produzione di radicali liberi è molto elevata: il 2% dell'ossigeno che respiriamo è in grado di per sé di produrli; viviamo quindi in una condizione di stress ossidativo che deve essere continuamente contrastato.

Una delle teorie che negli ultimi anni ha preso maggiormente corpo è la teoria dell'inflammaging [4]. Secondo questa teoria, l'invecchiamento è caratterizzato da uno stato di infiammazione cronica lieve, legato sia alla predisposizione genetica innata che ad alterazioni del patrimonio genetico acquisite da ogni individuo, nel corso della propria vita, per ragioni stocastiche e/o ambientali.

Questo tipo di processo infiammatorio può condurre, alla lunga, alla compromissione di organi e apparati e, quindi, alla riduzione della longevità, incrementando la sensibilità ad alcuni fattori di rischio. Le malattie correlate all'età, come la malattia di Alzheimer, il morbo di Parkinson, l'aterosclerosi, il diabete di tipo 2, l'osteoporosi, possono iniziare a manifestarsi o essere amplificate da uno stato infiammatorio subclinico. Per questo motivo, lo studio dell'infiammazione, in particolare dell'alterazione nella produzione delle citochine che regolano questo processo, rappresenta una frontiera ancora poco esplorata ma molto promettente.

La teoria del network [5] rappresenta un tentativo di integrare in un solo modello teorico molte precedenti teorie. Essa tiene conto di tutta una serie di dati che emergono da studi di medicina molecolare combinati a studi di biologia cellulare e a teorie evoluzionistiche sull'invecchiamento elaborate in particolare da Kirkwood negli anni '70. Secondo questa teoria, l'invecchiamento è controllato da un network di meccanismi di difesa cellulari.

I fattori pro- e anti-ossidanti formano un network molto articolato che risulta molto complesso dal punto di vista chimico; non ha senso intervenire su un singolo fattore ad alto dosaggio ma è più sensato agire con fattori multipli che giocano su più fronti.

Un deficit dei sistemi di difesa antiossidante associato a un carico ossidativo giocano un ruolo importante nell'evoluzione e progressione delle malattie cronico-degenerative correlate all'età come arteriosclerosi, cataratta, morbo di Parkinson, morbo di Alzheimer.

13.2 Invecchiamento e malattie cronico-degenerative

Nel momento in cui la specie umana è arrivata a un'età per cui, evidentemente, non era stata programmata hanno cominciato a emergere delle malattie oggi definite cronico-degenerative.

Per cronico s'intende la caratteristica di queste malattie di svilupparsi lentamente. Le malattie croniche non hanno un inizio acuto intervenendo bruscamente, ma iniziano spesso in maniera subdola, attraverso delle manifestazioni che immediatamente vengono interpretate come il problema di una patologia e rischiano di essere confuse con disordini di tipo funzionale.

Il termine "cronico" è inoltre legato all'insufficiente cultura sull'esistenza di queste malattie, che comporta il riconoscimento tardivo della malattia stessa, come accade per esempio con il morbo di Alzheimer, che viene individuato in media dopo tre anni dalla sua effettiva presenza.

Il termine "degenerativo" indica che questo tipo di malattie sono legate a dei processi che lentamente distruggono la matrice di alcuni organi. Nel caso del cervello, per esempio, i neuroni vengono alterati finché muoiono e le cellule scompaiono.

Gli interventi di carattere preventivo basati sulla conoscenza e sul concetto dei fattori di rischio di queste patologie sono, quindi, l'unica arma efficace per ridurre il rischio di esserne colpiti.

Le cause dell'associazione tra invecchiamento e malattie cronico-degenerative sono rintracciabili in alcuni dei meccanismi biologici che la nostra evoluzione ha messo in atto per fare in modo che la specie umana potesse sopravvivere fino a 30–40 anni. L'uomo, infatti, possedeva una programmazione genetica in grado di attivare dei meccanismi di salvaguardia; in un momento in cui la necessità di possedere determinati meccanismi protettivi viene meno, però, la programmazione genetica stessa inalterata finisce per rivelarsi nociva per la sopravvivenza [6].

L'uomo di Neanderthal, ad esempio, doveva procurarsi il cibo e ciò implicava la possibilità di non riuscire a mangiare ogni giorno; per questo motivo, l'uomo è stato programmato ad accumulare energia, mettendola in riserva. Nel momento in cui le difficoltà a trovare cibo si attenuano, tanto da riuscire a mangiare tutti i giorni e più volte al giorno, la programmazione genetica rende possibile un facile accumulo di energie e questo diventa un fattore fortemente predisponente l'obesità.

Nella Tabella 13.1 è possibile identificare gli effetti tardivi di quei meccanismi biologici un tempo protettivi.

Nel campo della medicina esistono due discipline che si occupano dell'anziano: la prima è la geriatria, una branca della medicina interna che si occupa delle patologie degli anziani e del loro trattamento. Il crescente sviluppo della geriatria negli ultimi decenni è associato al notevole aumento di individui anziani rispetto al totale della popolazione, nei paesi industrializzati; tale fenomeno deriva dai cambiamenti avvenuti nella società e nella medicina, che hanno di molto aumentato la speranza di vita. Attualmente, si ritiene che non necessariamente l'invecchiamento comporti sintomi come la demenza, la confusione mentale o la depressione e questo concetto ci porta alla seconda disciplina che si occupa dell'anziano: la gerontologia, che invece studia i meccanismi di invecchiamento di successo, ed è proprio in questa branca della medicina che il concetto di *successful aging* ha preso corpo.

I processi dell'invecchiamento quindi non si possono arrestare, ma il loro avanzamento si può rallentare attraverso l'adozione di alcuni accorgimenti e strategie comportamentali. L'invecchiamento di successo non vuol dire cercare di vivere più

Tabella 13.1 Meccanismi biologici originariamente protettivi in grado di rivelarsi pericolosi con l'allungamento della spettanza di vita

Meccanismi biologici	Effetti a breve	Effetti tardivi
Aggregazione piastrinica	Riduzione rischio emorragie	Trombosi (infarto, ictus)
Iperalimentazione dei bambini	Protezione dalle carestie	Obesità infantile e adulta
Obesità	Protezione dalle carestie	Diabete Aterosclerosi
Ritenzione sodica	Vantaggio nelle diete a basso apporto sodico	Ipertensione
Infiammazione	Controllo infezioni	Malattie autoimmuni Aterosclerosi

a lungo possibile, ma cercare di mantenere le funzioni fisiche e cognitive buone, ovvero invecchiare senza disabilità e mantenendo attivo il coinvolgimento in attività sociali e produttive.

Lo studio dell'invecchiamento di successo ha portato alla nascita di alcuni centri specializzati di ricerca e di educazione professionale e il risultato degli studi di ricerca di laboratorio ha portato alla stesura di un decalogo che aiuta al raggiungimento dell'invecchiamento di successo.

In questo contesto, le iniziative rivolte all'incremento della partecipazione culturale hanno assunto una particolare rilevanza epidemiologica.

13.2.1 Demenza e malattia di Alzheimer

Il termine "demenza" compare per la prima volta in ambito medico nel 20 d.C. nel *De medicina* di Aulo Cornelio Celso per indicare genericamente condizioni di alterazione dell'intelligenza e del comportamento. Fino a quel momento, la demenza era stata considerata un aspetto normale del processo di invecchiamento tanto che, quando nel V secolo a.C. Ippocrate classifica i disturbi mentali, non la prende in considerazione. Oggi, la demenza è definita come una sindrome caratterizzata dalla presenza di deficit cognitivi multipli in assenza di delirium, che causano una significativa riduzione delle capacità di svolgere le comuni attività della vita quotidiana e che sono di entità tale da rappresentare un declino rispetto a un precedente livello di funzionamento. Oltre a quelli cognitivi, sono frequentemente presenti anche sintomi non cognitivi, che riguardano la sfera della personalità, l'affettività, l'ideazione e il comportamento del paziente. Questa sezione si concentrerà particolarmente sulla demenza di Alzheimer, una demenza degenerativa del sistema nervoso centrale, e sull'importanza dei fattori protettivi.

Per comprendere l'insorgere e lo sviluppo della malattia di Alzheimer bisogna conoscere, almeno a grandi linee, l'organo che essa colpisce, perciò è necessario fare una premessa sulla struttura e sulle funzioni del cervello umano. Il cervello, dal punto di vista anatomico, rappresenta solo una parte dell'encefalo che a sua volta è costituito, oltre che dal cervello, dal cervelletto e dal tronco cerebrale. Il cervello è però l'organo più importante del sistema nervoso: pesa circa un chilo e mezzo, tanto che le sue dimensioni potrebbero essere paragonate a quelle di un cavolfiore medio, ed è costituito da circa cento miliardi di cellule chiamate neuroni. Il neurone è una cellula specializzata che ha un corpo centrale e molte ramificazioni: quelle più brevi, chiamate dendriti, permettono la connessione con i neuroni più vicini, mentre la ramificazione più lunga, chiamata assone, trasmette impulsi elettrici che vanno a scaricarsi attraverso degli organelli, denominati bottoni sinaptici, nelle ramificazioni di un altro neurone più distante. Questa scarica elettrica provoca la liberazione di sostanze che, a loro volta, stimolano la struttura di contatto a recepire il messaggio: ci si trova perciò davanti a uno schema estremamente complesso di flussi elettrici e chimici. Se una patologia, come può essere quella della malattia di Alzheimer, produce la degenerazione degli organelli deputati al ricevimento dei messaggi, le sinapsi, questo significa una grande perdita funzionale.

Una parte molto importante del cervello è l'ippocampo che si ritiene deputato a immagazzinare le informazioni, e ad assolvere quindi la funzione della memoria: nella malattia di Alzheimer è la prima struttura ad andare in sofferenza.

13.2.1.1 La storia della malattia di Alzheimer e i dati importanti

Alois Alzheimer, il medico tedesco che ha dato nome alla malattia, la descrive per la prima volta nel 1907 in una donna di 51 anni che aveva sviluppato un progressivo decadimento cognitivo con allucinazioni e incompetenza sociale, che peggiorò in modo drastico fino a portarla alla morte [7]. Il decorso totale della malattia durò quattro anni e mezzo e, dopo la morte, il dott. Alzheimer eseguì un'indagine microscopica post-autoptica nella quale descrive una rarefazione neuronale della corteccia accompagnata alla presenza di placche e gomitoli di neurofibrille, a suo parere causa della malattia.

Fu solo a partire dal 1974, grazie alla TAC cerebrale che dava la possibilità di avere una visione approfondita del cervello, che l'interesse per la malattia si risvegliò, con la capacità di vedere gli effetti di questa malattia come la riduzione di massa del cervello, che in termini medici viene definita atrofia. Si scoprì in seguito, intorno agli anni '90, che le placche segnalate da Alzheimer erano fatte di una sostanza particolare chiamata amiloide, ritenuta la causa della perdita di neuroni. Da quel momento, si cominciò a trattare seriamente la questione e iniziarono una serie di studi epidemiologici volti a misurare la frequenza del problema nella popolazione. Ci si accorse così che la malattia era tutt'altro che rara, colpendo il 5–6% della popolazione ultrasessantenne e il 50% della popolazione ultranovantenne.

Negli anni successivi, gli studi si intensificarono e furono prodotti i primi farmaci capaci di allevarne i sintomi.

Lo studio di questa malattia si è enormemente intensificato nel corso di pochi anni ed è curioso pensare che fino a qualche decennio fa sui libri, la parte dedicata alla demenza di Alzheimer fosse meno di una pagina, mentre oggi è possibile trovare interi volumi ad essa dedicati.

Attraverso un'analisi microscopica, invece, è possibile distinguere placche senili o placche amiloidi e gomitoli neurofibrillari (NFT) di cui aveva già parlato Alzheimer. Le placche senili sono rappresentate da depositi di β-amiloide nel tessuto cerebrale; la β-amiloide è un frammento di una proteina più grande detta precursore della proteina amiloide (APP), una proteina di membrana. Nei soggetti affetti da demenza di Alzheimer si ha un'alterazione del metabolismo di sintesi della proteina amiloide con produzione eccessiva della frazione beta rispetto alla frazione alfa. La frazione beta (β-amiloide) tende a depositarsi in aggregati extracellulari sulla membrana dei neuroni dando origine alle placche senili che innescano un processo infiammatorio danneggiando irreversibilmente i neuroni. Nei malati di Alzheimer interviene un ulteriore meccanismo patologico: all'interno dei neuroni una proteina tau, fosforilata in maniera anomala, si accumula nei cosiddetti aggregati neurofibrillari [8]. Il ruolo giocato da queste lesioni patologiche non è del tutto chiaro: secondo alcuni ricercatori, esse potrebbero essere una forma di difesa del cervello da qualche agente indefinito che ne rappresenta la vera causa [9].

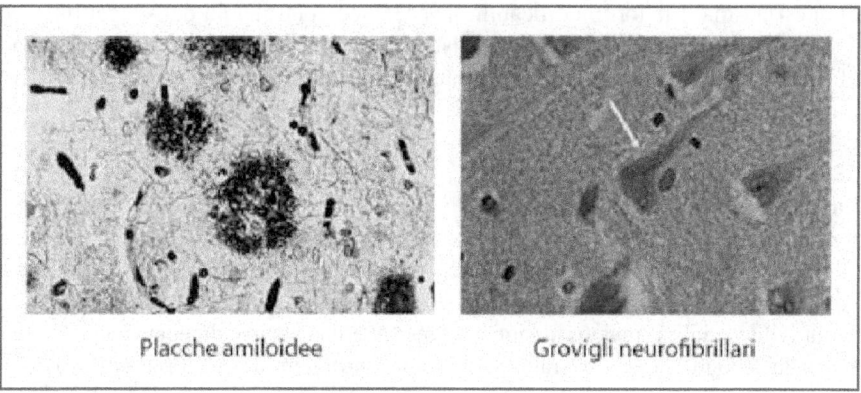

Fig. 13.1 Caratteristiche anatomo-patologiche del cervello colpito da malattia di Alzheimer

La Figura 13.1 descrive le principali caratteristiche anatomo-patologiche delle lesioni prototipiche della malattia di Alzheimer.

Come ricordato in precedenza la malattia inizia nell'ippocampo con un processo di rarefazione neuronale che poi si estende progressivamente alle aree corticali fronto-temporali e alle zone più profonde dell'encefalo. La conseguenza è che la malattia si manifesti inizialmente con un disturbo della memoria, specie di quella a breve termine: una caratteristica dei malati è infatti quella di ricordare avvenimenti accaduti molti anni prima, addirittura durante l'infanzia, e di non essere in grado di tenere sotto controllo la *working memory* che raccoglie le informazioni più recenti.

Recenti statistiche indicano che, nel mondo, circa 25 milioni di persone sono affette da demenza, con più di 4 milioni di nuovi casi all'anno. In Europa, i casi di demenza sono circa 5 milioni, di cui oltre 3 milioni dovuti alla malattia di Alzheimer. Questo valore è comunque destinato a innalzarsi drasticamente, visto il continuo aumento nei paesi industrializzati dell'età media; oltre all'età, un altro fattore di rischio nell'insorgere della malattia è il sesso femminile, forse proprio a causa della sua maggiore longevità rispetto a quello maschile. Nel 2040 si prevede che il numero di casi raddoppierà nell'Europa Occidentale e triplicherà nell'Europa dell'Est. In Italia l'incidenza della demenza nella popolazione di età superiore ai 65 anni è del 6,4%, con circa 12,5 nuovi casi all'anno per 1000 anziani.

Dati recenti dicono che il 90% delle forme di malattie di Alzheimer ha un esordio tardivo (*late-onset*) e non è legata a problemi di tipo genetico o familiare, mentre solo il 6–7% sono di natura precoce (colpiscono sotto i 65 anni) del quale il 7% è legato a fattori ereditari. Il grave problema però è rappresentato dalle forme sporadiche: di esse non si sa molto, ma si ritiene siano causate dal coesistere di più fattori: ormonali, infiammatori, ambientali. Tuttavia, non si riesce ancora a individuare la causa dominante. È perciò fondamentale agire nella fase di prevenzione della malattia sulla quale sono stati condotti molti studi al fine di individuare i fattori su cui è possibile intervenire: si è infine giunti a distinguere i fattori non modificabili da quelli modificabili.

Del primo gruppo fanno parte l'età, citata precedentemente, e la familiarità: l'esistenza di precedenti della malattia in famiglia può infatti predisporre allo sviluppo di quest'ultima. I fattori modificabili, invece, cioè controllabili dal soggetto stesso sono: la qualità della vita, il fumo, l'istruzione. Più avanti nel capitolo verranno affrontati dei casi di studio che mostreranno come questi fattori costituiscano un'ottima arma di prevenzione della malattia.

13.2.1.2 Il quadro clinico
La malattia attraversa tre diverse fasi:
- nella prima fase, detta lieve, si presentano dei deficit della memoria a breve termine, il carattere si può modificare, si riducono gli interessi, ma il soggetto è consapevole di avere dei problemi. In questa fase, benché ci sia un calo nelle attività sociali, il malato mantiene comunque una certa indipendenza;
- nella seconda fase, moderata, peggiorano i problemi di memoria, ci sono delle modificazioni della personalità e il soggetto diventa apatico, si riduce la capacità di prestare attenzione, diminuisce la capacità critica, di giudizio, incomincia il disorientamento temporo-spaziale (il malato può pensare di essere in un altro lungo e in un altro anno), si presentano disturbi del linguaggio, e comincia la perdita dell'autonomia. In questa fase, l'indipendenza risulta pericolosa ed è necessaria una certa supervisione;
- nella terza fase, grave, aumentano i sintomi finora descritti. Le turbe mnemoniche diventano molto gravi, il paziente perde totalmente l'autonomia e si riduce allo stato vegetativo. Il malato necessita di una supervisione continua che, nella maggior parte dei casi, può essere data solo nei centri di ricovero specializzati.

Si può dire che la malattia si manifesta con un esordio insidioso, prosegue progressivamente ed è difficile intervenire una volta che ha avuto inizio, poiché non è possibile modificarne il decorso, e porta al decesso che avviene solitamente a distanza di 8–10 anni dai primi sintomi. Tuttavia, esiste la speranza di poter cogliere i piccoli sintomi quando ancora la malattia non è conclamata durante il periodo di danno connettivo lieve. Tutta l'attenzione è centrata in questa fase poiché, intervenendo durante questo lasso di tempo, è possibile allungare il tempo che rimane.

Per l'insorgere di problematiche caratteristiche, l'Alzheimer viene anche definita come la malattia delle cinque A, poiché prevede:
- acalculia: incapacità del calcolo aritmetico;
- agnosia: difficoltà a riconoscere oggetti conosciuti;
- amnesia: difficoltà a ricordare;
- apressia: disturbi motori;
- afasia: disturbi del linguaggio.

Osservando i disturbi sopra elencati, che definiscono dei sintomi particolari, si possono in seguito individuare in modo più generale le tre sfere che vengono compromesse dalla malattia:
- la sfera cognitiva, che riguarda i deficit di memoria, i disturbi del linguaggio, la funzione visivo-spaziale e la funzione esecutiva;
- la sfera funzionale, che prevede la perdita dell'autonomia sia nella sfera personale, sia in quella sociale;
- la sfera neuropsichiatrica, i cui sintomi riscontrabili sono: l'apatia, la depressione, l'aggressività, l'ansia, ecc.

Nella Figura 13.2 è possibile vedere la progressione "a scalini" della malattia, che inizia con i disturbi cognitivi, prosegue con difficoltà nel linguaggio, arriva alle alterazioni comportamentali e si conclude con la perdita di autonomia.

13.2.1.3 Come agire?

Come precedentemente affermato, attraverso una diagnosi precoce è possibile intercettare la malattia quando ancora non è conclamata intervenendo, dove possibile, per allungarne il decorso. Gli obiettivi della diagnosi precoce sono quelli di accertare la presenza della malattia e la sua gravità in modo da comprendere il modo migliore di agire. Sono diversi i mezzi che si possono usare per individuare la presenza e lo stadio della malattia: si possono fare delle valutazioni cliniche attraverso anamnesi e test neurologici, oppure procedere con esami sia di tipo strumentale, sia di laboratorio. In questa sede ci dedicheremo ad analizzare i test neurologici, in particolare il Mini Mental State Examination (MMSE) [10]. Il MMSE esplora la funzione cognitiva della malattia di Alzheimer: indaga le aree della memoria a breve e lungo termine, il linguaggio, l'orientamento spazio-temporale, il calcolo e l'attenzione. Il test è composto da 11 domande che devono essere completate in 5–10 minuti. Il punteggio massimo raggiungibile è di 30 punti, che corrisponde alla mancanza di deficit cognitivi, mentre quando il punteggio tocca la soglia dei 24 punti è molto plausibile l'esistenza di una demenza.

Esiste una fase preclinica della malattia che prende il nome di *Mild Cognitive Impairment* che precede la malattia dell'Alzheimer di alcuni anni, durante i quali il

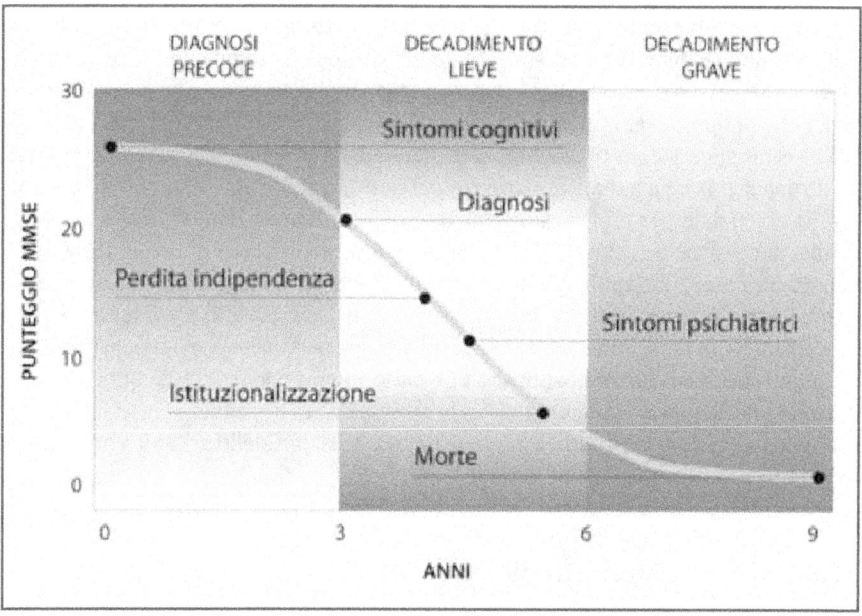

Fig. 13.2 Storia naturale della malattia di Alzheimer rispetto alla perdita di funzione cognitiva misurata con il Mini Mental State Examination (MMSE)

soggetto sembra assolutamente normale, lamentando solo qualche problema di memoria. Un MMSE effettuato in questa fase potrebbe già far intravedere un declino cognitivo con punteggi compresi tra 25 e 29. Un grado elevato di istruzione può mascherare questo declino mantenendo un punteggio di 29 o 30 e, in questi casi, solo l'acume clinico può indicare la necessità di test neuropsicologici di approfondimento quali, ad esempio, l'*Alzheimer Disease Assessment Scale* (ADAS-Cog), che rappresenta uno strumento completo per l'esplorazione dell'attività cognitiva [11]. Esso, infatti, indaga la memoria a breve e medio termine, il linguaggio, la prassia e l'orientamento spazio-temporale. Il numero di item è lo stesso del MMSE, la durata però è più lunga; infatti, è previsto un tempo di esecuzione di 30–40 minuti. Inoltre, il punteggio massimo, che rappresenta il massimo deficit cognitivo, è di 70. Altri test neurologici da tenere in considerazione sono poi: *Clinician's Interview Based Impression of Change* (CIBIC Plus) che valuta l'andamento totale della malattia di Alzheimer, e il più generale *Clinical Dementia Rating Scale*, che invece è una scala per la classificazione clinica globale della demenza.

13.3 Ruolo della cultura nella prevenzione del declino cognitivo e della demenza

La demenza, come abbiamo visto, è una delle patologie più frequenti nell'anziano. Data la limitata disponibilità di trattamenti preventivi, l'identificazione di fattori protettivi, specialmente di tipo modificabile, ha suscitato un enorme interesse negli ultimi anni.

Tra i fattori preventivi, quelli legati alla partecipazione ad attività di tipo culturale sono tra i più studiati. È importante notare che, in coerenza a quanto stabilito dall'UNESCO, le attività culturali vanno intese in senso molto ampio, e cioè non solo legate ad attività di tipo elevato (mostre, musei, teatro, concerti, ecc.) ma anche ad attività di svago e intrattenimento tipiche dell'uso intelligente del tempo libero, le più varie.

Prima si è accennato all'importanza dei fattori modificabili che potrebbero fornire il potenziale per prevenire l'insorgere delle demenze, tra cui anche quella di Alzheimer. Anche se, ad oggi, le prove sui fattori modificabili di prevenzione sono ancora limitate, sono molti gli studi che si orientano verso questa direzione e, in particolare, ci si è concentrati sull'importanza che hanno le attività di tempo libero. L'accostamento delle demenze al tempo libero non è casuale: dopo il pensionamento, infatti, il tempo libero costituisce una parte importante della vita quotidiana ed è perciò che è emerso l'interesse verso le attività che lo impegnano: esse infatti rappresentano l'obiettivo più importante per i cambiamenti dello stile di vita e hanno un effetto benefico persino sulla salute.

13.3.1 Il Bronx Aging Study

Uno degli studi che ha costituito una piccola rivoluzione concettuale nella comprensione del ruolo giocato dalla partecipazione culturale nella prevenzione della demenza è senza dubbio il *Bronx Aging Study* [12]. Questo studio è stato condotto tra il 1980 e il 1983 su un campione di circa 500 anziani di un età compresa tra i 75 e gli 85 anni con una normale funzione cognitiva. I soggetti, facenti parte della comunità del Bronx erano principalmente di razza bianca (91%) e prevalentemente di sesso femminile (64%).

Al momento dell'arruolamento, i soggetti furono intervistati per quantificare la loro partecipazione a 6 tipi di attività cognitive: leggere, scrivere, parole incrociate, giochi di società (dama, scacchi o carte), discussioni di gruppo, suonare strumenti musicali e altri 10 tipi di attività fisiche.

Il follow-up dello studio è stato di 21 anni, ma già nel follow-up mediano di 5,1 anni si verificò che la demenza si era sviluppata in 124 soggetti (il morbo di Alzheimer in 61 soggetti, la demenza vascolare in 30, la demenza mista in 25 e altri tipi di demenza in 8). È stato così possibile rilevare che, tra le attività per il tempo libero, la lettura, i giochi da tavolo, suonare strumenti musicali e ballare sono state associate a un ridotto rischio di demenza. Si è giunti a concludere che la partecipazione alle attività per il tempo libero in generale si associa a un ridotto rischio di demenza, anche dopo aggiustamento per linea di base dello stato cognitivo e dopo l'esclusione dei soggetti con possibile demenza preclinica.

13.3.2 Revisione della letteratura

La recensione di Wang et al. [13] raccoglie una serie di evidenze che dimostrano l'impatto positivo delle attività di tempo libero sulla demenza e sulle funzioni cognitive. Questa revisione ha lo scopo di riassumere sistematicamente la prove attuali su questo argomento, con particolare attenzione verso l'attività mentale, fisica e sociale. Vengono trattati solo gli studi longitudinali con un follow-up di almeno due anni: 29 studi riguardano il rapporto tra le attività di tempo libero e il declino cognitivo, mentre 23 studi il rapporto tra attività di tempo libero e l'insorgere della demenza.

Restringendo la revisione agli studi riguardanti l'impegno del soggetto in attività mentali di un certo impegno, quali leggere romanzi, partecipare a giochi di società, studiare e svolgere compiti richiedenti una certa concentrazione, la materia si restringe a 18 studi (9 sul declino cognitivo e 9 sul rischio di demenza) che hanno coinvolto oltre 10.000 soggetti anziani con follow-up anche molto lungo, spesso di alcune decadi.

Il messaggio emergente è piuttosto chiaro: vi è un'associazione robusta tra quantità di attività mentale ed entità di riduzione del declino cognitivo e del rischio di demenza. L'ordine di grandezza dell'effetto è rimarchevole: tanto per dare un'idea, un'attività mentale di livello elevato si associa a un dimezzamento del rischio di demenza.

La Tabella 13.2 riassume i dati oggi disponibili: prendendo in considerazione gli studi osservazionali longitudinali del rischio relativo allo sviluppo di demenza è possibile, infatti, osservare che la media ponderata della riduzione del rischio di demenza è del 56%.

Bisogna però notare che questa evidenza deriva essenzialmente da studi osservazionali. I pochi studi interventistici non hanno dato risultati univoci, anche per

Tabella 13.2 Rischio relativo di sviluppo demenza: studi osservazionali longitudinali

Autore	Anno	Rif. bibl.	Nazione	Casistica	Rischio relativo
Fabrigoule	1995	[14]	Francia	2040	0.5
Scarmeas	2001	[15]	USA	1172	0.8
Wang	2002	[16]	Svezia	732	0.5
Wilson	2002	[17]	USA	842	0.4
Verghese	2003	[18]	USA	469	0.9
Karp	2006	[19]	Svezia	732	0.7
Wilson	2007	[20]	USA	775	0.6
Carlson	2006	[21]	USA	147	0.7
Akbaraly	2009	[22]	Francia	5698	0.5

una qualità metodologica piuttosto scarsa. Un minor numero di studi hanno focalizzato attività di tipo sociale o di altra natura e, nella maggior parte dei casi, i risultati ottenuti sono inconsistenti.

13.4 Conclusioni

Anche se non è del tutto noto come le *leisure activities* possano proteggere il cervello da patologie degenerative, malattia di Alzheimer in primis, la plausibilità biologica di questo effetto sembra fuori discussione: un uso intelligente del proprio tempo, spesso legato a buone abitudini alimentari e stili di vita più sani, può certamente avere effetti benefici attraverso meccanismi psicologici legati alla riduzione dello stress e alla promozione del benessere psicologico riducendo, di conseguenza, il rischio di sviluppo di declino cognitivo, demenza o di altre malattie cronichedegenerative (ad esempio malattie cardiovascolari, diabete) a loro volta associate ad aumentato rischio di demenza.

In particolare, è l'attività mentale cognitiva a esercitare un effetto protettivo documentato da molteplici studi sia osservazionali che interventistici. L'evidenza di altri tipi di attività del tempo libero sul rischio di demenza e declino cognitivo, fino ad oggi non è sufficiente per permetterci di trarre conclusioni definitive.

Saranno necessari a questo riguardo studi più rigorosi con valutazioni standardizzate della frequenza, l'intensità e la durata delle singole attività e l'uso di batterie di test sulla funzione cognitiva. Inoltre, saranno necessari degli studi ben disegnati con lunghi follow-up.

Questo permetterà di proporre attività creative in grado di garantire notevoli benefici per la salute pubblica in considerazione del fatto che, attualmente, nessun trattamento efficace per la demenza è disponibile.

In conclusione, il ruolo giocato da attività culturali in grado di fornire stimoli cognitivi sembra molto importante e potrebbe essere un'arma vincente da giocare nel prossimo futuro.

Bibliografia

1. Shephard R (2002) Constitution or environment? In: Shephard R (ed) Gender, physical activity, and aging. CRC Press, Boca Raton FL, pp 151–174
2. Medvedev ZA (1990) An attempt at a rational classification of theories of ageing. Biol Rev Camb Philos Soc 65:375–398
3. Harman D (2009) Origin and evolution of the free radical theory of aging: a brief personal history, 1954–2009. Biogerontology 10(6):773–781
4. Cannizzo ES, Clement CC, Sahu R et al (2011) Oxidative stress, inflammaging and immunosenescence. J Proteomics 74(11):2313–2323
5. Soltow QA, Jones DP, Promislow DE (2010) A network perspective on metabolism and aging. Integr Comp Biol 50(5):844–854
6. Straub RH (2012) Evolutionary medicine and chronic inflammatory state – known and new concepts in pathophysiology. J Mol Med (Berl) 90(5):523–534
7. Vishal S, Sourabh A, Harkirat S (2011) Alois Alzheimer (1864–1915) and the Alzheimer syndrome. J Med Biogr 19(1):32–33
8. Martin JB (1999) Molecular basis of the neurodegenerative disorders. New Engl J Med 340(25):1970–1980
9. Smith MA, Casadesus G, Joseph JA, Perry G (2002) Amyloid-beta and tau serve antioxidant functions in the aging and Alzheimer brain. Free Radic Biol Med 33(9):1194–1199
10. Folstein MF, Folstein SE, McHugh PR (1975) "Mini-mental state". A practical method for grading the cognitive state of patients for the clinician. J Psychiatr Res 12(3):189–198
11. Doraiswamy PM, Krishen A, Stallone F et al (1995) Cognitive performance on the Alzheimer's Disease Assessment Scale: effect of education. Neurology 45(11):1980–1984
12. Verghese J, Cuiling W, Katz MJ et al (2009) Leisure activities and risk of vascular cognitive impairment in older adults. J Geriatr Psychiatry Neurol 22(2):110–118
13. Wang HX, Xu W, Pei JJ (2012) Leisure activities, cognition and dementia. Biochim Biophys Acta 1822(3):482–491
14. Fabrigoule C, Letenneur L, Dartigues JF et al (1995) Social and leisure activities and risk of dementia: a prospective longitudinal study. J Am Geriatr Soc 43:485–490
15. Scarmeas N, Levy G, Tang MX et al (2001) Influence of leisure activity on the incidence of Alzheimer's disease. Neurology 57:2236–2242
16. Wang HX, Karp A, Winblad B, Fratiglioni L (2002) Late-life engagement in social and leisure activities is associated with a decreased risk of dementia: a longitudinal study from the Kungsholmen project. Am J Epidemiol 155:1081–1087
17. Wilson RS, Mendes De Leon CF, Barnes LL et al (2002) Participation in cognitively stimulating activities and risk of incident Alzheimer disease. JAMA 287:742–748
18. Verghese J, LeValley A, Derby C et al (2006) Leisure activities and the risk of amnestic mild cognitive impairment in the elderly. Neurology 66:821–827
19. Karp A, Paillard-Borg S, Wang HX et al (2006) Mental, physical and social components in leisure activities equally contribute to decrease dementia risk. Dement Geriatr Cogn Disord 21:65–73
20. Wilson RS, Scherr PA, Schneider JA et al (2007) Relation of cognitive activity to risk of developing Alzheimer disease. Neurology 69:1911–1920
21. Carlson MC, Helms MJ, Steffens DC et al (2008) Midlife activity predicts risk of dementia in older male twin pairs. Alzheimers Dement 4:324–331
22. Akbaraly TN, Portet F, Fustinoni S et al (2009) Leisure activities and the risk of dementia in the elderly: results from the Three-City Study. Neurology 73:854-861

Arte e ospedali: evidenze scientifiche del ruolo terapeutico della cultura

14

Chiara Bocchi, Elettra Chiereghin

14.1 Introduzione

Il cultural welfare è un approccio innovativo ai servizi sociali che riflette sui benefici che il consumo attivo e passivo di cultura sarebbe in grado di generare se integrato in determinate dinamiche e politiche di gestione.

Un campo di sviluppo specifico del cultural welfare prevede una differente concezione delle strutture ospedaliere che – oltre ad essere ambienti di assistenza medica – attraverso l'introduzione di diverse pratiche artistiche potrebbero contribuire al sostegno e alla diffusione del benessere di pazienti, personale e visitatori. Tale considerazione converge in una prospettiva di più ampia visione secondo cui un ambiente positivo nel suo complesso sarebbe in grado di indurre benefici, non solo psicologici, nelle persone che lo frequentano. Avviare una gestione sanitaria attraverso un approccio multidisciplinare significherebbe considerare simultaneamente differenti fattori quali: luce, design, atmosfera percepita, presenza di ambiente naturale e, appunto, arte. In tal modo, l'attuazione di una progettazione architettonica oculata (soprattutto nella costruzione di nuovi edifici ma anche nella ristrutturazione di quelli esistenti) potrebbe contribuire a un miglioramento della qualità della cura e dell'assistenza.

L'interazione tra arti e strutture sanitarie è una realtà già indagata da studi e progetti scientifici. Le prime esperienze sistematiche risalgono alla prima metà degli anni Settanta in ambito anglosassone. Infatti, nel 1973 iniziò il pionieristico *Manchester Hospital's Arts Project* [1] che, sotto la supervisione dell'artista e docente Peter Senior, ebbe l'obiettivo di esplorare il potenziale dell'integrazione tra arti e cure sanitarie al fine di migliorare l'ambiente sociale delle strutture ospedaliere. Divenne subito evidente come il programma avrebbe alleviato stress e noia incontrando l'entusiasmo di pazienti, personale medico e pubblico e, negli anni, contribuì ad aumentare la coscienza pubblica sulla tematica della presenza artisti-

---

C. Bocchi (✉)
Libera Università di Lingue e Comunicazione IULM
Milano
e-mail: chiarabocchi016@gmail.com

E. Grossi, A. Ravagnan (a cura di), *Cultura e salute*,
DOI: 10.1007/978-88-470-2781-7_14, © Springer-Verlag Italia 2013

ca negli ospedali. Da allora molti altri progetti sono stati messi in atto, sia in Europa che negli Stati Uniti, favorendo un maggior interesse della comunità scientifica verso sperimentazioni e ricerche sugli effetti positivi delle arti nell'assistenza sanitaria.

Ad oggi, le pratiche artistiche testate e implementate sono molteplici e spaziano dalla predisposizione di opere figurative e sedute di musica live negli ambienti sanitari, alla progettazione di laboratori creativi per i pazienti; dalla promozione di comportamenti socialmente attivi, alla promozione di *leisure activities*. Diversi studi hanno progressivamente avvalorato la tesi che l'integrazione delle pratiche artistiche all'assistenza sanitaria sia un fattore determinante per il miglioramento della qualità di vita di pazienti e operatori e, nello stesso tempo, elemento capace di incidere positivamente nel processo di cura e guarigione dalla malattia. L'arte diviene inoltre uno strumento con cui modificare positivamente la percezione degli ambienti clinici e con cui ridurre, in determinati casi, il consumo di medicinali e analgesici nelle prassi operatorie e postoperatorie. È facile intuire come da questo approccio possa anche nascere una riflessione economica volta all'ottimizzazione e al risparmio di risorse, questione che potrebbe rivestire non poca importanza in una società in cui la speranza di vita e le spese sanitarie registrano un costante aumento.

14.2 Letteratura scientifica dell'Arts Council England

Nel 2004, l'*Arts Council England* ha pubblicato una revisione della letteratura medica riguardante l'influsso delle arti sulla salute, con l'obiettivo di verificare e avvalorare le molte informazioni circostanziali presenti allora sull'argomento. Il lavoro, intitolato *Arts in health: a review of the medical literature* [2] e curato dalla Dottoressa Rosalia L. Staricoff, ha preso in esame 385 riferimenti della letteratura medica pubblicata dal 1990 al 2004 attinente a due macro-ambiti di studio: l'associazione tra arti/discipline umanistiche e il settore sanitario e l'influenza, a vari livelli, delle arti sulla salute.

La rassegna ha dimostrato l'influenza positiva svolta da arti e scienze umanistiche sui seguenti aspetti: gli esiti clinici dei pazienti, gli esiti riguardanti il personale medico, l'istruzione e la formazione degli operatori sanitari, la cura di pazienti con disturbi mentali. Nello specifico, per quanto concerne gli effetti riscontrati su esiti clinici, lo studio ha identificato alcune aree mediche in cui sono stati ottenuti benefici nei pazienti grazie all'intervento di arti visive e musica (Tabella 14.1) [3–30]. Per quanto riguarda gli effetti sullo staff medico, lo studio ha evidenziato positività riguardanti l'ambiente di lavoro e il personale stesso (Tabella 14.2) [31–36]. L'introduzione di arti/discipline umanistiche in percorsi d'istruzione e formazione professionale per medici e infermieri, sia nei corsi universitari che post-laurea, ha comportato benefici effetti sugli operatori sanitari contribuendo a una migliore qualità del servizio offerto (Tabella 14.3) [37–46]. Sono stati riscontrati, inoltre, miglioramenti nella gestione sanitaria di pazienti affetti da disturbi mentali grazie all'utilizzo di diverse forme d'arte che si rivelano per i pazienti anche una modalità di auto-espressione e comunicazione (Tabella 14.4) [47–57].

Tabella 14.1 Effetti positivi delle arti su esiti clinici

Unità cardiovascolare	Utilizzo di musica
Criticità considerate	*Conseguenti esiti clinici*
Ansia e agitazione	Riduzione frequenza cardiaca e pressione sanguigna
Ischemia cardiaca	Riduzione velocità di respirazione
Post-operazione bypass	Riduzione richiesta di ossigeno miocardico
	Rilassamento muscolare e aumento del sonno
Reparto di terapia intensiva	**Utilizzo di musica**
Criticità considerate	*Conseguenti esiti clinici*
Infarto miocardico	Riduzione di ansia
Neonati prematuri	Miglioramento stato comportamentale
	Benefici su peso e apporto calorico
	Riduzione della durata di degenza
Cura del cancro	**Utilizzo di musica e arti visive**
Criticità considerate	*Conseguenti esiti clinici*
Dolore cronico	Riduzione di ansia, depressione e intensità del dolore
Chemioterapia	Maggiore attivazione del sistema immunitario
Effetti chemioterapeutici	Riduzione nausea e vomito
Gestione del dolore (pre, intra e post-operazione)	**Utilizzo di musica**
Criticità considerate	*Conseguenti esiti clinici*
Dolore acuto e cronico	Riduzione intensità del dolore
Chirurgia ortopedica	Riduzione della richiesta di sedativi post-operazione
Procedure ginecologiche	Riduzione della velocità di respirazione
Cura pre e post-natale	**Utilizzo di musica**
Criticità considerate	*Conseguenti esiti clinici*
Donne pre e post-parto	Gestione di dolore e stress
Travaglio e parto	Riduzione pressione sanguigna
Primi mesi di vita neonato	Incremento attività cerebrale
Chirurgia	**Utilizzo di musica**
Criticità considerate	*Conseguenti esiti clinici*
Periodo pre-operazione	Decremento stress e incremento di efficienza nello staff
In sala operatoria	Riduzione pressione sanguigna e frequenza cardiaca
Durante anestesia locale	Riduzione di ansia, stress e minore richiesta di sedativi
Periodo post-operatorio	Aumento tolleranza del dolore
Disturbi neurologici	**Utilizzo di musica**
Criticità considerate	*Conseguenti esiti clinici*
Parkinson	Incremento risposte emozionali e qualità di vita
Paralisi cerebrale	Pulsazione ritmiche del piede
Procedure mediche	**Utilizzo di musica**
Criticità considerate	*Conseguenti esiti clinici*
Gastroendoscopia	Riduzione di ansia e stress
Broncoscopia	Riduzione pressione sanguigna
Risonanza magnetica	Aumento del grado di tolleranza del dolore
	Aumento della percezione di comfort

Tabella 14.2 Effetti positivi di arti e materie umanistiche su staff medico

Settore di intervento	Conseguente esito
Personale infermieristico	Aumento di consapevolezza, comunicazione e comprensione
	Maggiore soddisfazione professionale e morale positivo
Arte e musica nell'ambiente di lavoro	Riduzione staff turnover
	Riduzione livello di stress tra visitatori
	Diminuzione inquinamento acustico ospedaliero

Tabella 14.3 Effetti positivi di arti e materie umanistiche sulla formazione medica

Settore di intervento	Conseguente esito
Corsi umanistici nella formazione medica	Sviluppo di creatività, assertività, abilità di osservazione
Studio di arti visive, letteratura e poesia	Maggiore consapevolezza e confidenza con proprie abilità
	Maggiore sensibilità e approccio umano alle cure
	Sviluppo di analisi critica

Tabella 14.4 Effetti positivi delle arti sulla salute mentale

Forma artistica utilizzata	Conseguente esito
Scrittura creativa, letteratura e poesia	Aumento della stima di sé
	Maggior controllo propria interiorità
	Miglior benessere psicologico
	Riduzione depressione
Teatro e arti visive	Influenza positiva sul comportamento
	Diminuzione dell'agitazione
Danza	Benefici per attività motoria ed emozionale
	Maggior senso di indipendenza per paziente
Canto	Aumento di consapevolezza
	Condivisione tra diversi background culturali e sociali
	Incremento comunicazione verbale
Musica	Miglioramento comportamentale
	Riduzione perdita della memoria
	Riduzione di agitazione, ansia e comportamento violento
	Incoraggia i pazienti a parlare dei loro problemi

Questa revisione contribuisce a testimoniare l'importante influsso che arti/scienze umanistiche possono svolgere nella gestione dell'assistenza sanitaria, favorendo la creazione di un ambiente positivo e accogliente per pazienti, familiari e operatori sanitari.

14.3 Uno studio sperimentale al Chelsea and Westminster Hospital

Dal 1999 al 2002, la ricercatrice Rosalia L. Staricoff e i suoi collaboratori svolsero uno studio sperimentale nel Chelsea and Westminster Hospital [58] – il nuovo ospedale universitario di Londra – il cui principale obiettivo fu progettare un approccio unico per valutare scientificamente gli effetti di arti visive e performative sugli outcome biologici, fisiologici e psicologici. In particolare, vennero svolte valutazioni quantitative dell'effetto delle arti visive e performative su: livelli di ansia e depressione di pazienti, staff e visitatori; misure di esiti fisiologici e psicologici di rilevanza clinica; considerazioni dello staff relative all'ambiente di lavoro, alla soddisfazione professionale e alle dinamiche di assunzione e mantenimento dell'occupazione.

Le rilevazioni vennero condotte in diversi reparti: la Medical Day Unit, la clinica prenatale e prenatale ad alto rischio, il reparto maternità, la clinica postnatale, la Day Surgery Unit e la clinica di servizi per HIV e AIDS. Per ognuno vennero creati appositi protocolli in grado di selezionare parametri rilevanti: per il dominio psicologico legato ad ansia e depressione venne utilizzata la *Hospital Anxiety and Depression Scale*, mentre per i cambiamenti biologici e fisiologici le misurazioni si concentrarono su pressione sanguigna, battito cardiaco, livello di cortisolo e immunoglobulina A, e conto delle cellule. Altri parametri considerati furono: la durata del travaglio per le pazienti del reparto maternità, la durata del soggiorno ospedaliero, le richieste di analgesici e anestetici, il volume di agenti necessario per indurre l'anestesia. Ogni protocollo esaminò: un gruppo di controllo (non soggetto al programma artistico) e un gruppo sperimentale. Le rilevazioni vennero effettuate con costanza (stesso giorno settimanale, stessa ora, con uguale procedura).

14.3.1 Medical Day Unit

In questa sezione dell'ospedale sono presenti murales *site-specific* e opere figurative sulle pareti e, regolarmente, vengono programmate sessioni di musica dal vivo. Lo studio indagò l'influenza dell'ambiente sulle condizioni psicologiche ed emotive dei pazienti sottoposti a chemioterapia. Vennero strutturati, oltre al gruppo di controllo, due gruppi sperimentali: uno per le arti figurative e l'altro per la musica dal vivo. L'indagine venne condotta su 91 pazienti per un periodo di 24 settimane, 8 settimane per ogni gruppo. La musica (quartetti d'archi, suonatori d'arpa, chitarristi e pianisti) venne suonata nelle sale dove venivano svolti i trattamenti e nelle loro vicinanze, mentre le opere figurative (pitture di paesaggio, ritratti, opere astratte) vennero mostrate su un apposito display collocato nella sala dei trattamenti.

I risultati mostrarono che l'ascolto di musica dal vivo comportava una diminuzione del 32% nei livelli di ansia e del 31% nei livelli di depressione, mentre la fruizione di opere figurative una diminuzione rispettivamente del 18 e del 34%. Il 47% dei pazienti valutò come efficiente la capacità delle immagini di distrarre dalle preoccupazioni e l'87% le considerò uno dei principali fattori in grado di creare un ambiente piacevole. Il 75% affermò di aver fortemente apprezzato la musica dal vivo e il 65% che il programma aiutava a distrarsi dalle preoccupazioni mediche, migliorando l'umore. Della totalità degli intervistati, l'84% sottolineò il ruolo positivo dell'arte nella cura della salute.

14.3.2 Clinica prenatale e prenatale ad alto rischio

Nella clinica prenatale vennero esplorati gli effetti della musica dal vivo sul battito cardiaco delle future madri (in gravidanze oltre la trentesima settimana) e dei loro bambini attraverso l'esecuzione di sessioni di musica classica, jazz o country. La registrazione del battito cardiaco del feto nelle 25 pazienti coinvolte venne effettuata per 20 minuti in assenza e per 20 minuti in presenza di musica. Durante le rilevazioni, nella maggioranza dei pazienti venne registrato un aumento significativo delle accelerazioni del battito, che duravano anche 10 minuti dopo la fine della musica. Venne inoltre rilevata una forte associazione fra il battito cardiaco dei feti e quello delle madri.

Nella clinica prenatale ad alto rischio vennero valutati gli effetti della musica dal vivo sui livelli di ansia e stress nelle donne gravide durante il tempo che precede gli appuntamenti clinici. Si agì sull'ambiente della sala d'attesa svolgendo delle sessioni di musica dal vivo per il gruppo sperimentale e considerando come parametro di riferimento la pressione sanguigna: venne registrata una diminuzione di 3,5 mmHg di pressione sistolica e di 2,3 mmHg di pressione diastolica.

14.3.3 Reparto maternità e clinica postnatale

La ricerca considerò la presenza di arti figurative in sala parto, dove venne predisposto un display attraverso cui le pazienti poterono ammirare opere figurative. La concentrazione dell'attenzione sullo schermo, oltre a distrarre in qualche misura le pazienti, contribuì a celare alla vista le attrezzature mediche della sala, cambiando la percezione dell'ambiente e riducendo l'ansia. Gli effetti riscontrati nelle pazienti durante la fase del travaglio riguardarono: una diminuzione della durata del processo di 2,1 ore e una riduzione del 7% nel consumo di analgesici.

Nel delicato periodo postparto vennero programmate delle sessioni settimanali di musica rilassante e allegra nei corridoi dei reparti. Suonarono quartetti di archi, chitarre, fiati e fisarmoniche: 30 minuti, una volta a settimana, per un periodo di tre mesi. Le misurazioni, effettuate con la *Hospital Anxiety and Depression Scale*, vennero svolte su 55 donne prima e al termine dell'ascolto. Vennero inoltre considerate le valutazioni di pazienti, staff e visitatori che furono molto positive e la diminuzione registrata dei livelli di ansia e depressione registrata fu notevole. La musica confermò la sua capacità di concorrere alla trasformazione di un ambiente stressante in un contesto piacevole e rilassante promuovendo effetti psicologici benefici.

14.3.4 Day Surgery Unit e postoperatorio

L'indagine si concentrò sulla fase preoperatoria rispetto all'intervento di rimozione di cellule pretumorali dall'utero per valutare la capacità delle opere figurative di influenzare il volume di farmaci anestetici, monitorando i livelli di pressione sanguigna, il battito cardiaco e i livelli di cortisolo e immunoglobulina A nella saliva. Il gruppo sperimentale (che beneficiò del godimento di opere figurative nella sala d'aspetto, nella cabina di preparazione all'intervento e sul soffitto della sala dell'anestesia) evidenziò una diminuzione dei livelli della pressione sistolica che determinò una riduzione del volume dei farmaci necessari. Si registrò anche una diminuzione dei livelli di cortisolo (48%) e di ansia (2,84%) nella fase di soggiorno nella cabina.

Nei reparti di traumatologia e ortopedia, vennero valutati gli effetti delle arti visive e performative sul consumo di analgesici nel periodo postoperatorio e sulla durata del soggiorno ospedaliero. Nei pazienti del gruppo sperimentale (che poterono beneficiare della visione di opere d'arte figurativa e di sessioni di musica dal vivo) si riscontrò una diminuzione giornaliera di 69 grammi di analgesici, dato che, purtroppo, non ha rilevanza statistica a causa delle ridotte dimensioni del campione. È inoltre importante sottolineare che, per gli stessi pazienti, il soggiorno ospedaliero registrò una durata inferiore di un giorno.

14.3.5 HIV/AIDS Unit

In questo reparto furono indagate le variazioni nel conto delle cellule nei pazienti dopo una sessione di musica dal vivo. I parametri di riferimento furono il numero di linfociti CD4 e CD8 per mmc. Nei pazienti del gruppo sperimentale (che seguirono sessioni di musica dal vivo nell'atrio dell'ospedale) il numero di linfociti CD4 per mmc non subì variazioni, mentre si registrò un aumento di quello dei linfociti CD8, segnale delle potenzialità della fruizione musicale.

14.3.6 La valutazione dello staff

Si analizzarono le considerazioni dello staff medico in merito all'introduzione di forme artistiche nell'ambiente sanitario attraverso uno specifico questionario. Parteciparono: 62 clinici, 129 infermieri, 12 scienziati e ausiliari, 20 manager e 73 amministratori. Il 60% degli intervistati affermò che l'ambiente contribuiva a diminuire lo stress e migliorare l'umore, il 43% lo descriveva come un fattore molto importante nella decisione di mantenere il posto di lavoro e il 66% affermava che il contesto lavorativo costituiva un fattore rilevante nello scegliere una determinata occupazione. Emerse come l'introduzione di forme artistiche nell'ambiente sanitario fosse in grado di determinare effetti positivi anche sulla soddisfazione lavorativa dello staff e sulle dinamiche di assunzione e mantenimento delle occupazioni.

14.4 Due casi internazionali: i programmi Art in Hospital di Glasgow e del Texas

Negli ultimi anni si è assistito alla progressiva diffusione nel panorama internazionale dei programmi *Art in Hospital* e *Art in Medicine*. Questi due titoli vogliono identificare tutti quei programmi che prevedono l'integrazione di pratiche artistiche ed espressive negli ambienti ospedalieri e nel processo di cura dei pazienti, con lo scopo di migliorare la qualità di vita dei malati, incoraggiare l'autoespressione e stimolare la coesione negli ambienti di lavoro e nelle comunità di riferimento. Programmi simili sono infatti attivi in diversi Paesi europei e statunitensi (si pensi ai progetti attivi nella cittadina scozzese di Glasgow, nella Watson Clinic in Florida, nel Texas Children's Cancer and Ematology Centre) e nuovi corsi di studio sono stati integrati in numerose università (dalla University of Florida, alla Johns Hopkins, allo Stanford Centre for Biomedical Ethics). Di seguito vengono analizzate due esperienze: quella scozzese di Glasgow [59] e quella americana del Texas [60].

Nel primo caso, *Art in Hospital* è un programma fondato nel 1991 con l'obiettivo di dimostrare il ruolo positivo dell'arte nella sanità. Il programma, inizialmente incentrato sull'assistenza di persone anziane, nel tempo si è diversificato e ha coinvolto anche pazienti in riabilitazione, pazienti con disturbi mentali, degenti di reumatologia, degenti bisognosi di cure palliative e disabili; negli anni ha interessato oltre 95.000 soggetti. Fra i progetti intrapresi vi è *Art workshop*: con l'aiuto di artisti professionisti, e attraverso un approccio multi-sensoriale, vengono allestite sessioni creative con l'obiettivo di avvicinare i pazienti all'arte. Per valorizzare le opere prodotte vengono organizzate esposizioni all'interno degli ospedali e in diversi spazi cittadini (teatri, scuole, palazzi, musei, gallerie). Caratteristiche fondamentali del programma sono la vicinanza al territorio di riferimento e il forte legame instaurato con le comunità locali. È previsto anche un costante lavoro di ricerca attraverso legami nazionali e internazionali con altre realtà, conferenze, seminari, pubblicazioni e consulenza alle organizzazioni che intendono avviare progetti artistici nel settore sanitario. Il secondo esempio, il programma *Art in Medicine* del Texas Children's Cancer and Hematology Center è stato ideato per essere integrato nelle terapie di cura per i bambini affetti da tumore e problemi sanguigni e mira a coinvolgere attivamente anche le loro famiglie. Gli operatori della struttura confidano fortemente nella capacità delle pratiche artistiche di incoraggiare l'autoespressione, alleviare lo stress legato alla chemioterapia e alle trasfusioni di sangue e trasformare la percezione degli ambienti sanitari; per questo motivo il coinvolgimento nelle attività proposte (canto, danza, scrittura creativa e creazione di opere figurative) è considerato parte integrante del processo di cura e guarigione. Con il progetto *Making a Mark*, ogni anno viene selezionata un'opera o un testo fra quelli prodotti dai bambini durante la degenza sul tema dell'esperienza con la malattia, che viene esibita per un anno all'interno della clinica e in percorsi itineranti. Mentre nel *Purple Songs Can Fly*, i pazienti possono collaborare con compositori professionisti, all'interno di uno studio di registrazione attrezzato nella clinica, per scrivere, mettere in musica e registrare le proprie canzoni. L'obiettivo è sempre quello di incoraggiare i pazienti a condividere i propri sentimenti e ad aprirsi verso il prossimo.

I programmi *Art in Hospital* di Glasgow e *Art in Medicine* del Texas costituiscono due esempi emblematici di come le arti possano migliorare la qualità di vita dei pazienti e dei loro familiari nelle strutture sanitarie.

14.5 Conclusioni

Il cultural welfare è un settore di ricerca che merita l'interesse della comunità scientifica per le potenzialità di miglioramento della qualità di vita dei malati, dell'ambiente lavorativo e della soddisfazione degli operatori in genere.

L'interazione tra arte/cultura e assistenza sanitaria, inoltre, potrebbe costituire il punto di partenza per avviare una riflessione economica volta al risparmio di risorse, in grado di incidere notevolmente sul bilancio delle nostre società presenti e future. Il cultural welfare, pertanto, non si presenta solo come ambito di ricerca ma rappresenta anche una vera e propria opportunità di innovazione e progresso per il benessere pubblico.

Bibliografia

1. Coles P (1981) Manchester Hospital's Arts Project. Calouste Gulbenkian Foundation, London
2. Staricoff RL (2004) Arts in health: a review of the medical literature. Arts Council England, London
3. Augustin P, Hains AA (1996) Effect of music on ambulatory surgery patients' pre-operative anxiety. Association of Operating Room Nurses Journal 63(4):753–758
4. Bampton P, Draper B (1997) Effect of relaxation music on patient tolerance of gastrointestinal endoscopic procedures. J Clin Gastroenterol 25(1):343–345
5. Barnason S, Zimmerman L, Nieveen J (1995) The effects of music interventions on anxiety in the patient after coronary artery bypass grafting. Heart and Lung 24(2):124–132
6. Beck SL (1991) The therapeutic use of music for cancer-related pain. Oncol Nurs Forum 18(8):1327–1337
7. Burns SJ, Harbuz MS, Hucklebridge F, Bunt L (2001) A pilot study into the therapeutic effects of music therapy at a cancer help center. Altern Ther 7(1):48–56
8. Davis C (1992) The effects of music and basic relaxation instruction on pain and anxiety of women undergoing in-office gynaecologic procedures. J Music Ther 29(4):202–216
9. Dubois JM, Bartter T, Pratter MR (1995) Music improves patient comfort during out-patient bronchoscopy. Chest 108(1):129–130
10. Elliot D (1994) The effects of music and muscle relaxation of patient anxiety in a coronary care unit. Heart and Lung 66:674–682
11. Ezzone S, Baker C, Rosselet R, Terepka E (1998) Music as an adjuvant to antiemetic therapy. Oncol Nurs Forum 25(9):1551–1556

12. Grey SJ, Price G, Mathews A (2000) Reduction of anxiety during MR imaging: a controlled trial. Magn Reson Imaging 18(3):351–355
13. Hayes A, Buffum M, Lanier E et al (2003) A music intervention to reduce anxiety prior to gastrointestinal procedures. Gastroenterol Nursing 26(4):145–149
14. Heiser RM, Chiles K, Fudge M, Gray S (1997) The use of music during the immediate postoperative recovery period. AORN Journal 65:777–785
15. Lepage C, Drolet P, Girard M et al (2001) Music decreases sedative requirements during spinal anaesthesia. Anaesth Analg 93(4):912–916
16. McGreevy-Steelman V (1990) Intra-operative music therapy: effects on anxiety and blood pressure. American Operating Room Nurses Journal 52(5):1026–1034
17. Menegazzi JJ, Paris PM, Kersteen CH et al (1991) A randomized controlled trial of the use of music during laceration repair. Ann Emerg Med 20(4):348–350
18. Miluk-Kolasa B, Obminski Z, Stupnicki R, Golec L (1994) Effects of music treatment on salivary cortisol in patients exposed to pre-surgical stress. Experimental Clinical Endocrinology 102(2):118–120
19. Palmer J, Kuhn CM, Taylor C et al (1999) The effect of art on venipuncture induced stress. Society for the Arts in Healthcare, USA, www.societyartshealthcare.org, Duke University Medical Center
20. Sabo CE, Michael SR (1996) The influence of personal message with music on anxiety and side effects associated with chemotherapy. Cancer Nursing 19(4):283–289
21. Schmidt LA, Trainor LJ, Santesso DL (2003) Development of frontal electroencephalogram (EEG) and heart rate (ECG) responses to affective musical stimuli during the first 12 months of postnatal life. Brain & Cognition 52(1):27–32
22. Schneider N, Schedlowski M, Schurmeyer TH, Becker H (2001) Stress reduction through music in patients undergoing cerebral angiography. Neuroradiology 43(6):472–476
23. Schorr JA (1993) Music and pattern change in chronic pain. Adv Nurs Sci 15(4):27–36
24. Shertzer KE, Keck JF (2001) Music and the PACU (postanaesthesia care unit). Journal of Perianaesthesia Nursing 16:90–102
25. Standley JM (2002) A meta-analysis of the efficacy of music therapy for premature infants. J Pediatr Nurs 17(2):107–113
26. Stevens K (1990) Patients' perceptions of music surgery. J Adv Nurs 15(9):1045–1051
27. Thompson JF, Kam PC (1995) Music in the operating theatre. Br J Surg 82:1586–1587
28. Wang SM, Kulkami L, Doley J, Kain ZN (2002) Music and pre-operative anxiety: a randomized, controlled study. Anaesth Analg 94(6):1489–1494
29. White JM (1999) Effects of relaxing music on cardiac autonomic balance and anxiety after acute myocardial infarction. Am J Crit Care 8(4):220–230
30. Zimmerman LM, Pozehl B, Duncan K, Schmitz R (1989) Effects of music on patients who had chronic pain cancer. Western J Nurs Res 11(3):289–309
31. Bruderle AR, Valiga TM (1997) Teaching nursing the fine arts, in using the arts and humanities to teach nursing: a creative approach. Springer Verlag, New York, pp 41–58
32. Cabrera IN, Lee MH (2000) Reducing noise pollution in the hospital setting by establishing a department of sound: a survey on the effects of noise and music in healthcare. Prev Med 30(4):339–345
33. Duncan J (2003) The effect of colour and design in hydrotherapy: designing for care. In: Kirklin D, Richardson R (eds) The healing environment. Royal College of Physicians, pp 81–100
34. Staricoff RL, Duncan J, Wright M et al (2001) A study of the effects of visual and performing arts in healthcare. Hosp Devel 32:25–28
35. Ulrich RS (1992) How design impacts wellness. Healthcare Forum Journal 35(5):20–25
36. Whitley MP, Putzier DJ (1994) Measuring nurses' satisfaction with the quality of their work and work environment. J Nurs Care Qual 8(3):43–51
37. Beveridge A (2003) Should psychiatrists read fiction? Br J Psychiat 182:385–387
38. Dolev JC, Friedlander LK, Braverman I (2001) Use of fine art to enhance visual diagnostic skills. JAMA-J Am Med Assoc 286(9):1020–1021

39. Ehrhart PM, Furlong B (1993) The renaissance nurse: permeating clinical competence with the humanities. Nurs Educ 18(3):22–24
40. Inskeep SJ, Lisko SA (2001) Alternative clinical nursing experience in an art gallery. Nurs Educ 26(3):117–119
41. Kottow M, Kottow A (2002) Literary narrative in medical practice. Med Human 28(1):41–44
42. Loden KC (1989) Clinical experience at the museum of art. Nurs Educ 14:25–26
43. Moyle W, Barnard A, Turner C (1995) The humanities and nursing: using popular literature as a means to understanding human experience. J Adv Nurs 21(5):960–964
44. Skelton JR, Macleod JA, Thomas CP (2000) Teaching literature and medicine to medical students, part II: why literature and medicine? Lancet 356:2001–2003
45. Weiss SC (2000) Humanities in medical education: revisiting the doctor-patient relationship. Med Law 19(3):559–567
46. Whitman B, Wanda JR (2003) Using art to express a personal philosophy of nursing. Nurs Educ 28(4):166–169
47. Allan K, Killick J (2000) Undiminished possibility: the arts in dementia care. J Dementia Care 8(3):16–19
48. Clair A (2000) The importance of singing with elderly patients. In: Aldrige D (ed) Music therapy in dementia: more new voices. Jessica Kingsley, London, pp 81–101
49. Clark ME, Lipe AW, Bilbrey M (1998) Use of music to decrease aggressive behaviours in people with dementia. J Gerontol Nurs 24(7):10–17
50. De l'Etoile SK (2002) The effectiveness of music therapy in group psychotherapy for adults with mental illness. Arts Psychother 29(2):69–78
51. Jensen CM, Blair SE (1997) Rhyme and reason: the relationship between creative writing and mental well-being. Br J Occup Ther 60(12):525–530
52. Johnson C, Lahey P, Shore A (1992) An exploration of creative arts therapeutic group work on an Alzheimer's unit. Arts Psychother 19(4):269–277
53. Killick J, Allan K (1999a) The arts in dementia care: tapping a rich resource. J Dementia Care 7(4):35–38
54. Killick J, Allan K (1999b) The arts in dementia care: touching the human spirit. J Dementia Care 7(5):33–37
55. Knocker S (2002) Play and metaphor in dementia care and drama therapy. J Dementia Care 10(2):33–37
56. Palo-Bengtsson L, Ekman S (2000) Dance events as a caregiver intervention for persons with dementia. Nurs Inq 7(3):156–165
57. Wasylko Y, Stickley T (2003) Theatre and pedagogy: using drama in mental health nurse education. Nurs Educ Today 23(6):443–448
58. Staricoff RL (2002) A study of the effects of visual and performing arts in health care. Chelsea and Westminster Hospital, London
59. Progetto "Art in Hospital", Glasgow: http://www.artinhospital.org/frameset.html. Accesso 13 giugno 2012
60. Progetto "Art in Hospital", Texas Children's cancer and hematology centre: http://txch.org/for-parents/arts-in-medicine/. Accesso 13 giugno 2012

Progetto cultura e benessere sul territorio italiano: interazione tra cultura, salute e benessere

15

Enzo Grossi, Giorgio Tavano Blessi, Pierluigi Sacco

15.1 Introduzione

Nel 2008, un consorzio di Enti promotori (Università IUAV di Venezia, Facoltà di Arti e Design Industriale, Dipartimento di Arti e Design e Industriale – Centro EPOCA – Economia e Politiche Culturali Avanzate; Libera Università di Bolzano, Facoltà di Scienze della Formazione; Ripartizione Italiana Cultura Provincia Autonoma di Bolzano; Fondazione Garrone; Bracco Spa) hanno dato il via a un'inedita indagine che ha interessato 1500 cittadini selezionati da Doxa per essere rappresentativi della popolazione italiana, gettando le basi per una piccola rivoluzione concettuale sul ruolo della cultura nei confronti del benessere psicologico.

Uno degli obiettivi dell'iniziativa, unica nel suo genere in Italia e in Europa, era quello di fornire un quadro interpretativo della relazione tra consumo culturale e benessere, e di evidenziare l'incidenza della cultura (e del consumo culturale) rispetto ai processi di sviluppo dell'individuo (inteso come capitale umano e sociale).

15.2 Metodi

L'indagine si è basata sulla somministrazione di un questionario diviso in quattro sezioni:
A. prime sei domande come da Questionario PGWGI versione breve [1];
B. sezione di posizionamento dei consumi culturali, come da tabelle ISTAT (vedi in sezione metodologia riferimento alla ricerca consumi culturali 2003/2004 ISTAT);
C. in questa sezione del questionario si sono rilevati i dati che si riferiscono all'accesso culturale e le informazioni raccolte attraverso le interviste sono state espresse in termini quantitativi (quantità ottenute dalle risposte, ad esempio il numero di volte in un anno in cui l'intervistato aveva partecipato a determinate

---

E. Grossi (✉)
Professore di Cultura e Salute, Libera Università di Lingue e Comunicazione IULM
Membro Comitato di Gestione, Fondazione Bracco, Milano
e-mail: enzo.grossi@iulm.it

attività). Il processo di inserimento delle domande della sezione cultura e avvenuto attraverso la selezione di alcune domande parte di un questionario realizzato dall'Università IUAV di Venezia e dalla AIRESIS Consulting di Milano, società specializzata in ricerche di mercato e statistiche, utilizzato nel 2006 per la rilevazione degli effetti del consumo culturale nei processi di sviluppo urbano;

D. profilo socio-demografico per il posizionamento dell'intervistato.

Il livello di benessere psicologico soggettivo è stato misurato attraverso l'Indice di Benessere Psicologico Generale (*Psychological General Well Being Index*, PGWBI), uno strumento validato da decenni di pratica clinica [2].

Il PGWBI è stato sviluppato come strumento per misurare le auto-rappresentazioni degli stati emozionali e affettivi intra-personali che rispecchiano un senso di benessere soggettivo o di disagio, catturando ciò che possiamo definire la percezione soggettiva del benessere. Il PGWBI originale consiste in 22 item auto-somministrati, valutati su una scala di 6 punti, che misurano il benessere generale e psicologico degli intervistati in sei domini di qualità di vita: ansia, umore depresso, benessere positivo, autocontrollo, vitalità e salute generale. Ciascun item ha sei possibili punteggi (da 0 a 5), riferiti alle ultime quattro settimane del soggetto intervistato. Ciascun dominio è definito da un minimo di 3 a un massimo di 5 item. I punteggi per tutti i domini possono essere sintetizzati nel riepilogo del punteggio globale che raggiunge un punteggio massimo teorico di 110 punti, rappresentando il miglior livello raggiungibile di benessere [3], una specie di "stato di beatitudine".

In questa ricerca abbiamo adottato la forma abbreviata di PGWBI, che consiste di sei item che, generalmente, spiegano più del 92% della varianza globale del questionario. Il PGWBI completo (la versione di 22 item) è stata adottata in due precedenti ricerche sul benessere della popolazione italiana (2000 e 2004). Questa versione ridotta è stata validata in un progetto a lungo termine condotto dal 2000 al 2006 in Italia [1]. In una sezione specifica del questionario abbiamo aggiunto i dati che si riferiscono all'accesso culturale e le informazioni raccolte attraverso le interviste sono state espresse in termini quantitativi (quantità ottenute dalle risposte, ad esempio il numero di volte in un anno in cui l'intervistato aveva partecipato a determinate attività).

15.3 Risultati

La Tabella 15.1 mostra l'entità delle variabili descrittive prese in esame nello studio in rapporto al PGWBI.

Secondo quanto era lecito aspettarsi, vi era una relazione inversa fra il valore del PGWBI e l'età. Tuttavia, nonostante questa chiara tendenza nei valori medi assoluti, le differenze di punteggio non raggiungono facilmente livelli statisticamente significativi. Infatti, le differenze diventano statisticamente significative a partire dai 40 vs i 15–17 anni di età, e dai 50 vs i 18–20 anni. Quindi l'età è importante per i cambiamenti del PGWBI, anche se si verificano grandi sovrapposizioni.

Quale influenza gioca il genere (maschile/femminile)? I soggetti di sesso maschile si sentono in media meglio delle donne, con uno spread di sei punti nella media PGWBI. Questo divario di genere che favorisce gli uomini è statisticamente signifi-

Tabella 15.1 Caratteristiche della popolazione in studio

Caratteristica	N.	PGWBI		
		Media	DS	IC
Femmina	**779**	**74,82**	**18,23**	**73,53-76,1**
Maschio	**721**	**80,96**	**16,62**	**79,74-82,17**
Età (anni)				
15-17	48	85,1	12,97	81,33-88,86
18-20	93	78,81	15,86	75,55-82,08
21-24	79	78,49	15,44	75,03-81,94
25-29	62	79,72	12,79	76,47-82,97
30-34	150	79,49	18,33	76,54-82,45
35-39	102	79,73	15,64	76,66-82,8
40-44	142	77,65	17,32	74,77-80,52
45-49	128	77,69	17,18	74,68-80,69
50-54	138	76,81	18,23	73,75-79,88
55-64	318	76,5	18,76	74,43-78,57
65-74	167	76,82	17,74	74,11-79,53
75-100	73	72,73	24,02	67,13-78,34
Professione				
Imprenditore	100	80,96	16,14	77,76-84,16
Manager	22	84,45	17,46	69,76-88,36
Insegnante	74	77,99	16,56	74,15-81,83
Impiegato	261	78,32	15,65	76,41-80,23
Artigiano	29	78,26	18,39	71,27-85,26
Operaio	191	79,2	18,68	76,27-84,69
Agricoltore	9	69,67	27,44	26,01-113,33
Casalinga	192	74,8	18,78	72,13-77,48
Pensionato	362	77,32	19,28	75,33-79,32
Disoccupato	61	70,27	21,12	64,86-75,68
Studente	189	79,41	14,98	77,26-81,55
Dato mancante	10	87,27	20,8	72,39-102,15
Stato civile				
Nubile/celibe	429	79,48	16,18	77,94-81,01
Sposato	938	77,54	18,08	76,38-78,7
Vedovo	90	72,44	20,35	68,18-76,7
Divorziato	43	76,83	17,12	71,56-82,1
Educazione e istruzione				
Laurea	195	78,35	15,66	76,01-80,69
Scuola superiore	1240	78,92	15,29	76,2-81,64
Scuola inferiore	165	72,23	18,47	63,59-80,88
Malattie				
Nessuna malattia	489	83,17	15,23	81,82-84,52
1 malattia	360	79,94	16,01	78,28-81,60
2 malattie	264	77,03	18,43	74,79-79,26
3-5 malattie	342	70,90	17,57	69,03-72,77
>5 malattie	45	58,18	22,45	51,43-64,92

(cont. →)

Tabella 15.1 *(continua)*

Geografia				
Nord	696	79,34	17,71	78,02-80,66
Centro	293	78,04	17,12	76,07-80,00
Sud	511	75,47	17,91	73,92-77,03
Cultura				
Nessun consumo	93	65,4	22,42	60,75-70,04
Da 1 a 25 per anno	448	74,2	17,72	72,55-75,85
Da 26 a 103 per anno	467	80,14	15,88	78,70-81,59
Oltre 100 per anno	380	81,61	16,18	79,97-83,24

IC, intervallo di confidenza; DS, deviazione standard.

cativo nonostante il divario del punteggio assoluto sia inferiore a quello dell'età. Ciò vale anche per il reddito: le persone con un reddito inferiore ai 1.000 euro al mese mostrano dei valori PGWBI statisticamente più bassi rispetto a tutti gli altri livelli di reddito, ma qualunque ulteriore differenza di reddito non risulta essere statisticamente significativa. In questo modo, al di là di una certa soglia, il livello di reddito non sembra giocare un ruolo maggiore degli altri nella percezione del benessere, in linea con la teoria di Easterlin descritta nel capitolo 5.

Le categorie lavorative sono associate a un'ampia gamma di valori del benessere, con una media del PGWBI che oscilla intorno a 70 nel caso si tratti di agricoltori o disoccupati e a 84 per i manager. Anche in questo caso, la variabilità del punteggio è così ampia che non emergono differenze statisticamente significative. Lo stesso discorso vale per lo stato civile, per la scolarizzazione e l'istruzione, sempre determinati dall'ampiezza della variabilità del punteggio, in modo da disordinare le differenze assolute attese, ad esempio, fra la scuola primaria e il liceo.

Lo stato di salute è risultato chiaramente più specifico nel determinare le differenze sostanziali nei valori del benessere. Osserviamo già differenze statisticamente significative comparando le classi "assenza di malattia" vs le classi "solo una malattia", e a ogni aumento del numero di malattie, i gruppi sono statisticamente ben distinti, con l'eccezione delle classi "1 malattia" vs "2 malattie".

Con grande sorpresa, i livelli di accesso culturale sono risultati associati a differenze statisticamente significative nei punteggi del benessere. Infatti, le persone che non accedono ad alcun tipo di attività culturale mostrano valori PGWBI medi statisticamente più bassi rispetto a coloro che hanno 1-25 attività all'anno, una categoria il cui benessere risulta a sua volta statisticamente inferiore rispetto alla categoria di 26-100 attività all'anno. Al di là di questo aspetto, ulteriori incrementi nell'accesso culturale non riflettono ulteriori incrementi statisticamente significativi nel benessere. Già da questa analisi univariata, è abbastanza chiaro che lo stato di salute e l'accesso culturale dominano lo scenario dei fattori che influenzano potenzialmente il benessere. Questa evidenza è ulteriormente avvalorata dal confronto degli effetti della grandezza del punteggio assoluto per ciascuna variabile.

La Figura 15.1 mostra l'impatto di ciascuna variabile sulla media dei punteggi PGWBI in termini di dimensione dell'effetto assoluto rispetto ai principali determinanti considerati. Ad esempio, per la variabile delle malattie, il valore 25 riportato

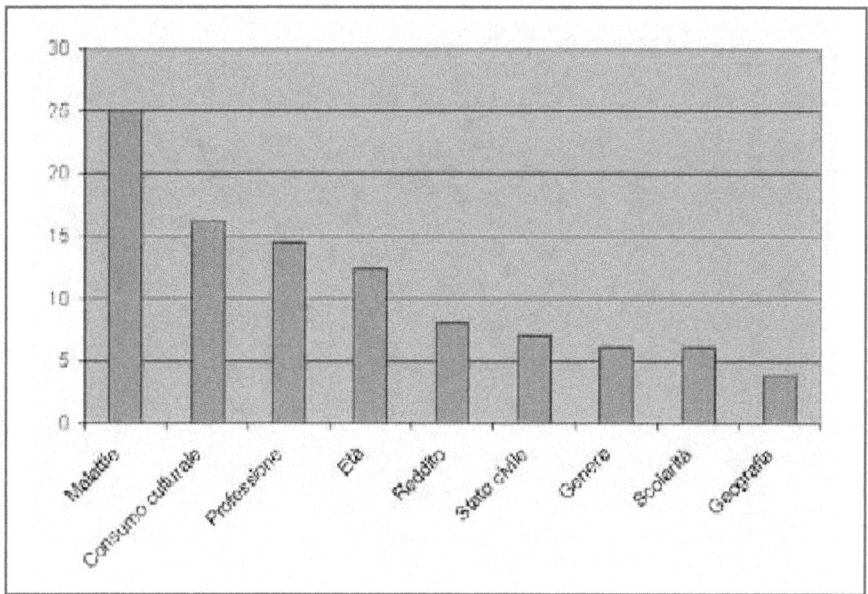

Fig. 15.1 Impatto delle principali determinanti sui valori medi di PGWBI. L'istogramma si riferisce al range di PGWBI registrato in ogni determinante

nella Figura risulta dalla differenza fra il valore medio di PGWBI di 83,17 per la classe "assenza di malattia", e il valore medio di PGWBI di 58.18 per la classe "più di 5 malattie".

Apparentemente, l'accesso culturale si distingue chiaramente come la seconda variabile in termini di dimensione dell'effetto assoluto sul benessere percepito, subito dopo lo stato di salute. Sulla base di questi risultati, è sembrato interessante andare più a fondo nella relazione fra il regno culturale e quello della salute per determinare il benessere, e cercare di catturare, se ve ne sono, alcune, forse elusive, ma importanti e più profonde relazioni fra di essi.

Non ha sorpreso rilevare come il fattore che maggiormente influenza la percezione di benessere soggettivo è il proprio stato di salute. Come è visibile nella Figura 15.2, vi è una relazione lineare tra numero di patologie concomitanti e decremento del punteggio PGWBI, che supera il livello ritenuto espressione di distress severo a partire dalla presenza di 3 malattie concomitanti.

Al di là di questo dato atteso, i risultati preliminari ottenuti confermano in pieno il costrutto di riferimento: livelli elevati di consumo culturale nelle sue diverse espressioni si associano a elevati valori di benessere psicologico percepito anche dopo la correzioni per gli altri potenziali determinanti del benessere. A scopo esemplificativo consideriamo la frequenza dei cittadini agli spettacoli teatrali.

Ebbene, oltre metà del campione intervistato non frequenta abitualmente il teatro, mentre la percentuale dei cittadini che visitano almeno poche volte all'anno un museo presenta una curva con un picco intorno a 1–2 volte all'anno. Stratificando la popolazione proprio in base a questo comportamento e mettendo a confronto i sottogruppi

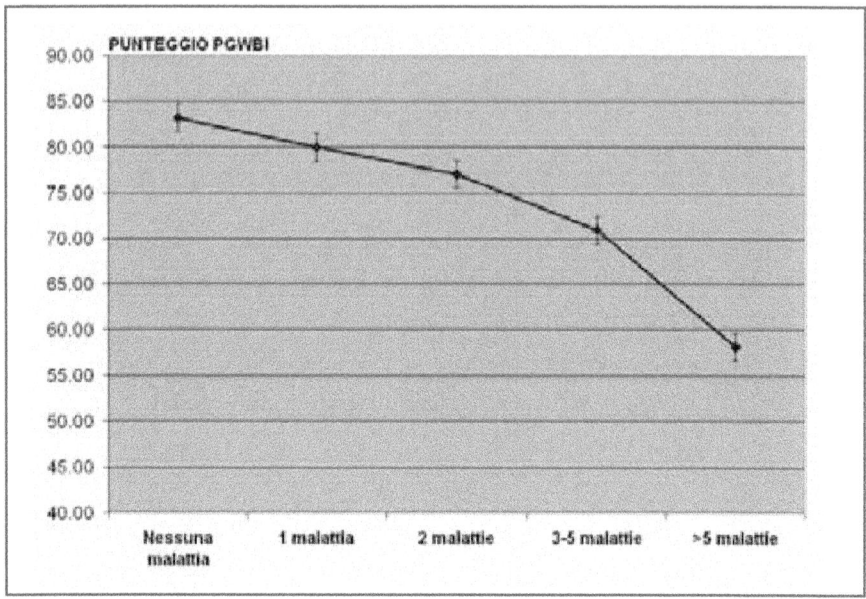

Fig. 15.2 Relazione tra comorbidità e benessere psicologico misurato attraverso il PGWBI

Tabella 15.2 Valori medi del benessere psicologico percepito (PGWBI) rispetto all'intensità media di fruizione culturale. Il valore medio di riferimento del punteggio PGWBI nella popolazione italiana nel 2008 è 77,8. Indagine Doxa 2008 sul territorio italiano

	0/anno	1-2/anno	3-5/anno	6-10/anno	>10/anno
Frequentazione musei	75,2	79,18	80,7	82,09	80,01
Frequentazione cinema	76,4	77,9	80,3	80	79,5
Frequentazione teatri	76,16	79,12	81,55	82,01	82,22
Frequentazione mostre	76,06	79,9	80,03	81,5	81,6
Nessuno dei precedenti	73,6				

che mai frequentano, molto poco, poco, abbastanza e spesso i teatri (Tabella 15.2), si nota una relazione lineare tra benessere psicologico percepito e consumo culturale, come se la fruizione di stimoli culturali potesse avere un ruolo decisivo nel modificare la qualità di vita. L'indagine, peraltro, ha permesso di valutare l'associazione tra molte altre attività culturali e di svago e benessere psicologico percepito. Da un'analisi più approfondita (Tabella 15.3) risulta chiaro che il non svolgere o svolgere intensamente specifiche attività ha un impatto decisivo sul livello di benessere percepito. Questa tendenza è particolarmente accentuata nel soggetto anziano, in cui la comorbilità tende a ridurre il benessere percepito.

Ordinando le varie attività rispetto alla differenza percentuale del livello di benessere tra massimo consumo e minimo consumo, risulta chiaro che per alcune attività, quali la frequentazione di concerti di musicali o la pratica dello sport ci

Tabella 15.3 Valori medi del benessere psicologico percepito (PGWBI) rispetto a non svolgere o svolgere intensamente attività di fruizione culturale o di svago e attività sportiva. Indagine Doxa 2008 sul territorio italiano su un campione di 3000 cittadini

Attività	nessuna fruizione	massima fruizione	differenza%
Musica classica	77,32	88,31	14,21%
Concerti jazz	77,65	88,46	13,92%
Praticare sport	73,76	80,82	9,57%
Museo	75,36	82	8,81%
Sviluppo comunità locale	77,18	83,76	8,53%
Lirica/balletto	77,35	83,29	7,68%
Poesia	73,8	79,38	7,56%
Prosa/musical	76,31	82,01	7,47%
Mostra pittura	76,18	81,85	7,44%
Assistere a sport	76,8	81,15	5,66%
Romanzi	76,15	80,45	5,65%
Volontariato sociale	77,16	81,47	5,59%
Concerti rock	76,91	81,03	5,36%
Cinema	76,5	80,3	4,97%
Rassegna cinematografica	76,57	79,8	4,22%
Discoteca	77,66	80,73	3,95%

sono scarti anche di 10 punti della scala PGWBI, sicuramente rilevanti dal punto di vista statistico ed epidemiologico (Tabella 15.3).

Dall'analisi approfondita dei dati ricavati da questa estesa indagine sarà possibile definire un quadro di riferimento utile al decisore pubblico per migliorare, se possibile, gli investimenti in questo contesto.

Le nostre evidenze mostrano che, almeno per quanto riguarda forme specifiche di accesso culturale, il benessere individuale viene influenzato in modo sostanziale, e che le politiche che puntano a promuovere l'accesso culturale possono essere considerate (e conseguentemente trasformate e riprogettate) come politiche per la salute.

In modo specifico, sulla base dei nostri dati, in una scala ipotetica dei fattori maggiormente determinanti di PGWBI, la cultura (basata sulle capacità e che include la pratica sportiva) si attesta al secondo posto, subito dopo lo stato di salute e prima del reddito, e si rivela essere sostanzialmente più importante di categorie come l'età, l'educazione, il genere o il tipo di impiego, che nella letteratura di settore hanno sinora ricevuto un'attenzione considerevolmente maggiore rispetto all'accesso culturale e, più in generale, alla costruzione delle capacità.

Rimaneva da dimostrare che il contributo dell'accesso culturale non è semplicemente correlato a fattori determinanti ben noti di benessere soggettivo, come il grado di istruzione, il reddito o l'età, come sostenuto dalla saggezza convenzionale in questo ambito, ma è dovuto a un effetto netto. L'uso di reti neurali artificiali permette di affrontare questo problema e di lavorare con modelli predittivi molto complessi, prendendo in esame, comunque, tutti i tipi di interazione fra le variabili complesse.

Attraverso un particolare tipo di rete neurale, sviluppata dal prof. Massimo Buscema del Centro Ricerche Semeion [4–6], in grado di tracciare le relazioni

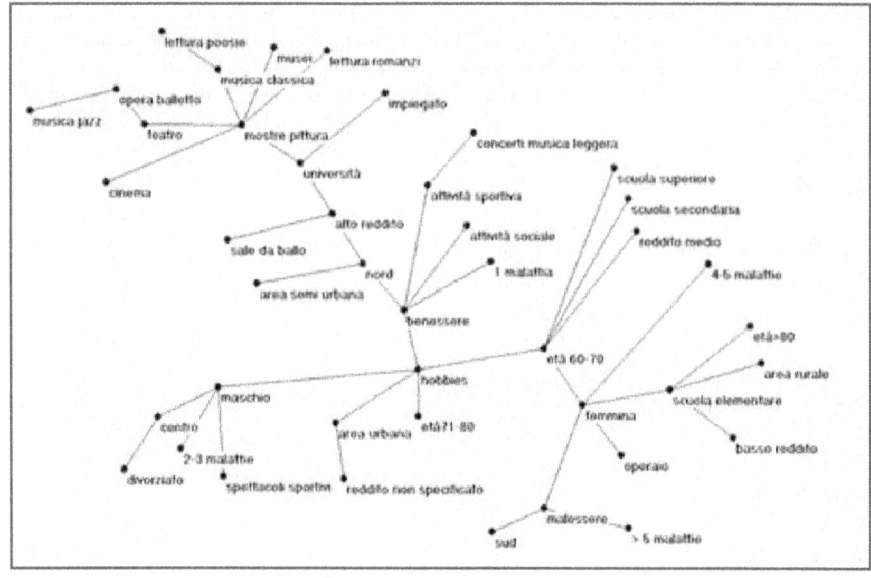

Fig. 15.3 Mappa semantica delle variabili in gioco nei soggetti ultrasessantenni ottenuta con il sistema Auto-CM, Centro Ricerche Semeion, Roma

naturali tra le variabili mettendo in evidenza legami sfumati e deboli che sfuggirebbero ad analisi statistiche tradizionali, abbiamo potuto mettere in evidenza la mappa semantica delle variabili in studio in soggetti di età maggiore ai 60 anni considerando le singole attività culturali (Fig. 15.3).

Per rappresentare la presenza di benessere e malessere psicologico sono stati presi in considerazione i soggetti con valori di PGWBI superiori a 85 e inferiori a 70, rispettivamente, escludendo la fascia intermedia.

Come è possibile notare, il nodo relativo al benessere occupa una posizione centrale nel grafo, ciò riflettendo il suo ruolo chiave. Il benessere risulta direttamente connesso alla presenza di una sola patologia (il livello migliore di salute di questa fascia di popolazione dal momento che nessun soggetto oltre i 60 anni risultava privo di patologie), alla localizzazione geografica settentrionale e, cosa questa molto interessante, all'attività sociale e sportiva e agli hobbies. A differenza della mappa ottenuta nei soggetti sotto i 60 anni (che, per ragioni di spazio, non viene mostrata) i soggetti più anziani beneficiano più direttamente di alcune attività culturali: nell'anziano, in altri termini, la cultura conta di più.

15.4 Conclusioni

Come è possibile interpretare questi risultati? Sappiamo ormai da diverse fonti che la cultura e le arti influenzano diversi aspetti della nostra vita e che la pratica delle arti e la fruizione della cultura possono avere effetti fisici, mentali e sociali. I nostri risultati aggiungono qualcosa di nuovo al quadro complessivo, in quanto evidenziano l'importanza della partecipazione culturale per il benessere psicologico e offrono il razionale per una nuova ondata di politiche riguardanti questioni individuali e sociali della deprivazione umana, allargando la portata delle strategie politiche per il benessere. Ad esempio, le politiche di trasformazione urbana dovrebbero essere incentrate su arti e cultura come motore per un cambiamento individuale e sociale, che potrebbe favorire effetti emozionali quali l'impegno e l'arricchimento sociale, il cui impatto sul benessere soggettivo può essere sostanziale. Un'architettura sociale delle comunità più attenta alla socialità e alla partecipazione culturale può esercitare un'influenza profonda sulla percezione del valore e del significato del modo di ciascuno di impiegare il proprio tempo libero e le proprie energie. I legami tra accesso culturale e sviluppo umano e sociale sono, quindi, molto più sostanziali di quanto ci si potrebbe aspettare di primo acchito e si radicano nelle fondamenta delle norme razionali che regolano i comportamenti non strumentali. Questo legame profondo non si presta a ricette meccanicistiche sullo sviluppo culturale e creativo che sono normalmente gli approcci a tali temi [7]. I nostri risultati tendono a suggerire che la qualità della partecipazione culturale può, da sola, generare potenti effetti di sviluppo, indipendentemente dall'impatto economico strumentale dell'attività culturale, e che la dimensione della salute pubblica è, a questo riguardo, più importante. Dal nostro punto di vista, gli approcci strumentali allo sviluppo culturale possono provocare mancanza di sostenibilità sociale e perdita di benessere sociale in quanto scoraggiano la partecipazione motivata intrinseca dell'individuo, a favore dell'appropriazione, opportunisticamente motivata, dei suoi effetti economici [8].

L'importanza strategica della cultura in questo particolare contesto ha a che fare non soltanto con la sua capacità di influenzare il benessere migliorando i processi collettivi di attribuzione di senso e promuovendo nuove forme di socialità, ma anche, grazie alla sua complementarietà strategica, con la produzione sociale di altre risorse intangibili quali l'istruzione e le abilità, che sono fondamentali per i processi di sviluppo locale. Un resoconto esaustivo di questi effetti complessi, e una discussione teorica meno schematica del ruolo di sviluppo della cultura mediati dal benessere psicologico, saranno l'oggetto degli studi futuri, anche grazie a iniziative che saranno intraprese da enti pubblici interessati al nuovo e affascinante tema.

Lo studio in oggetto è, a nostro avviso, uno dei primi tentativi di valutare le implicazioni sul benessere delle attività culturali condotti su un campione relativamente ampio a livello nazionale e, in questo senso, ha i prerequisiti per fornire alcuni risultati empiricamente fondati e fornire così una valutazione preliminare della rilevanza dell'accesso culturale per le scelte politiche e le teorie sulla salute pubblica. In particolare, crediamo che riconoscere l'accesso culturale come uno dei maggiori fattori determinanti del benessere soggettivo può essere utile ad approcci stimolanti di progettazione e implementazione di strategie per la salute pubblica.

La relazione fra l'accesso culturale e il benessere soggettivo, tuttavia, è probabilmente molto sottile ed elusiva, per lo meno quando è analizzata attraverso gli strumenti dell'analisi statistica convenzionale, multivariata, bivariata o univariata. Le abitudini culturali sono molteplici, e raramente riconducibili a modelli univoci: le persone che hanno interessi culturali tendono a distribuire il loro tempo, la loro attenzione ed energia fra molte e differenziate attività. Se vogliamo quindi capire come l'accesso culturale contribuisca al benessere psicologico, dobbiamo affidarci a strumenti che consentano al ricercatore di prendere in considerazione questa associazione multidimensionale inestricabile fra le variabili che traducono i modelli comportamentali tipici della scelta (culturale). Con questo obiettivo, dobbiamo respingere i modelli in cui solo poche variabili sono selezionate attraverso le correlazioni lineari, a favore di un modello che sia in grado di considerare pienamente l'interazione dinamica delle variabili, al fine di valutare il fattore predittivo potenziale comune. Le tecniche delle reti neurali avanzate adottate in questo articolo ci permettono, tuttavia, di operare in modo più preciso e, di conseguenza, di valutare cosa sia l'insieme migliore di variabili che spieghi la variabilità del target, e la graduatoria interna di tali variabili nei termini del potere predittivo relativo. Una volta posto il collegamento fra cultura e benessere sotto il giusto set di lenti analitiche, risulta abbastanza chiaro che la "cultura conta", vale a dire, che vi è una prova evidente che l'accesso culturale ha un determinante impatto sul benessere psicologico individuale (in particolare quando esso si svolge in una prospettiva ben bilanciata mente-corpo) e, inoltre, che la cultura fornisce alcuni dei più efficaci fattori predittivi di benessere.

Nota Il contenuto di questo capitolo è parzialmente basato su Grossi E (2012) La fruizione culturale mitiga gli effetti dello stress? Come trasformare lo stress in benessere e salute con la cultura. In: Compare A, Grossi E (a cura di) Stress e disturbi da somatizzazione. Springer, Milano.

Bibliografia

1. Grossi E, Groth N, Mosconi P et al (2006) Development and validation of the short version of the Psychological General Well-Being Index (PGWB-S). Health and Quality of Life Outcomes 4:88–96
2. Dupuy HJ (1990) The Psychological General Well-being (PGWB) Index. In: Wenger NK, Mattson ME, Furburg CD, Elinson J (eds) Assessment of quality of life in clinical trials of cardiovascular therapies. Le Jacq Publishing, New York, pp 170–183
3. Dupuy HJ (1984) The Psychological General Well-being (PGWB) Index. In: Wenger NK, Mattson ME, Furburg CD, Elinson J (eds) Assessment of Quality of Life in Clinical Trials of Cardiovascular Therapies. Le Jacq Publishing, New York
4. Buscema M, Grossi E (2007) A novel adapting method for emergent properties discovery in data bases: experience in medical field. In: AA.VV. Proceedings IEEE International Conference on Systems, Man, and Cybernetics (SMC 2007), October 2007. IEEE, Montreal 2007:3457–3463
5. Buscema M, Grossi E (2008) The semantic connectivity map: an adapting self-organizing knowledge discovery method in data bases. Experience in gastro-oesophageal reflux disease. Int J Data Mining and Bioinformatics 2:362–404
6. Buscema M, Grossi E, Snowdon D, Antuono P (2008) Auto-contractive maps: an artificial adaptive system for data mining. An application to Alzheimer disease. Curr Alzheimer Res 5:481–498
7. Florida R (2002) The rise of the creative class. Basic Books, New York
8. Sacco PL, Tavano Blessi G (2009) The social viability of culture-led urban transformation processes: evidence from the Bicocca district, Milan. Urban Studies 46:1115–1135

Stili di vita, salute, cultura e ambiente nel determinismo del benessere psicologico soggettivo: uno studio di popolazione nella città di Milano

16

Enzo Grossi, Ginevra Are Cappiello

16.1 Introduzione

Il benessere psicologico (*psychological well-being*) è un sentimento soggettivo estremamente complesso per la cui realizzazione intervengono, mediante interazioni multiple, numerosi fattori: stato di salute fisica e mentale, età, reddito, tipo di professione, istruzione, stili di vita, interessi culturali, condizioni di lavoro e molte altre componenti.

Capire il contributo netto di ognuno dei potenziali determinanti a livello di gruppo di appartenenza, e possibilmente a livello individuale, è un obiettivo particolarmente importante per mettere in atto interventi mirati ed efficaci a livello sociale.

Da questo punto di vista, lo stile di vita che adottiamo gioca un ruolo chiave, in quanto stili di vita sbagliati influenzano la qualità della vita andando a influenzare negativamente lo stato di salute. Di converso, si può attivare il circuito opposto: buoni stili di vita danno una buona qualità di vita, anche perché influenzano positivamente la salute.

Non si deve dimenticare la sfera familiare: la famiglia è un crocevia di stress e quando questo interessa anche uno solo dei componenti del nucleo familiare può essere facilmente trasmesso agli altri.

A ciò si aggiunge anche la sfera sociale, dove si riverbera il tutto, con vere e proprie epidemie di benessere o di malessere all'interno della società, come dimostrano recenti studi sulle reti sociali. Si può quindi immaginare l'esistenza di una sorta di circolo virtuoso in cui la partecipazione culturale e l'uso intelligente del tempo libero, facilitando un sollievo dello stress, promuovono il *well-being* psicologico, il mantenimento di un buon livello di salute mentale e, attraverso quest'ultima, influenzano la salute fisica, con un miglioramento dell'aspettativa di vita.

L'obiettivo dello studio è quello di capire meglio il ruolo che la partecipazione culturale riveste tra i vari determinanti potenziali della percezione di benessere, specifica-

---

E. Grossi (✉)
Professore di Cultura e Salute, Libera Università di Lingue e Comunicazione IULM
Membro Comitato di Gestione, Fondazione Bracco, Milano
e-mail: enzo.grossi@iulm.it

mente all'interno della popolazione milanese; ciò è stato fatto attraverso l'esplorazione della relazione esistente fra stili di vita con particolare riguardo all'accesso culturale e il benessere psicologico individuale, allo scopo di fornire una stima possibile dell'impatto della partecipazione culturale sulla percezione soggettiva del benessere.

Le basi razionali di questa ricerca prendono origine da un progetto analogo condotto sul territorio italiano nell'anno 2008 su un campione di 1500 italiani, nel quale sorprendentemente la fruizione culturale è risultata il secondo fattore più importante nel determinismo del benessere psicologico, subito dopo lo stato di salute.

È comunque da notare come in questa indagine la misurazione del *well-being* psicologico fu effettuata con l'uso della versione ridotta della scala dell'indice di benessere psicologico generale (Psychological General Well-Being Index, PGWBI, di soli 6 item [1, 2]).

La ricerca esplorativa analizzata in questo capitolo, di tipo osservazionale trasversale (*cross-sectional*), si è basata su un'indagine effettuata nell'autunno 2010 su un campione medio-ampio (n=1000) di residenti nella città di Milano. Per definire il livello di benessere percepito dagli individui si è utilizzato il PGWBI [3], uno strumento che è stato validato come indice di misurazione del benessere psicologico attraverso 30 anni di ricerca. In aggiunta, è stato assegnato al campione un ulteriore questionario che, da una parte, esplorava dei descrittori demografici sociali e sanitari per la presenza di malattie particolari e, dall'altra, riguardava l'accesso a 15 attività distinte di fruizione intelligente del tempo libero, correlate fra di loro dal punto di vista culturale. Si è presa infine in considerazione, con una serie di altre domande, l'informazione sugli stili di vita: l'abitudine al fumo, al consumo di alcol, il tipo di alimentazione e l'attività fisica.

16.2 Metodi

La ricerca, il cui scopo era quello di valutare i principali potenziali determinanti del benessere psicologico, è stata condotta con l'ausilio della Doxa, una società italiana di ricerche di mercato e sondaggi di opinione, attraverso interviste strutturate telefoniche, secondo il sistema CATI; l'universo di campionamento è quello dell'Indagine Statistica Nazionale, condotta nel 2001 dall'ISTAT.

L'universo statistico dell'indagine è costituito dalla popolazione milanese adulta dai 15 anni in su, avente una linea telefonica fissa; il campione è stato definito in anticipo e controllato dalla piattaforma tecnologica durante tutta la rilevazione. Per quest'indagine sono state condotte 1000 interviste telefoniche a un campione rappresentativo dei cittadini adulti residenti nel Comune di Milano, effettuate fra il 2 e il 29 Novembre 2010.

In particolare, sono state controllate le variabili demografiche "sesso" e "età", e sono stati tenuti sotto controllo durante la rilevazione il "livello d'istruzione" e la "condizione occupazionale" degli intervistati.

Vi è stata una selezione casuale, da computer, delle famiglie da intervistare, togliendo all'intervistatore ogni possibilità di scelta ed evitando distorsioni nel campione.

Tabella 16.1 Attività culturali considerate nella ricerca

Concerti di musica jazz	Attività sociali
Concerti di musica classica	Guardare lo sport
Opera/balletto	Praticare sport
Teatro	Lettura di libri
Musei	Lettura di poesie
Concerti rock	Cinema
Discoteca	Sviluppo della comunità locale
Mostre di pittura	

La ricerca ha raccolto informazioni che comprendevano sia i dati correlati alla salute che quelli socio-demografici, che sono ampiamente riconosciuti come fattori determinanti importanti del benessere: genere, età, scolarizzazione (nessuna scuola, scuole primarie, secondarie, liceo, università), status civile (celibe/nubile, coniugato/a, vedovo/a, separato/a o divorziato/a), reddito mensile (<1.000 Euro, 1.000–1.500 Euro, 1.500–2.500 Euro, >2.500 Euro, nessun dato) presenza/assenza di una serie di malattie maggiormente presenti nella popolazione, alimentazione, fumo e alcool.

Dopo un attento esame della letteratura attinente al settore culturale, sono state aggiunte 15 diverse variabili relative all'accesso culturale; tali variabili devono essere considerate complessivamente come indicatori dei livelli individuali di "accesso culturale" (Tabella 16.1). L'intensità di accesso a una determinata attività culturale era misurata su una scala quantitativa di frequenza giornaliera che dava perciò origine a una misura compresa teoricamente nell'intervallo 0–365.

16.2.1 L'indice di benessere psicologico generale (PGWBI)

Il livello di benessere psicologico soggettivo è stato validato da decenni di pratica clinica attraverso lo sviluppo del PGWBI. Il PGWBI è stato sviluppato come strumento per misurare le auto-rappresentazioni degli stati emozionali e affettivi intra-personali che rispecchiano un senso di benessere soggettivo o di disagio, catturando ciò che possiamo definire la percezione soggettiva del benessere. Il PGWBI originale consiste in 22 item auto-somministrati, valutati su una scala di 6 punti, che valutano il benessere generale e psicologico degli intervistati in sei domini: ansia, umore depresso, benessere positivo, autocontrollo, vitalità e salute generale. Ciascun item ha sei possibili punteggi (da 0 a 5), riferiti alle ultime quattro settimane del soggetto intervistato. Ciascun dominio è definito da un minimo di 3 a un massimo di 5 item. I punteggi per tutti i domini possono essere sintetizzati nel riepilogo del punteggio globale che raggiunge un punteggio massimo teorico di 110 punti, rappresentando il miglior livello raggiungibile di benessere, una specie di "stato di beatitudine".

Il PGWBI, nella sua versione completa di 22 item, è già stato adottato in due precedenti ricerche sul benessere della popolazione italiana (2000 e 2004) [4], permettendo un confronto diretto tra i risultati ottenuti nelle diverse ricerche.

16.2.2 Analisi dei dati

Come già sottolineato, il campione selezionato per l'analisi (Milano, n=1000) è relativamente ampio, come richiesto dalla natura dell'argomento di ricerca, per consentire una sufficiente variabilità ed effettuare deduzioni significative rispetto alla capacità predittiva delle singole variabili. Il campione da intervistare è stato selezionato in modo casuale.

All'interno di ogni famiglia, la persona da intervistare è stata scelta con il metodo delle quote, per sesso, età, titolo di studio, condizione occupazionale. Una prima analisi descrittiva sulle variabili raccolte è stata condotta sul campione totale e sul campione stratificato per sesso con l'obiettivo di descrivere il campione e verificarne l'attendibilità predittiva nei confronti dell'universo di riferimento.

L'analisi univariata è stata condotta sui valori medi del PGWBI associati ai diversi livelli di accesso culturale e confrontando la nostra popolazione di Milano, dove possibile, con la popolazione di Bolzano e Nord Italia riferita al progetto citato in precedenza. Le medie calcolate sono state confrontate con l'*effect-size* e con il t-test di Student per dati indipendenti.

Un test di correlazione lineare, l'indice di Pearson, è stato poi effettuato per valutare l'importanza dell'associazione tra il PGWBI e le singole variabili predittive raccolte. L'analisi del dato, nonché la sua validazione, per evidenziarne eventuali incongruenze, è stata implementata utilizzando il software SAS 9.2.

16.3 Risultati

16.3.1 Descrizione del campione

Il campione preso in esame è composto da 524 femmine e 476 maschi, con un'età media di 51,29 anni e un intervallo che va dai 15 ai 90 anni.

Per quanto riguarda lo stato civile, oltre il 50% del campione intervistato risulta coniugato o convivente, mentre circa il 30% risulta celibe o nubile, condizione più frequente nei maschi, a differenza della vedovanza, più frequente nelle donne intervistate.

Prendendo invece in esame il livello di istruzione, si nota che poco meno del 50% del campione intervistato ha una istruzione superiore, mentre circa un quarto è in possesso di una laurea o di una istruzione media.

Rispetto all'attività lavorativa, circa un terzo del campione era in pensione, e un 4% risultava disoccupato; la ripartizione rispetto alle professioni è risultata in linea con le aspettative rispetto alla popolazione milanese, e può essere meglio apprezzata nella Figura 16.1.

Dal punto di vista della massa corporea, il dato milanese è risultato positivo, con il 60% del campione che è normopeso e un tasso di obesità contenuto.

Per quanto riguarda invece l'abitudine al fumo, la prevalenza dei soggetti fumatori è leggermente superiore al 20%, sia nel maschio che nella femmina, con il dato relativo al sesso femminile che risulta più elevato rispetto al dato medio nazionale.

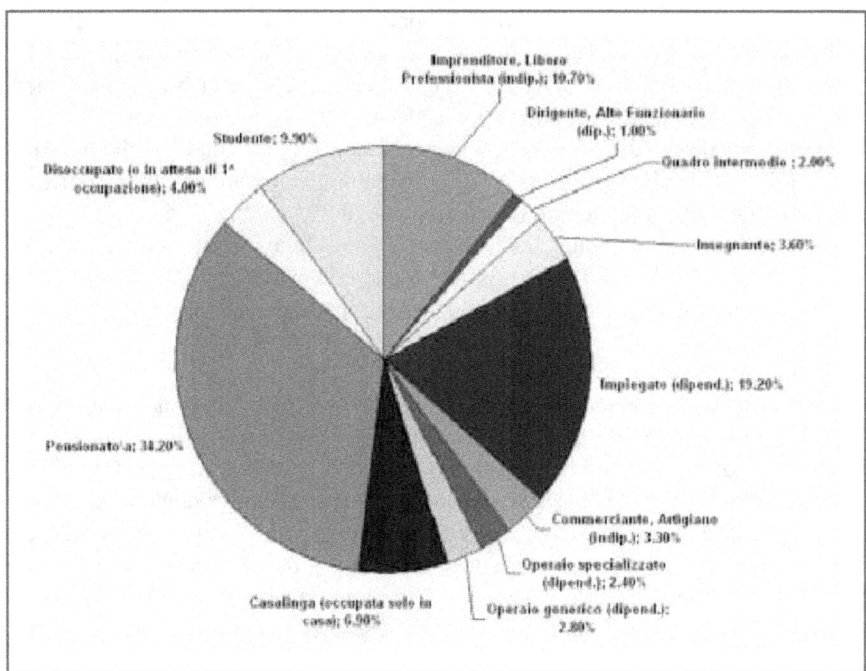

Fig. 16.1 Distribuzione attività lavorativa

Nel questionario sono inoltre state indagate numerose malattie, basandosi sulla discrezionalità dell'intervistato; dai dati raccolti è risultato che artrite, mal di schiena, ipertensione e allergia hanno una forte prevalenza rispetto a tutte le altri condizioni. La percentuale di soggetti che non dichiarano di avere malattie è solo del 25%; il genere femminile presenta un profilo di salute peggiore rispetto al maschio, con un maggiore numero medio di malattie per soggetto.

Data la natura riferita di queste informazioni non è stato metodologicamente attendibile confrontare queste percentuali con i dati epidemiologici ufficiali.

Non sorprende che, data la sensibilità del dato, circa il 40% degli intervistati non ha rilasciato informazioni sul proprio reddito; ne deriva che l'informazione legata agli aspetti economici è limitata fortemente, in quanto la non espressione del dato può essere una spia sia di reddito molto alto che di reddito molto basso. Per il resto, il 25% del campione ha indicato un reddito mensile superiore ai 2.500 Euro, il 16% si è classificato tra i 1.500 e i 2.500 Euro, il 12% tra i 1.000 e i 1.500 Euro e, infine, il 10% della popolazione ha riportato un reddito familiare mensile inferiore ai 1.000 Euro.

16.3.2 Principali determinanti del benessere psicologico

Come accennato, lo scopo principale del progetto era di stabilire se Milano fosse o meno una città "felice" attraverso la misurazione dell'Indice di Benessere Psicologico

Generale. Il valore medio del PGWBI riscontrato nella popolazione complessiva è risultato pari a 80,6, con un range che varia da un minimo di 24 a un massimo di 110.

Il valore medio della città di Milano è risultato essere superiore ai valori medi del territorio nazionale, registrati in precedenti ricerche effettuate nel 2000 e nel 2004, che era invece di 78; come già si era notato in questi studi, anche nel campione milanese il valore medio PGWBI è risultato più alto nei maschi in confronto alle femmine, con un punteggio rispettivamente di 82,84 e di 78,55.

La distribuzione del punteggio della scala PGWBI che, in linea teorica, va da un minimo di zero a un massimo di 110, può mettere in evidenza tre fasce:
- quella più problematica, relativa allo stato di malessere (punteggio 0–70);
- quella di uno stato neutro o di assenza di disagio (punteggio 71–92);
- quella di un benessere positivo (punteggio 93–110).

Nello studio su Milano, la distribuzione del punteggio totale del questionario PGWBI (graficamente illustrata nella Figura 16.2) riflette bene nel suo andamento e forma quella di campioni riferiti al territorio nazionale, nelle due ricerche 2000 e 2004.

Se si analizza la distribuzione rispetto al genere, è interessante vedere come quella del sesso maschile sia nettamente più spostata verso i valori alti: il 40% dei maschi riportano un indice nell'area del benessere psicologico rispetto al 30% delle femmine e, di converso, solo il 20% dei maschi presentano un indice nell'area del malessere contro un 30% delle femmine. Si rimanda al capitolo 17 per gli approfondimenti necessari.

Si conferma quindi la presenza di un cosiddetto *gender gap*, anche se la media del genere femminile è più alta della media della popolazione generale italiana.

Oltre a ciò, ulteriore obiettivo dello studio era di approfondire e capire quali potessero essere i fattori che più influiscono sul benessere o malessere delle persone; queste condizioni sono notoriamente molto complesse, e su di esse giocano un ruolo primario moltissimi fattori. In questo caso, si è scelto di tenere sotto controllo solo alcuni di questi fattori, considerati i principali: l'età, il reddito, il lavoro, l'istruzione e, ovviamente, la salute che però, a sua volta, viene influenzata dal benessere o dal malessere psicologico di partenza di un individuo.

Si è quindi proceduto a vedere come variava il PGWBI in relazione ai fattori sopra citati; per quanto riguarda l'età, si può notare come essa non giochi un ruolo estremamente pregnante nell'influenzare il benessere psicologico delle persone. A parte un singolare andamento speculare tra i due generi, si può osservare dalla Figura 16.3 come il PGWBI rimanga sostanzialmente invariato, senza un peggioramento complessivo man mano che si procede con l'età, come ci si potrebbe invece aspettare.

Il reddito non è risultato particolarmente importante nella determinazione del benessere psicologico, con un profilo fondamentalmente piatto del PGWB in tutti i livelli di reddito, tranne che nel maschio per redditi superiori ai 2.500 Euro mensili.

La mancanza di informazioni rispetto al 40% degli intervistati ha reso comunque questo ambito poco informativo e, per tale motivo, il trend che si può apprezzare deve essere preso con grande cautela, in quanto viene appunto a mancare un pezzo importante del campione.

Dalla Figura 16.4 è invece possibile rendersi conto di quanto sia importante il livello d'istruzione, specie nella donna; la differenza media tra chi ha un livello d'i-

16 Uno studio di popolazione nella città di Milano

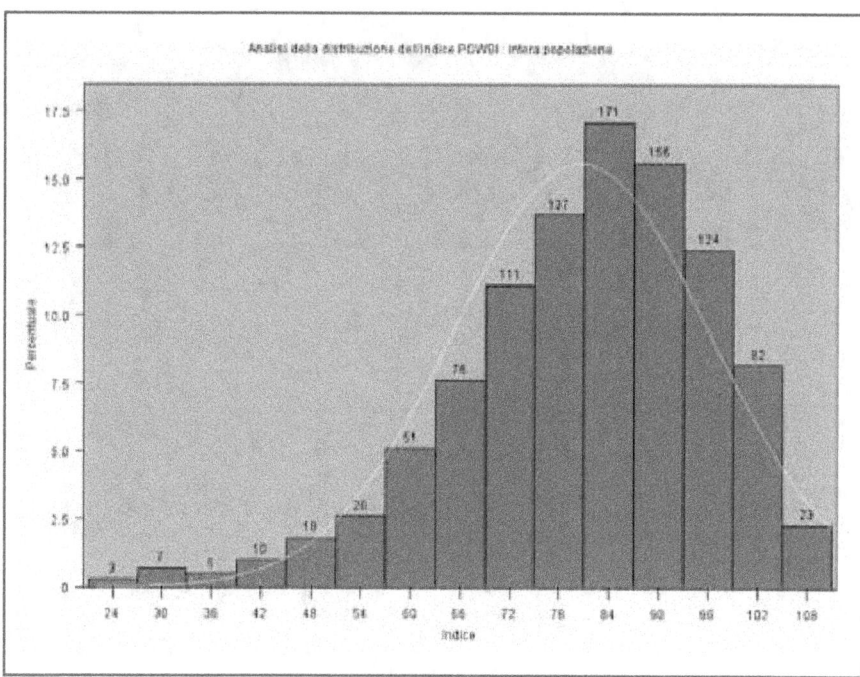

Fig. 16.2 La distribuzione del PGWBI nella popolazione milanese

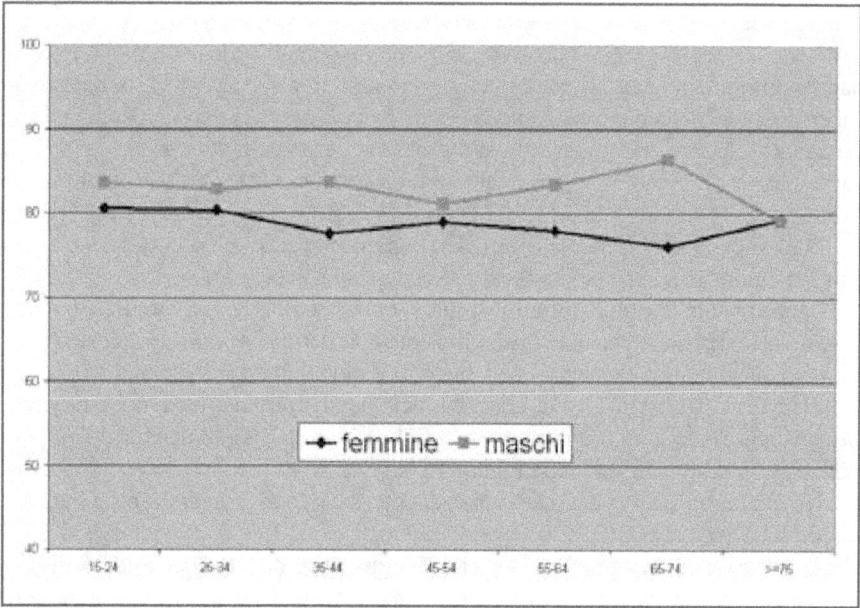

Fig. 16.3 Benessere psicologico rispetto a età

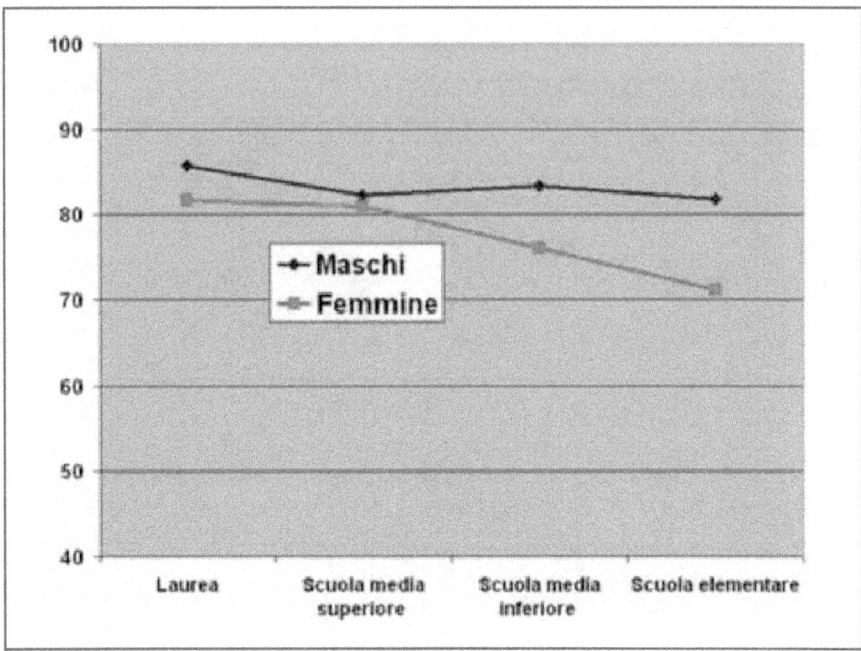

Fig. 16.4 Benessere psicologico rispetto a istruzione

struzione elementare e chi è in possesso di una laurea presenta infatti un gap notevole, superiore a dieci punti di PGWBI. A Milano, il 22% dei maschi e il 18% delle femmine ha dichiarato di possedere una laurea.

Analizzando invece lo stato civile, si incontrano degli andamenti molto interessanti e differenziati nei due generi: nel genere maschile si può infatti riscontrare un picco notevole nella condizione in cui vive con un'altra persona, sia coniugato che convivente, fattore che invece non si presenta nel caso della donna, per la quale il fatto di convivere non necessariamente produce un beneficio. Il 56% dei maschi e il 58% delle femmine della città di Milano è sposato o convivente.

D'altra parte si può notare (Fig. 16.5) come la separazione o la vedovanza presentino una forte riduzione del livello di benessere psicologico.

La composizione del nucleo familiare si rivela poi essere un fattore molto importante rispetto al benessere psicologico, soprattutto per i maschi, in cui si verifica un notevole incremento del benessere passando dalla condizione di single alla condizione di coniugato, senza ulteriore incremento con l'aumento dei famigliari; per la donna, invece, la presenza di 2 o 3 figli si associa a un aumento del livello di benessere psicologico, come da Figura 16.6.

Un elemento importante che notoriamente incide sul benessere psicologico è quello relativo alla salute.

È interessante notare come solo il 32% dei maschi e il 26% delle femmine dichiari di non avere malattie croniche. L'incremento progressivo del numero di malattie concomitanti è risultato linearmente associato a un progressivo aumento

16 Uno studio di popolazione nella città di Milano

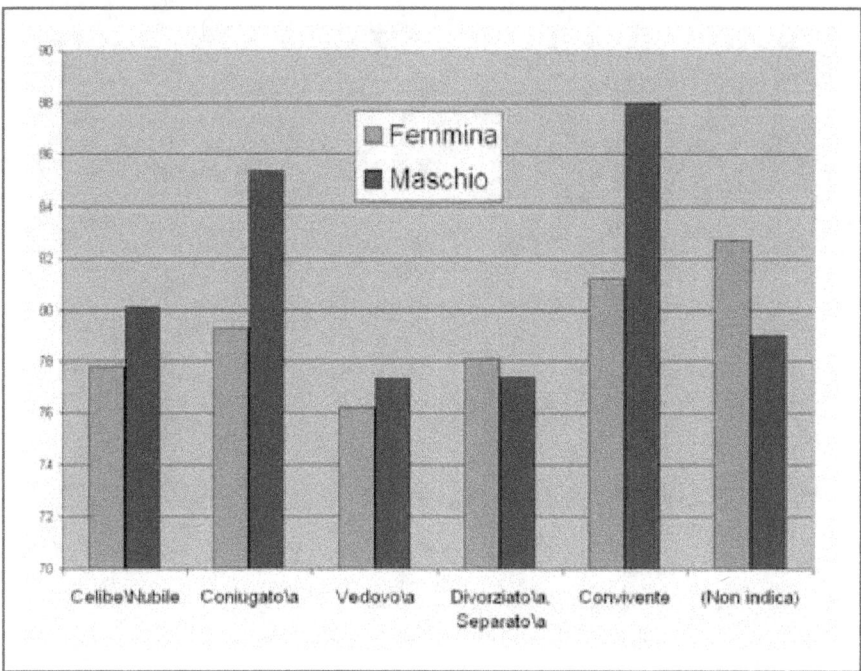

Fig. 16.5 Benessere psicologico rispetto a stato civile

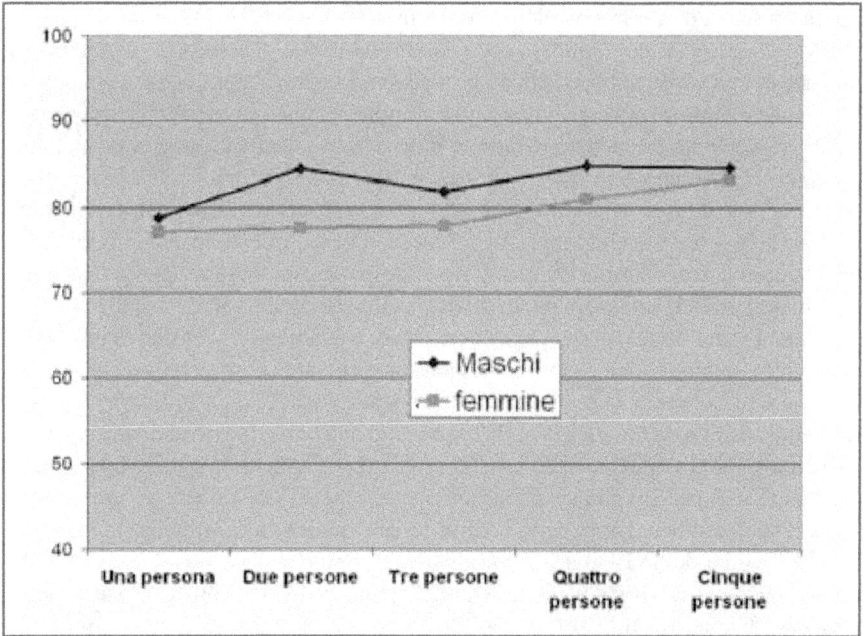

Fig. 16.6 Benessere psicologico rispetto a composizione nucleo familiare

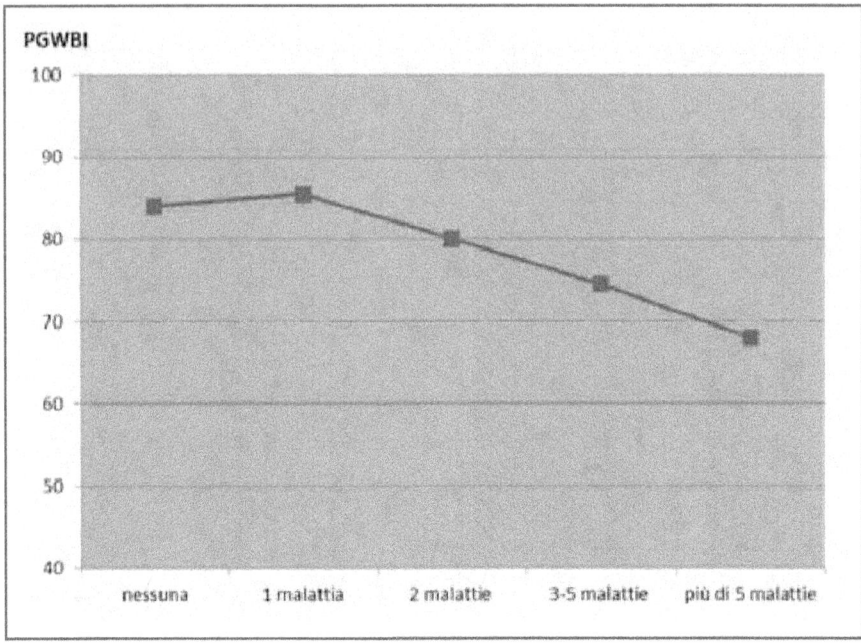

Fig. 16.7 Benessere psicologico rispetto a stato di salute

del malessere psicologico, con punteggi medi del PGWBI molto bassi, inferiori a 70, in presenza di 5 o più patologie concomitanti (Fig. 16.7).

Analizzando, infine, l'influsso della cultura sul livello di benessere psicologico, si può notare come essa abbia un effetto protettivo sul benessere psicologico: quanto più l'accesso culturale si declina in una partecipazione intensa, tanto più il benessere percepito si accentua. È interessante vedere il dato in una declinazione negativa: infatti, per la città di Milano solo il 5 e il 7% dei maschi e delle femmine dichiara di avere un consumo culturale uguale a zero, contro i valori relativi dell'Italia, in cui il consumo pari a zero si attesta intorno al 10%. Questo dato è particolarmente importante, in quanto permette di sottolineare come, a una prima analisi, Milano sembri essere una città maggiormente attiva dal punto di vista culturale rispetto al resto dell'Italia.

Dalla Figura 16.8 si può osservare con quale andamento il consumo culturale in senso lato (comprendente anche attività sportiva) abbia un effetto benefico sul benessere psicologico: si può notare come, in particolare, il genere femminile risulti molto sensibile da un'attività nulla (nemmeno una partecipazione di qualsiasi tipo in un anno) al gradino successivo (1–25 volte anno) rispetto al genere maschile.

L'analisi finale è volta a capire quale sia la "scala dei valori" per quei fattori determinanti del benessere; detto in altre parole, quali fattori influenzano maggiormente il valore del PGWBI?

Il confronto dei livelli medi di benessere psicologico nei sottogruppi estremi di ogni tipo di determinanti (zero malattie vs cinque o oltre malattie; zero attività culturale vs massima attività culturale, e così via) permette di stilare una sorta di clas-

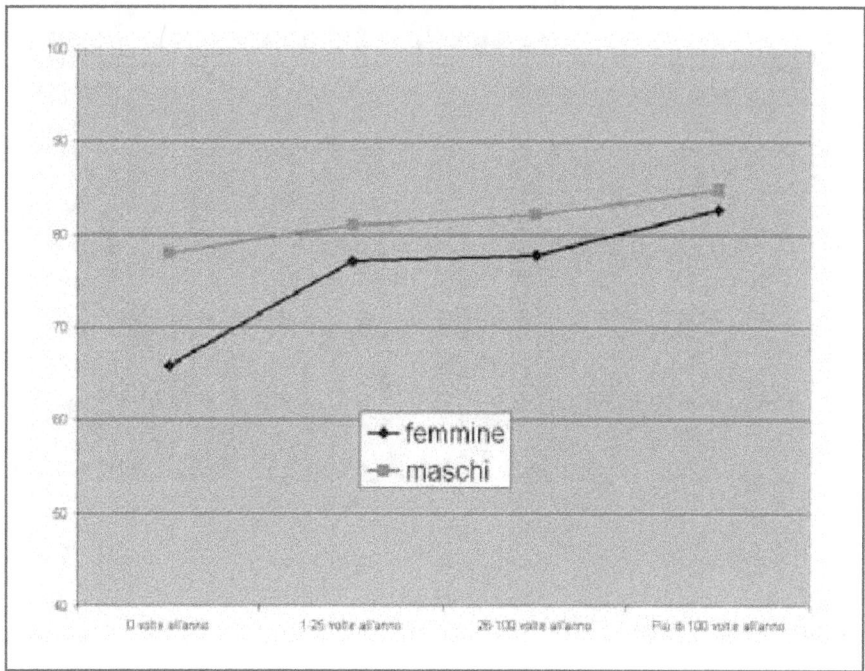

Fig. 16.8 Benessere psicologico rispetto a consumo culturale

sifica generale sull'impatto che ogni fattore esercita sul benessere psicologico (Fig. 16.9).

Il risultato, in linea con altri studi simili già effettuati nella penisola italiana, risulta così confermato: anche nella città di Milano il consumo culturale viene subito dopo lo stato di salute come importanza, seguito dallo stato civile (si ricordi l'elevata percentuale di vedovanza nella donna), dalla professione e dal livello di istruzione.

Utilizzando un approccio statistico più sofisticato (analisi multivariata) è stato inoltre possibile valutare l'impatto di ogni singola componente dei vari domini sull'indice di benessere, creando una matrice completa di correlazione lineare che permetta di vedere in scala i fattori che si associano positivamente e quelli che si associano negativamente col PGWBI.

I fattori che hanno dimostrato una maggiore influenza negativa sul benessere psicologico sono risultati, in ordine decrescente di importanza: numero di malattie concomitanti (r=-0,32), genere femminile (r=-0,14), nessuna attività fisica (r=-0,10), basso grado di istruzione (r=-0,09), scarso consumo di frutta (r=-0,09), vedovanza (r=-0,08).

Per contro, i fattori che hanno dimostrato una maggiore influenza positiva sul benessere psicologico sono risultati, in ordine decrescente di importanza: attività fisica frequente (r=0,15), genere maschile (r=0,14), frequenza di musei (r=0,14), attività fisica settimanale (r=0,11), essere sposati (r=0,11), livello di istruzione elevato (r=0,10).

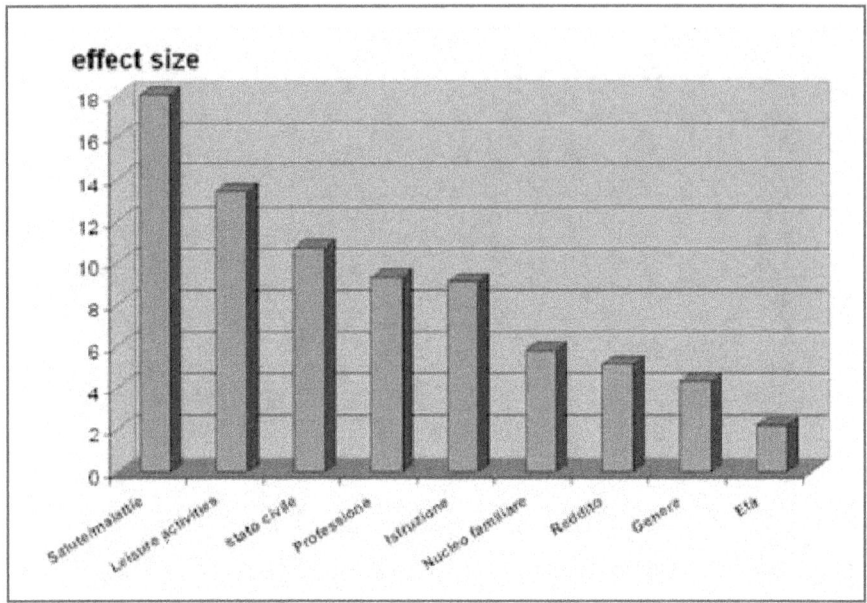

Fig. 16.9 Principali determinati benessere; scala valori Milano

16.4 Conclusioni

Lo scopo di questo studio esplorativo consiste principalmente nella valutazione del ruolo delle attività culturali in senso lato (ad esempio, esperienze che siano oggetto di un investimento cognitivo motivato intrinsecamente da parte dei fruitori) come fattore determinante per il benessere psicologico individuale. Inoltre, assodato che dedicare tempo a se stessi e che l'intelligente fruizione del tempo libero sono, in una certa misura, realmente importanti quali fattori determinanti per il benessere psicologico, lo studio ha valutato l'impatto di ciascuna attività all'interno di un determinato elenco di riferimenti utilizzati in questo studio, parallelamente a variabili non-culturali.

Dalle analisi effettuate, come si è visto, è emerso che nella città di Milano il livello di qualità di vita e di benessere percepito è positivo, relativamente più elevato rispetto a quello dell'Italia del Nord e, come ci si aspetterebbe, di molto superiore a quello del Centro e del Sud.

Come negli studi precedenti, vi è stata la conferma del *gender gap* che, comunque, a Milano risulta minore rispetto a quello registrato nel resto del Paese, dove la differenza registrata nel PGWBI di uomo e donna era almeno di sei punti.

Come si è visto, la scala dei valori è profondamente diversa nei due generi, e la fruizione culturale è più rilevante nella donna rispetto all'uomo.

Lo studio presentato in questo capitolo è uno dei primi tentativi di valutare le implicazioni sul benessere da parte delle *leisure activities* su un campione relativamente vasto e in riferimento a una grande città; da questo punto di vista, lo studio possiede i prerequisiti per restituire alcuni risultati ottenuti empiricamente e fornire così una valutazione preliminare dell'importanza dell'accesso culturale ai fini della teoria e delle politiche per la salute pubblica.

In particolare, si può riflettere sul fatto che l'avvenuto riconoscimento dell'accesso culturale quale importante fattore del benessere soggettivo possa portare a nuovi e stimolanti approcci allo studio e all'implementazione di strategie per la salute pubblica.

Le evidenze qui rilevate mostrano che, almeno per quanto riguarda forme specifiche di fruizione del tempo libero, il benessere individuale ne viene influenzato in modo sostanziale, e che le politiche che puntano a promuovere l'accesso culturale e l'attività fisica possono quindi essere considerate (e conseguentemente trasformate e riprogettate) come vere e proprie politiche per la salute.

In modo specifico si è visto come, sulla base dei dati raccolti, in un'ipotetica scala dei fattori maggiormente determinanti di PGWBI la cultura (basata sulle capacità e che include la pratica sportiva) si attesta al secondo posto, subito dopo le (assenza di) malattie.

Allo stesso tempo, la cultura si rivela essere sostanzialmente più importante di categorie quali l'età, il reddito, l'educazione, il genere, o il tipo di impiego, che hanno sinora ricevuto un'attenzione considerevolmente maggiore rispetto all'accesso culturale e, più in generale, alla costruzione delle capacità, nella letteratura di settore.

Bibliografia

1. Grossi E, Tavano Blessi G, Sacco PL, Buscema M (2012) The interaction between culture, health and psychological well-being: data mining from the Italian culture and well-being project. J Happ Stud 13(1):129–148
2. Grossi E, Sacco PL, Tavano Blessi G, Cerutti R (2011) The impact of culture on the individual subjective well-being of the Italian population: an exploratory study. Appl Res Qual Life 6:387–410
3. Dupuy HJ (1990) The Psychological General Well-being (PGWB) Index. In: Wenger NK, Mattson ME, Furburg CD, Elinson J (eds) Assessment of quality of life in clinical trials of cardiovascular therapies. Le Jacq Publishing, New York, pp 170–183
4. Grossi E, Groth N, Mosconi P et al (2006) Development and validation of the short version of the Psychological General Well-Being Index (PGWB-S). Health and Quality of Life Outcomes 4:88–96

Approfondimenti su differenze di genere nell'influsso della cultura sul benessere psicologico

17

Cristina Lonardi, Enzo Grossi, Angelo Compare, Renata Cerutti, Mauro Niero

17.1 Introduzione

Come mostrano i precedenti capitoli di questo volume, che riflettono a loro volta una folta letteratura [1–6], la partecipazione culturale avrebbe ricadute positive molto importanti sul benessere e la percezione dello stato di salute. Il presente approfondimento risponde all'esigenza di valutare questa relazione anche su sottogruppi di popolazione nelle loro segmentazioni tipiche, fra cui la più suggestiva è quella di genere. Lo studio ambientato nel 2009 nella città di Milano, descritto al capitolo 16, si è prestato particolarmente all'approfondimento di questa tematica, grazie alle tradizioni civili e culturali della città. Il focus di questo capitolo è quello di valutare la ricaduta sul benessere di genere delle attività di tempo libero, in particolare di quelle culturali, cogliendone le evidenze empiriche e offrendo alcune spiegazioni sulle differenze tra genere maschile e femminile.

17.2 Disegno della ricerca, concetti e misure

17.2.1 Il disegno della ricerca

La logica dello studio è esplorativa e correlazionale e ruota intorno alle relazioni fra tre variabili principali, costituite rispettivamente dalle attività di tempo libero, salute-benessere e genere. Il disegno è pertanto quello tipico *cross-sectional* usato negli studi di popolazione dall'epidemiologia, dalla psicologia sociale e dalla sociologia.

Il campione è costituito da n=1000 residenti nel Comune di Milano intervistati fra il 2 e il 29 novembre 2009, estratti da un universo di 1.140.000 persone con oltre 15 anni di età, domiciliati in abitazioni dotate di telefono fisso, accertate

---

C. Lonardi (✉)
Sezione di Sociologia, Dipartimento Tesis, Università di Verona
Verona
e-mail: cristina.lonardi@univr.it

E. Grossi, A. Ravagnan (a cura di), *Cultura e salute*,
DOI: 10.1007/978-88-470-2781-7_17, © Springer-Verlag Italia 2013

attraverso il censimento della popolazione ISTAT del 2001. La tecnica di intervista, il *Computer Assisted Telephone Interviewing* (CATI) prevedeva che il campione fosse estratto prima dell'inizio della *survey* e che venisse controllato mano a mano che le interviste procedevano, con attenzione particolare alle variabili sesso, età, istruzione e status socio-lavorativo. Il sistema di selezione, collegato al CATI, estraeva casualmente le famiglie. All'interno di ciascuna, la persona da intervistare veniva scelta attraverso il metodo delle "quote" costruite sulle variabili viste sopra. Nel corso dell'elaborazione i dati sono stati ponderati, assegnando a ciascuna intervista un peso in modo da bilanciare con precisione il campione rispetto all'universo.

17.2.2 Il benessere e la sua definizione operativa

Nel capitolo 8 sono state richiamate le distanze concettuali fra concetti che popolano l'area salute-benessere e che nel senso comune vengono spesso considerati sinonimi. Quella breve introduzione ha mostrato tuttavia che anche sul piano scientifico le definizioni comprese nell'area del benessere non sono univoche. Le ambiguità delle definizioni possono però avere ricadute anche sulle concrete operazioni di ricerca e sugli strumenti di rilevazione adottati. Per sfuggire ad ambiguità di questo tipo, nello studio si è usato uno strumento multi-scala/multi-item, il PGWBI[1] [7]. Sviluppato per misurare le autorappresentazioni degli stati affettivi o emozionali intrapersonali in modo da riflettere il senso di benessere/distress soggettivo, la sua semantica è resa trasparente dalle dimensioni che lo compongono: ansia, umore depresso, benessere positivo, autocontrollo, salute generale e vitalità. In questo capitolo utilizzeremo la locuzione benessere percepito (BP) nel riferirci al concetto in senso generico, mentre parleremo di punteggio o score PGWBI per riferirci allo strumento in questione e al costrutto ad esso sottostante, che utilizzeremo come *reference* [8, 9].

Il PGWBI è composto da 22 item auto-somministrati, ciascuno dei quali dispone di una *rating-scale* di 6 punti. Ciascuna delle 6 dimensioni che lo compongono include un numero di item che va da un minimo di 3 a un massimo di 5. Gli score dei vari domini possono essere sommati in uno score riassuntivo generale che raggiunge un massimo teorico di 110 punti che rappresenta il livello massimo di benessere acquisibile [9].

---

[1] Questo strumento è nato negli Stati Uniti su un progetto della Rand Corporation [7]. Da esso è stata ricavata la versione del presente studio, che era stata adattata all'italiano grazie a un progetto congiunto Istituto Mario Negri – Bracco International [9]. Grossi et al. [3] ne hanno validato anche una versione breve di 12 item che ha mostrato ottime performance. Per le caratteristiche psicometriche di attendibilità, sensibilità e validità del costrutto della versione usata in questo studio si rinvia al manuale in italiano [8] dove si troveranno anche i risultati degli studi originali di validazione della versione americana.

17.2.3 Altri indicatori e indici

Assieme all'indicatore di benessere, nel questionario CATI è stata inserita una *check-list* di malattie croniche che comprendeva le seguenti: ipertensione, attacco cardiaco, malattia cardiaca, diabete, angina, cancro, allergia, artrite, mal di schiena, malattie respiratorie, malattie della pelle, sordità, limitazioni alla funzionalità degli arti, cecità, problemi psichiatrici, depressione. Cumulando le malattie rilevate da questa lista è stato costruito un indice sintetico di tipo cardinale, che abbiamo chiamato indice di morbilità cumulativa (IMC), che va da un minimo di 0 a un massimo di oltre 5 malattie.

Un altro indicatore centrale dello studio riguarda la partecipazione alle attività culturali. A questo scopo nel questionario sono stati elencati i seguenti 15 tipi di attività culturali: concerti jazz, musica classica, opera/balletto, teatro, musei, concerti rock, disco dance, mostre di pittura, attività sociali, eventi sportivi, pratica di sport, lettura di romanzi, lettura di poesie, cinema, partecipazione ad attività di sviluppo comunitario. A ciascuno di questi item era legata una domanda che chiedeva se la persona avesse praticato quella particolare attività nell'anno e una seconda domanda con la quale si quantificava tale partecipazione in numero di giorni nell'anno in cui era praticata dal/la rispondente. Da queste è stato generato l'indice di partecipazione culturale (IPC) complessivo, costituito dal numero di giorni annui in cui una persona ha partecipato o assistito ad almeno una delle attività culturali elencate.

Classiche variabili presenti nel questionario sono l'età (in anni), la scolarità (elementare, media, secondaria e universitaria), lo stato civile (celibe, coniugato/a, vedovo/a, divorziato/a/separato/a) e il reddito mensile in classi (<1000; 1000–1500, 1500–2000, >2000 Euro).

17.2.4 Analisi dei dati

Data la sua natura esplorativa e in mancanza di un modello teorico robusto che avrebbe permesso di utilizzare tecniche statistiche avanzate, come ad esempio modelli di equazioni strutturali, si è preferito adottare modalità di elaborazione molto semplici bivariate o trivariate. Pertanto:
- tutte le elaborazioni si reggono sul confronto dei due sub-campioni di donne e di uomini;
- lo score PWBI è stato correlato (r di Pearson), sempre separatamente per maschi e femmine, con tutte le altre variabili incluse nello studio, utilizzando non solo gli indici aggregati (IMC e IPC) ma anche le variabili elementari;
- queste correlazioni, ordinate per livello, hanno permesso di costruire un profilo, separatamente per maschi e femmine, da cui risultano le variabili più concomitanti con il benessere, sia in termini positivi (il benessere aumenta all'aumentare della variabile) che negativi (il benessere diminuisce all'aumentare della variabile);
- per rafforzare questo profilo e la praticabilità empirica delle relazioni genere-benessere-attività culturali, per ogni variabile è stato calcolato un indice di

impatto sul benessere (IIBP) dei fattori descritti dalle variabili (cardinali o ordinali o comunque monotoniche) del questionario. L'indice deriva dalla sottrazione dello score PGWBI corrispondente alla modalità minima di una certa variabile, dal PGWBI che corrisponde alla massima modalità. Ad esempio, sottraendo 70,52 (lo score PGWBI medio delle persone con livello di partecipazione 0 nell'indice IPC) da 83,87 (lo score PGWBI medio delle persone con la massima partecipazione culturale – massimo IPC) otteniamo IIBP=13,35, che è l'impatto della partecipazione culturale sul benessere;
- nei casi in cui si sono confrontate medie è stato usato il t-test di Student per campioni spaiati, con una soglia di $p<0,05$ di riferimento per il rigetto dell'ipotesi nulla.

17.3 Risultati

La Tabella 17.1 mostra le caratteristiche principali del campione secondo le variabili elencate sopra, nella comparazione fra i due generi. Ne fanno parte 524 femmine e 476 maschi. L'età media complessiva è di 51,29 anni (deviazione standard, DS=18,81), con un range fra 15 e 90 anni.

Il valore medio del PGWBI nel campione totale è di 80,6 (DS=15,36) con un minimo di 24 e un massimo di 110.

La distribuzione per età risulta in linea con quella della struttura della popolazione milanese.

Oltre il 50% dei/delle rispondenti sono sposati/e o coabitano, mentre circa il 30% non sono sposati/e (cosa più comune fra i maschi) e il 12% delle donne sono vedove.

Circa il 50% dei rispondenti ha un livello di scolarità elevato e quasi un quarto è in possesso di una laurea. Circa un terzo del campione è in pensione, mentre il 4% è disoccupato. Anche per quanto riguarda lo status lavorativo il campione è in linea con la struttura della popolazione del Comune di Milano.

Circa il 40% dei rispondenti non ha fornito informazioni circa il proprio reddito. Ne discende che l'informazione sugli aspetti economici è molto limitata e relativamente poco attendibile.

Mentre nelle variabili demografiche i sottogruppi maschi e femmine non manifestano in genere significative dissimilarità, nelle variabili strategiche di questo studio si trovano sempre differenze statisticamente significative fra generi; infatti, il livello di BP (PGWBI) risulta significativamente peggiore per le femmine rispetto ai maschi. Anche l'indice cumulato delle patologie croniche (IMC) mostra vistose differenze di genere; la percentuale di persone che ha dichiarato di non avere nessuna malattia (fra quelle presenti nel questionario) è il 25%. Le donne mostrano però un profilo di IMC significativamente peggiore rispetto ai maschi, con una media di IMC=2,0 patologie rispetto a IMC=1,7 dei maschi.

Infine, la partecipazione culturale è significativamente superiore nelle femmine con circa 20 punti IPC di scarto.

Complessivamente, considerando, come suggerito dai progettisti del PGWBI [9], i valori di punteggio superiori a 90 espressione di benessere e quelli al di sotto di 60

Tabella 17.1 Caratteristiche del campione in studio secondo le variabili principali: comparazione maschi/femmine

Variabili	Maschi		Femmine		valore p
Fasce di età	N.	%	N.	%	
15-24	59	12,39	60	11,45	n.s
25-34	35	7,35	56	10,69	n.s
35-44	73	15,34	61	11,64	n.s
45-54	111	23,32	126	24,05	n.s
55-64	67	14,08	63	12,02	n.s
65-74	75	15,76	95	18,13	n.s
≥75	56	11,76	63	12,02	n.s
Scolarità					
Laurea	116	22,3	125	18,5	n.s
Maturità media superiore	227	45,5	255	46,7	n.s
Licenza media	112	27,1	117	27,2	n.s
Licenza elementare	19	4,4	37	6,6	n.s
Stato civile					
Single	161	33,8	126	24	**
Sposato/a	243	51,1	285	54,4	n.s
Vedovo/a	19	4	62	11,8	**
Divorziato/a	30	6,3	33	6,3	n.s
Convivente	22	4,6	15	2,9	n.s
Non dichiarato	1	0,2	3	0,6	n.s
Reddito					
≤1.000 €	33	6,9	62	11,8	*
1.001-1.500 €	58	12,2	62	11,8	n.s
1.501-2.500 €	82	17,2	79	15,1	n.s
>2.500 €	120	25,2	98	18,7	*
Non dichiarato	183	38,4	223	42,6	n.s
Indice di partecipazione culturale (IPC)	118,19	12,29	100,32	11,05	*
PGWBI	83	1,36	78,32	1,43	**
Malattie (IMC)	1,71	0,18	2	0,18	n.s

n.s, non significativo; *, valore p < 0,01; **, valore p < 0,001

espressione di *distress* (malessere), il 40% dei maschi andrebbe collocato nella prima area, mentre la corrispondente percentuale di donne ammonterebbe al 30%. Per converso, nell'area del *distress*, vi è il 30% delle donne e solo il 20% dei maschi.

La Tabella 17.2 mostra i valori del PGWBI per ciascuna delle variabili categoriali considerate nello studio o, nel caso di indici, delle loro medie.

L'età non risulta essere un fattore concomitante al BP nel campione milanese, dato che la curva e le medie PGWBI risultano molto simili sia per età che per genere. Per singole fasce, tuttavia, le differenze di genere risultano significative nelle età fra 40 e 45 e dai 55 ai 65 anni.

Il reddito non risulta essere una variabile molto importante ai fini del BP, fatta eccezione per i maschi che dichiarano più di 2.500 Euro al mese.

Dai dati è possibile valutare l'influenza del livello di scolarità sul benessere, specialmente per quanto riguarda le donne. La differenza maschi/femmine è significativa per i livelli estremi della distribuzione, vale a dire fra livelli di istruzione

Tabella 17.2 Medie PGWBI nei sottogruppi per genere costruiti sulle principali variabili in studio

Variabili	Maschi		Femmine		
	Media PGWBI	DS	Media PGWBI	DS	valore p
Fasce di età					
15–17	81,40	10,48	80,86	14,16	0,907
18–20	85,36	11,7	80,00	10,64	0,106
21–24	82,95	10,27	81,10	14,26	0,625
25–29	79,30	17,37	80,54	17,07	0,812
30–34	87,67	10,19	80,13	15,21	0,088
35–39	84,08	13,08	88,47	9,44	0,195
40–44	83,30	12,48	72,71	15,45	0,002
45–49	80,67	13,07	81,35	12,4	0,785
50–54	81,46	15,78	77,20	17,89	0,156
55–64	83,37	16,17	78,05	16,59	0,066
65–74	86,43	13,76	76,06	17,21	0,001
75–100	79,11	17,64	79,32	16,1	0,945
Reddito					
≤1.000 €	81,33	15,77	78,21	15,1	0,347
1.001–1.500 €	80,60	17,65	75,29	17,39	0,099
1.501–2.500 €	81,39	14,06	78,54	15,06	0,216
>2.500 €	86,74	12,25	78,38	13,75	<0.0001
Non risposta	81,93	14,41	79,63	16,69	0,143
Lavoro					
Imprenditore	85,16	11,9	78,47	14,23	0,009
Manager	86,45	13,42	75,67	16,64	0,125
Insegnante	78,00	16,3	78,83	16,48	0,886
Impiegato	82,73	12,86	79,58	15,09	0,125
Artigiano	78,59	20,68	77,18	19,69	0,852
Operaio	84,30	12,76	65,5	30,88	0,044
Pensionato	83,29	15,84	76,93	17	0,004
Disoccupato	77,24	13,21	82,84	13,47	0,192
Studente	82,90	10,69	78,88	12,86	0,092
Stato civile					
Single	80,13	14,64	77,82	16,65	0,212
Coniugato/a	85,30	13,28	79,26	15,62	<0.0001
Vedovo/a	77,32	12,56	76,19	16,81	0,789
Divorziato/a	77,43	20,17	78,09	13,48	0,878
Scolarità					
Laurea	85,65	11,91	81,72	14,38	0,034
Maturità media superiore	82,29	14,26	81,00	15,03	0,361
Licenza media	83,33	15,54	75,97	15,23	0,005
Licenza elementare	81,81	19,51	71,21	19,05	0,07

(cont. →)

Tabella 17.2 *(continua)*

Variabili	Maschi		Femmine		
	Media PGWBI	DS	Media PGWBI	DS	valore p
Dimensioni famiglia					
1	78,78	18,18	77,11	17,33	0,523
2	84,52	13,58	77,58	16,47	<0.0001
3	81,79	13,34	77,80	16,38	0,031
4	84,94	12,95	81,01	12,69	0,042
5	84,57	13,37	83,30	14,68	0,748
Malattie (IMC)					
0 malattie	84,89	14,20	83,25	13,17	0,333
1 malattia	86,15	12,45	84,53	13,72	0,315
2 malattie	81,31	14,07	79,54	13,07	0,374
3–5 malattie	79,03	15,52	71,95	16,79	0,001
>5 malattie	73	16,81	60,48	14,40	0,005

DS, deviazione standard; *, valore $p < 0,01$; **, valore $p < 0,001$

elementare e lauree. Si tenga conto tuttavia che, fra i due livelli, mentre un gap di soli 3 punti di score PGWBI divide gli uomini laureati da quelli con livello elementare, ben 10 punti di score PGWBI dividono le donne che hanno una laurea da quelle che hanno una scolarità elementare.

Apprezzabili interazioni sono visibili fra lo stato civile e il BP, come ad esempio fra gli uomini e le donne sposate, ma anche fra sposati e vedovi in entrambi i sessi. Anche la composizione del nucleo si riflette sul benessere. Dai dati si evince infatti che la presenza di 2–3 figli si associa a un aumento di benessere psicologico, specialmente nelle donne.

Come ci si aspettava, il BP mostra una forte relazione con il numero cumulato di malattie (IMC). L'indice PGWBI scende infatti in progressione lineare inversa rispetto al numero di malattie, con circa 10 punti di *gap* fra i maschi con 0 malattie e quelli con 5 malattie, mentre il corrispondente *gap* per le donne è di circa 20 punti PGWBI (Fig. 17.1).

Prendiamo ora in esame l'impatto della partecipazione culturale sul benessere, il focus del presente studio. Come si vede dalla Tabella 17.3, la partecipazione culturale risulta significativamente superiore nelle donne. La Figura 17.2 mostra che il consumo di cultura (si potrebbe dire di tempo libero, dato che include anche lo sport) ha un effetto benefico sul benessere, specialmente nelle donne. Nelle donne la curva PGWBI è molto più ripida allorché si passa dal livello 0 (0 giorni dedicati ad attività culturali in un anno) al livello immediatamente successivo (1–25 volte all'anno), rispetto al genere maschile.

Nelle successive tabelle si è effettuata un'operazione tipica delle *survey* esplorative, correlando il PGWBI con tutte le variabili rilevanti e poi ordinando i coefficienti per graduarne l'importanza nei rispettivi generi. La Tabella 17.3 mostra le variabili che, correlate con il PGWBI (per genere), producono un coefficiente di

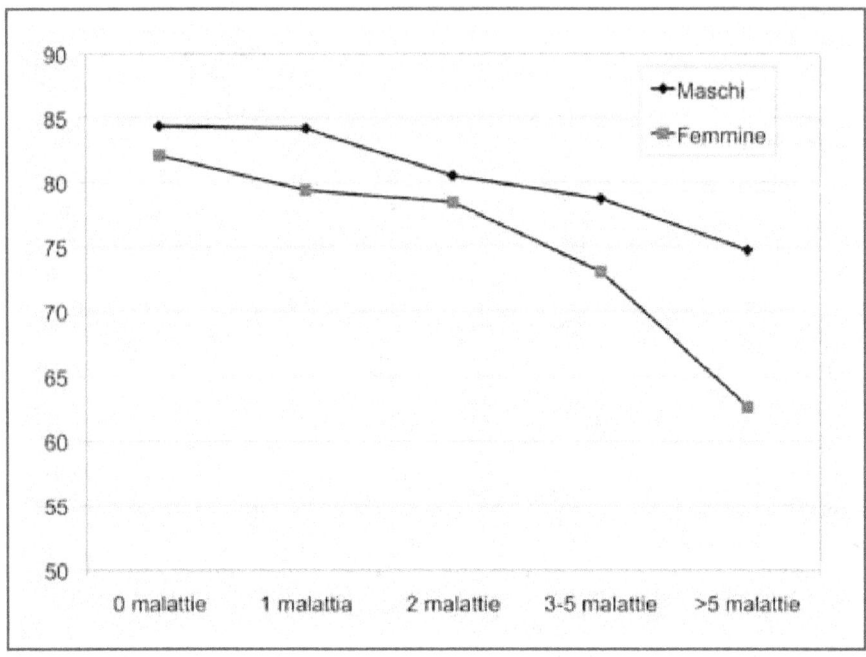

Fig. 17.1 Indice cumulativo di morbilità (IMC, *ascissa*) e benessere percepito in score PGWBI (*ordinata*) per genere

Tabella 17.3 Variabili con correlazione positiva con l'indice PGWBI. Valori della r di Pearson ordinati separatamente per genere

Maschi		Femmine	
Variabile	r	Variabile	r
Sposati	0,21	Partecipazione eventi culturali	0,25
Alto reddito	0,16	Culture participation class	0,19
Frequenza musei	0,14	Anni di scuola	0,18
Attività fisica	0,14	Frequenza cinema	0,17
Partecipazione eventi culturali	0,12	Frequenza musei	0,15
Anni di scuola	0,09	Lettura romanzi	0,14
Lettura romanzi	0,08	Attività fisica regolare	0,12
Attività fisica regolare	0,11	Frequenza teatro	0,11

correlazione *r* positivo (relazione diretta: all'aumentare della variabile aumenta anche PGWBI), mentre la Tabella 17.4 mostra quelle con correlazione inversa (all'aumentare della variabile PGWBI diminuisce).

Il profilo dei maschi mostra che il BP (PGWBI) si attaglia principalmente allo stato matrimoniale e alla situazione di reddito elevato. Sono correlati negativamente con il benessere, invece, l'indice IMC delle malattie cumulate, lo stato di *single*, di divorziati/e e di vedovanza.

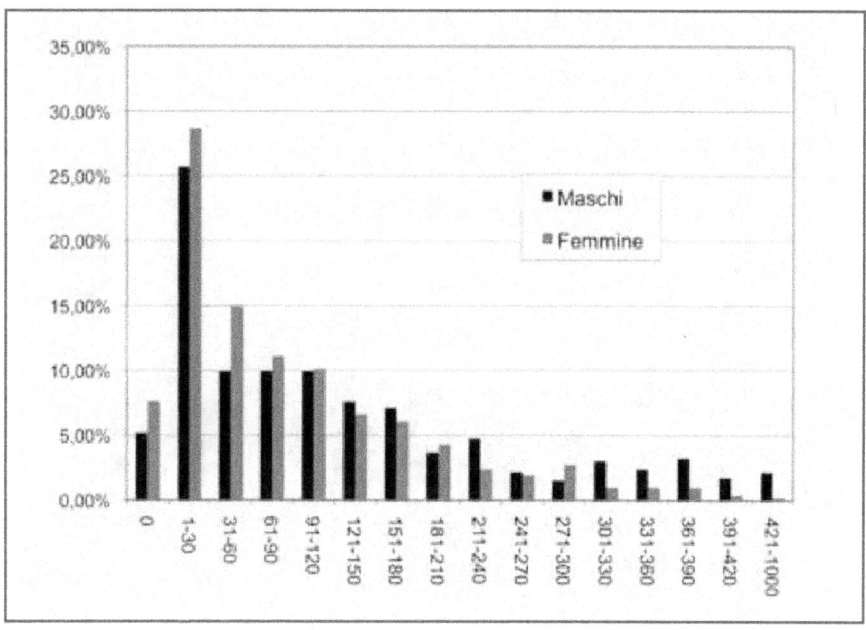

Fig. 17.2 Partecipazione culturale IPC (*ascissa*) e score PGWBI (*ordinata*) per genere

Tabella 17.4 Variabili con correlazione negativa con l'indice PGWBI. Valori della r di Pearson ordinati separatamente per genere

Maschi		Femmine	
Variabile	r	Variabile	r
Numero malattie (IMC)	−0,19	Numero malattie (IMC)	−0,43
Single	−0,13	Partecipazione culturale IPC=0	−0,24
Divorziato	−0,10	Età	−0,08
Vedovo	−0,08	BMI	−0,06
Partecipazione culturale IPC=0	−0,08	Vedova	−0,06
Bassa partecipazione culturale	−0,07	Bassa partecipazione culturale	−0,05
Basso reddito	−0,06		

Nel profilo delle femmine, invece, le variabili più correlate al PGWBI sono quelle relative alla partecipazione ad attività culturali. Nel negativo, incide sul profilo il cumulo di malattie, ma anche l'assenza di partecipazione culturale. Il livello dei coefficienti di correlazione non è elevato, ma la linea di tendenza sottostante è piuttosto univoca.

Data questa linea di tendenza, un'ulteriore operazione è consistita nell'analisi dell'indice di impatto sul benessere IIBP per ciascuna variabile nel modo di cui si è detto al paragrafo 17.2.4.

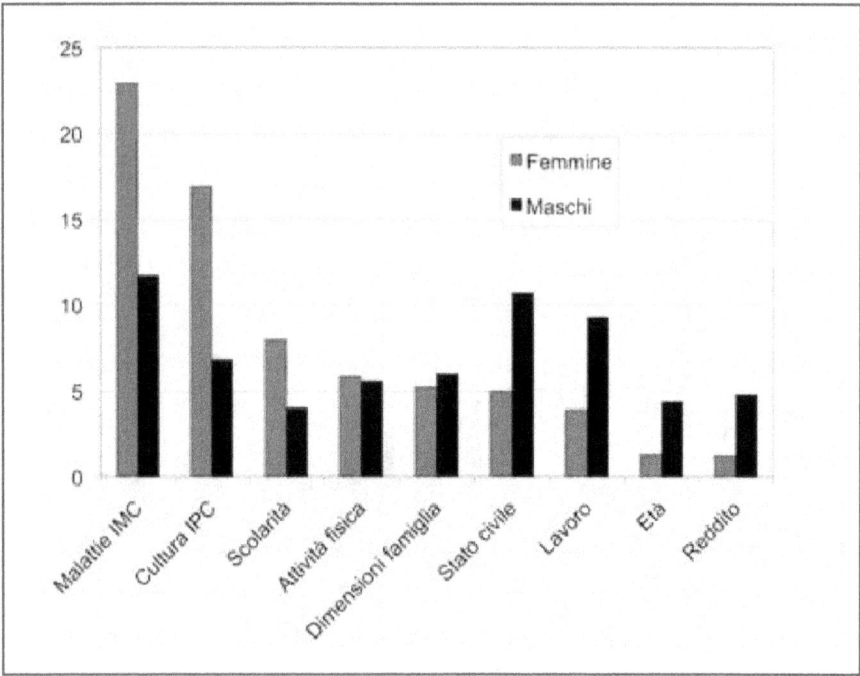

Fig. 17.3 Ranking dell'impatto dei diversi fattori sul benessere secondo lo IIBP per genere (vedere testo per la spiegazione)

La Figura 17.3 mostra quali sono le variabili che hanno il maggiore impatto sul benessere, che risulta nettamente diverso nei due generi. Lo stato di salute domina in entrambi, ma il suo IIBP è molto più elevato sulle donne. Anche le attività di tempo libero sembrano giocare un ruolo importante in queste ultime, mentre nei maschi sembrano avere un minore impatto di altri determinanti di benessere, quali lo stato civile e lo status lavorativo. La scolarità è decisamente molto più importante per le donne in termini di impatto (ad esempio di quanto non lo sia lo status lavorativo), mentre si trova all'ultimo posto nel profilo dei maschi.

17.4 Discussione e conclusioni

Molto di ciò che emerge da questi risultati è tuttora al centro di dibattiti che in alcuni casi sono ancora lontani dalla conclusione. I quesiti che ne nascono possono essere raggruppati in due aree. La prima riguarda la relazione fra genere e BP, la seconda il ruolo del tempo libero e delle attività culturali nella costruzione di genere del BP.

Le tematiche relative alla prima area sono sottolineate dai dati sul triangolo genere-benessere percepito-morbilità. Molta letteratura di area biomedica ha sostenuto le ragioni teoriche di quanto emerge dal nostro studio che mostra, nella donna, una situazione di particolare vulnerabilità. È ragionevole ipotizzare che l'interazione tra il genere e il ciclo di vita giochi un ruolo significativo sul BP. A questo riguardo, mentre in età avanzata le donne sembrano più ansiose degli uomini [10], una vasta mole di ricerche si è occupata del rilevante incremento della prevalenza della depressione femminile nell'adolescenza, che sembra scaturire da una combinazione di fattori biologici e ambientali [11]. Altre indagini mostrano che il genere può essere un importante determinante biologico di vulnerabilità riguardo allo stress psicosociale. Infatti, lo stress negli uomini sarebbe associato all'incremento del flusso sanguigno cerebrale (*cerebral blood flow*, CBF) nella corteccia prefrontale destra, con diminuzione del CBF nella corteccia orbito-frontale sinistra; nelle donne, al contrario, lo stress attiverebbe in modo importante il sistema limbico inclusi ventral striatum, putamen insula e corteccia cingolata [12]. Questi e altri dati fanno pensare che sul SWB influisca una risposta neuronale legata al genere. Sono state dimostrate modificazioni di genere del benessere connesse con la fase circadiana, mettendo così in luce l'esistenza di un *background* specifico di tipo biologico nella modulazione dell'umore [13]. Anche le risposte emozionali agli stimoli ambientali sembrano essere mediate dal genere, come mostrano recenti ricerche secondo cui vi sarebbe una sensitività di natura biologica alla vulnerabilità delle donne a eventi avversi/stressanti [12].

La nostra ricerca conferma questa vulnerabilità attraverso il gap di genere mostrato dal PGWBI. I nostri dati mostrano inoltre che questo gap si accompagna a una maggiore esposizione della donna alle malattie croniche. Questo secondo fenomeno è rubricato in letteratura con la locuzione *gender health paradox*. L'epidemiologia mostra, infatti, che la speranza di vita delle donne è costantemente superiore a quella degli uomini [14, 15] ma, allo stesso tempo, lo è anche la morbilità. Non ci addentriamo oltre nella questione se non per dire che le donne mostrano di essere meno vulnerabili dell'uomo alle malattie cardiovascolari, ma di avere una prevalenza molto più elevata dell'uomo ad altre patologie croniche. Queste sono talvolta meno letali ma, tuttavia, suscettibili di provocare una pessima qualità della vita (come artrosi, osteoporosi, depressione, ecc.) [16, 17].

Vi sono teorie che tendono a sovrapporre a quelle biomediche spiegazioni di tipo sociologico. Ad esempio, le donne si rivolgerebbero ai servizi sanitari in modo più precoce e con maggiore frequenza e sarebbero molto più espressive degli uomini nel riferire i propri sintomi. Questo sarebbe connesso, da una parte, a un aumento dell'ansia e dello stress; dall'altra, come è stato ipotizzato nel caso della depressione, a sovradiagnosticare alcune patologie da parte dei medici [18, 19].

Sempre di derivazione sociologica sono alcuni luoghi comuni secondo cui la maggiore esposizione al *distress* da parte della donna sarebbe dovuta al sovraccarico di ruoli (lavoratrice, moglie, madre, ecc.). Queste teorie, derivate dalla sociologia degli anni '50–'60 sul conflitto di ruolo, sono state però contraddette dagli anni '80 da varie *survey* condotte nell'ambito della cosiddetta ricerca di genere. Secondo questi studi, non sarebbe il numero di ruoli a causare stress, ma la loro combinazione e la loro adeguatezza circostanziale [20–22]. Anche nel presente studio si ha un esempio di questo, laddove si è visto che il numero di bambini costituisce una variabile che impatta positivamente sul benessere soggettivo, mentre altre condizioni di ruolo, come la vedovanza (a prescindere da quanti e quali siano i ruoli giocati), è una delle condizioni che più incide negativamente sul benessere.

Infine, un altro paradosso critico è dovuto al fatto che gli studi appartenenti al filone (non medico) dell'analisi del BP [23, 24] hanno portato a sostenere che non esisterebbe alcun significativo *gap* di genere nel benessere, mentre il nostro studio ha mostrato chiaramente il contrario. Al risultato di questo studio se ne possono affiancare altri che vanno nella stessa direzione, derivati da ricerche condotte con il PGWBI [25] o con altri strumenti che includono dimensioni di BP, come lo SF-36 [26]. Si è anche obiettato che strumenti come il PGWBI, essendo nati per la ricerca medica (su popolazioni affette da malattie specifiche) tenderebbero a sovrastimare determinati disturbi, una volta applicati a popolazioni generali (tendenzialmente sane). Se l'obiezione fosse fondata, tuttavia, il problema dovrebbe emergere anche per i maschi; inoltre, dal punto di vista metodologico, si potrebbe osservare che gli strumenti multi-item multi-scala come il PGWBI sono tradizionalmente riconosciuti come più validi e attendibili di quanto non lo siano quelli a un item usati spesso nelle *survey* demoscopiche non mediche sul BP [27].

Quanto sopra dimostra, pertanto, che l'evidenza empirica di una maggiore vulnerabilità di genere trova diverse spiegazioni, che hanno tutto da guadagnare da un approccio sinergico interdisciplinare, ai fini di produrre visioni multilaterali e bilanciate [16].

Lo stesso auspicio si potrebbe rivolgere al secondo *pool* di spiegazioni che è relativa al triangolo partecipazione culturale-benessere-genere, che è centrale per questo contributo.

I nostri dati mostrano che il tempo libero fornisce un importante supporto al benessere delle donne, che viene perfino accelerato se questa partecipazione si focalizza sulle attività culturali.

Che interpretazione dare a questa evidenza? Spiegazioni emerse dalla ricerca degli anni '80 concordavano nel ritenere che le attività di tempo libero migliorassero il coping verso gli eventi o i fattori suscettibili di provocare *stress* [28, 29] e che, perciò, la tipologia/frequenza dell'attività praticata potessero avere esiti benefici sulla salute grazie al senso di competenza, agli aspetti motivazionali e ad altri importanti fattori sinergici [29].

Altri autori hanno invece affacciato l'ipotesi che il tempo libero fornisse alla gente importanti occasioni di socializzazione, come l'appartenenza a un gruppo, il godere di un certo supporto sociale, farsi nuovi amici, ecc. [30], mentre altri hanno sostenuto che le ricadute del tempo libero sulla salute sarebbero positive perché farebbero parte di un'area di libera scelta della persona, incluso il fatto che si accompagnerebbero a forti motivazioni e a dedizione in termini temporali [31]. Su questa scorta, negli anni '90 si è proposto di puntare sui rapporti fra la pratica del tempo libero e la personalità degli individui. Pertanto il tempo libero diventerebbe salutare allorché si adattasse o contribuisse a migliorare l'identità personale, rivestendo un particolare senso per la persona nella pratica di una certa attività [28, 31]. La ricerca degli anni 2000 cercherà di mettere in campo complessi modelli di verifica delle congetture di cui sopra, attraverso modelli di equazioni strutturali [32].

Questi punti di vista non sono però unanimemente condivisi e vi è chi nega che possa esistere un legame fra BP e tempo libero. In uno studio pubblicato nel 2005, focalizzato sull'impatto dell'arte come attività di tempo libero, Michalos sostenne che l'influenza della partecipazione ad attività artistiche spiegava solo l'1% della varianza di vari indicatori di benessere, mentre altri fattori come autostima e amicizie ne spiegavano circa il 65% [4]. Questa sua conclusione è ampiamente contraddetta dai nostri dati.

Buona parte della ricerca non "negazionista" propende oggi per un rafforzamento delle ipotesi tempo libero-relazioni sociali, chiamando in causa le teorie dei network. Ad esempio, la partecipazione ad attività artistiche include apprendimento, azione, attività intellettuale, manuale, cooperazione [3]. Una *survey* sulla frequenza alle mostre d'arte nel Nordest d'Italia effettuata nel 2009 mostrò che il 78% del visitatori era anche coinvolto nella produzione di arte o eventi artistici (come hobbisti o come professionisti) e che la frequenza e l'organizzazione agli eventi artistici assumeva una configurazione di network [33]. Sempre sulla traccia dei modelli della *network analysis*, Kane [34], applicò una tradizionale dicotomia della sociologia dei network, eterogeneità vs densità (rispettivamente, dissimilarità e omogeneità fra componenti di un network) per spiegare i tratti distintivi delle relazioni sociali che si creano tramite la partecipazione ad attività culturali. L'autrice osservava che i network ad alta densità implicherebbero omogeneità di vedute, scambio di informazioni di immediata accessibilità, condivisione, conformismo alle aspettative e solidarietà del gruppo. Le attività di tempo libero legate alla cultura privilegerebbero invece posizioni distintive, attraverso la raccolta e lo scambio di informazioni relativamente estranee agli altri componenti del network. I protagonisti sarebbero maggiormente interessati a informazioni nascoste o non facilmente raggiungibili ed esclusive, come sono appunto quelle relative all'alta cultura, e questo li porterebbe ad assumere posizioni distinte rispetto agli altri componenti. I network omogenei sarebbero più consoni a modalità maschili di partecipazione ad attività culturali, mentre quelli eterogenei sarebbero più consoni a una modalità femminile di costruzione di un territorio simbolico di distinzione e di originalità.

Ma, una volta che si porti l'analisi sul complesso terreno delle scelte e delle loro relazioni con i percorsi identitari, è inevitabile che nelle valutazioni individuali entrino non solo gli aspetti che possono favorire la partecipazione al tempo libero, ma anche quelli che possono impedirla. Gli studi sul coping [35] connesso con le decisioni alla partecipazione ad attività di tempo libero, mette in luce che, accanto alla pletora di fattori che spingono verso le attività di tempo libero, nel campo deliberativo della persona compaiono anche fattori che ne rendono difficile l'accesso.

Il genere costituisce uno di questi impedimenti?

Gli studi sui consumi nella società post-moderna tenderebbero a dire di no. Secondo alcuni di questi, infatti [24], il genere costituirebbe una categoria originata da sistemi stratificati tipici della società industriale o da configurazioni sociali precedenti, ma oramai in liquidazione con l'avvicinarsi agli anni 2000. Pertanto, anche il consumo e la partecipazione al tempo libero tenderebbero ad allontanarsi sempre più dalle etichette tradizionali di genere. Secondo Bourdieu, del resto [36], la partecipazione per genere alle attività culturali tenderebbe a livellarsi grazie al fatto che, con l'aumento dell'istruzione, entrambi i generi godrebbero sempre più dello stesso capitale culturale.

Molti altri autori, tuttavia, dissentono. Mentre da più parti si sottolinea quanto emerge dalla nostra ricerca, e cioè che vi è una specificità femminile della partecipazione culturale [37] altri, come McGinnis e colleghi, in una *review* sulla ricerca qualitativa e quantitativa degli anni '90 [38], davano a questo fenomeno una valenza negativa, concludendo che, malgrado gli innegabili cambiamenti, in tema di consumi di tempo libero, le donne post-moderne sembrerebbero ancora basarsi su *pattern* di genere tradizionali: uso di tempo libero a fruizione passiva (cinema, TV, letture), riluttanza alla partecipazione allo sport, ecc. Ciò porterebbe a concludere che i modelli tipici della società industriale (maschi produttori, donne addette ai consumi e/o alla famiglia), continuerebbero a riprodursi.

Vi sono però studi che, piuttosto che concedere a questo *revival* dei modelli di genere tradizionali, attribuiscono la maggiore fruizione delle attività culturali da parte delle donne a fattori strutturali, come ad esempio la condizione lavorativa [39]. Il part-time, più diffuso presso le donne che presso gli uomini, comporterebbe maggiore disponibilità di tempo e, quindi, un più facile approccio ad attività e iniziative culturali. La stessa propensione, nelle donne impiegate a tempo pieno, si spiegherebbe poi con il fatto che buona parte di esse lavorerebbero in ambienti legati alla produzione culturale o in settori di tipo educativo.

Altri studi parlano invece di un "ritorno" di questi modelli nella popolazione post-moderna, dovuti a *enclaves* della socializzazione primaria che sarebbero (nuovamente) differenziate per genere [40], in modo più rigido specialmente nei sottogruppi di popolazione più giovane, con genitori più propensi a iscrivere le ragazze a corsi di studio di materie artistiche, ecc.

In buona sostanza, le spiegazioni che provengono dal dibattito sul perché la donna avrebbe una maggior propensione alle attività di tempo libero porterebbe verso due ipotesi di valenza diversa:

a. la preminenza della donna nei consumi culturali costituirebbe la riproduzione di tradizionali modelli di genere i quali, prima tendenzialmente in estinzione a partire dal dopoguerra, sarebbero riemersi nel periodo post-moderno (a partire dalla metà degli anni '80) per trasformazioni (involutive) legate ai modelli educativi e formativi nelle élites delle classi medio-alte;

b. l'uso del tempo libero orientato verso i consumi culturali costituirebbe una specifica modalità femminile di costruzione e valorizzazione del proprio tempo libero. Le maggiori ricadute in termini di benessere connesse con queste attività, la loro tendenza ad amplificarsi attraverso modalità di partecipazione selettiva, dotate di una forte carica simbolica, sembrano costituire un forte indizio che la partecipazione ad attività culturali sia una formidabile opportunità di *empowerment* per la salute e la condizione femminile

Bibliografia

1. Ahuvia AC (2002) Individualism/collectivism and cultures of happiness: a theoretical conjecture on the relationship between consumption, culture and subjective well-being at the national level. J Happ Stud 3:23–36
2. Bell D (2006) Review of research into subjective well-being and its relation to sport and culture. In: Scottish executive, quality of life and well-being: measuring the benefits of culture and sport: literature review and thinkpiece, Annex 1. Scottish Executive, Edinburgh
3. Daykin N, Orme J, Evans D et al (2008) The impact of participation in performing arts on adolescent health and behavior: a systematic review of the literature. J Health Psychol 13:251–264
4. Michalos AC (2005) Arts and the quality of life: an exploratory study. Social Indicators Research 71:11–59
5. Grossi E, Tavano Blessi G, Sacco PL, Buscema M (2011) The interaction between culture, health and psychological well-being: data mining from the Italian culture and well-being project. J Happ Stud. 13(1):129–148
6. Grossi E, Sacco PL, Tavano Blessi G, Cerutti R (2010) The impact of culture on the individual subjective well-being of the Italian population: an exploratory study. Applied Research Quality Life. 6:387–410
7. Dupuy HJ (1990) The Psychological General Well-being Index. In: Wenger NK, Mattson ME, Furburg CD, Elinson J (eds) Assessment of quality of life in clinical trials of cardiovascular therapies. Le Jacq Publishing, NewYork, pp 170–183
8. Grossi E, Mosconi P, Niero M, Apolone G (2002) Questionario Psychological General Well-Being Index: versione italiana. Istituto di Ricerche Farmacologiche Mario Negri, Milano
9. Grossi E, Groth N, Mosconi P et al (2006) Development and validation of the short version of the Psychological General Well-Being Index (PGWB-S). Health and Quality of Life Outcomes 4:88–96
10. McLean CP, Asnaani A, Litz BT et al (2011) Gender differences in anxiety disorders: prevalence, course of illness, comorbidity and burden of illness. J Psychiatr Res 45:1027–1035
11. Derdikman-Eiron R, Indredavik MS, Bratberg GH et al (2011) Gender differences in subjective well-being, self-esteem and psychosocial functioning in adolescents with symptoms of anxiety and depression: findings from the Nord-Trondelag Health Study. Scand J Psychol 52:261–267
12. Hofer A, Siedentopf CM, Ischebeck A et al (2006) Gender differences in regional cerebral activity during the perception of emotion: a functional MRI study. Neuroimage 32:854–862
13. Birchler-Pedross A, Schroder CM, Munch M et al (2009) Subjective well-being is modulated by circadian phase, sleep pressure, age, and gender. J Biol Rhythms 24:232–242
14. Department of economic and social affairs (Population division) (2001) World population ageing: 1950–2050. United Nations Publications, st/esa/ser.a/207, United Nations, New York
15. Eskes T, Haanen C (2006) Why do women live longer than men? Eur J Obst Gynec Reproduct Biol 133:126–133
16. Rieker PP, Bird CE (2005) Rethinking gender differences in health: why we need to integrate social and biological perspectives. J Gerontol 60B(Suppl-II):40–42
17. McDonough P, Walers V (2001) Gender and health: reassessing patterns and explanations. Social Sci Med 52:547–559
18. Wilhelm K, Roy K(2003) Gender differences in depression risk and coping factors in a clinical sample. Acta Psychiatrica Scandinavica 106:45–53
19. Macintyre S, Hunt K, Sweeting H (1996) Gender differences in health: are things really as simple as they seem? Social Sci Med 42(4):617–624
20. Thoits PA (1986) Multiple identities: examining gender and marital status differences in distress. Am Soc Rev 51(2):259–272
21. Verbrugge LM (1983) Multiple roles and physical health of women and men. J Health Soc Behav 24(1):16–30
22. Waldron I, Weiss CC, Hughes ME (1989) Interacting effects of multiple roles on women's health. J Health Soc Behav 39(3):216–236

23. Andrews FM, Withey SB (1976) Social indicators of well-being: Americans' perceptions of life quality. Plenum Press, New York
24. Myers DG, Diener E (1995) Who is happy? Psychological Science 1(6):10–19
25. Niero M (2011) Benessere e QoL al femminile: aspetti metodologici e analisi dei determinanti. In: Grossi E (ed) Donne e benessere psicologico; stili di vita, salute e cultura. Atti del seminario Fondazione Bracco del 8/3/2011, pp 45–71
26. Apolone G, Mosconi P, Ware JE (1997) Questionario sullo stato di salute SF-36. Guerini e Associati, Milano
27. Bech P, Olsen RL, Kjoller M, Rasmussen NK (2003) Measuring well-being rather than the absence of distress symptoms: a comparison of the SF-36 Mental Health subscale and the WHO-Five well-being scale. Int J Method Psychiatr Res 12(2):85–91
28. Siegentahler KL (1007) Health benefits of leisure. Parks and Recreation 32(1):24–25
29. Wheeler RJ, Frank MA (1998) Identification of stress buffers. Behav Med 14:78–89
30. Coleman D (1993) Leisure-based social support, leisure dispositions and health. J Leisure Res 25(4):350–361
31. Melamed S, Meir EI (1995) The benefits of personality-leisure congruence: evidence and implications. J Leisure Res 27(1):25–40
32. White DD (2008) A structural model of leisure constraints negotiation in outdoor recreation. Leisure Sciences 30:342–359
33. Niero M, Cossi G (2009) Il pubblico delle arti contemporanee: fattori di prossimità nella fruizione artistica. In: Tessarolo M (ed) L'arte contemporanea e il suo pubblico. Franco Angeli, Milano, pp 169–188
34. Kane D (2004) A network approach to the puzzle of women's cultural participation. Poetics 32:105–127
35. Jackson EL, Henderson KA (1995) Gender-based analysis of leisure constraints. Leisure Sciences 17(1):31–35
36. Bourdieu P (1984) Distinction: a social critique of the judgment of taste. Harvard University Press, Cambridge, MA
37. Lizardo O (2006) The puzzle of women's "highbrow" culture consumption: integrating gender and work into Bourdieu's class theory of taste. Poetics 34(1):1–23
38. McGinnis L, Chun S, McQuillan J (2003) A review of gendered consumption in sport and leisure. Academy of Marketing Sciences no. 5. (E-Journal Article) http://www.amsreview.org/articles.htm
39. Erickson B (1996) Culture, class, and connections. Am J Soc 102:217–251
40. Christin A (2011) Gender, early socialization in the arts and cultural participation in the United States. CACPS Working Paper no. 42. Princeton University Press, Princeton NJ

Indice analitico

A

Aspirazione al consumo (*satisfaction treadmill*) 63
Abbonamento al museo 86
Abitudini culturali 41
Abitudini sociali 68
Accanimento terapeutico 5
Accesso culturale 216, 217
Affettività negativa (NA) 151
Agenda del paziente 19
Alessitimia 150
Ambiente sociale 18
Amigdala 163
Analisi univariata 218
Appraisal 146
Apprendimento 125
Approccio bottom-up 54
Approccio olistico di Engel 22
Approccio top-down 54
Aristotele 68
Art in Medicine 200
Ashmolean Museum 88
Aspetti psicologici 14
Asse ipotalamo-ipofisi-surrene (*hypotalamus-pituitary-adrenal*, HPA) 131, 134
Assenza di malattia 5
Attivazione fisiologica 137
Attività non strutturate 126
Attività strutturate 125
Auto-efficacia 123
Auto-realizzazione 124
Avanguardie 91

B

β-amiloide 184
Benessere e salute mentale 122
Benessere lavorativo 125
Benessere psicologico 67, 215
Beni relazionali (BR) 59
Bioinformatica 13
Boom economico 72
Bronx Aging Study 188

C

Capitale culturale 49
Capitale sociale 20, 62
Carta dei diritti del visitatore 100
Categorie culturali 41
Categorie d'azione 42
Ciclo di produzione culturale 45
Cinque A dell'Alzheimer 186
Circolo virtuoso 52
Clima relazionale 63
Codice dei beni culturali e del paesaggio 73
Codice Etico per i Musei 77
Coesione sociale 66
Collezionismo 87
Condivisione 126
Consumo culturale 22
Cooperazione 51
Coping 132
Corteccia orbitofrontale 162
Corteccia prefrontale 135
Cortisolo salivare 135
Costruzione di significati 124
Creativi individuali 22

Credenze 146
Cultura
　definizione 36
　etimologia 35
　come categorizzazione sociale 38
　documentaria 38
　e capitale fisico 51
　e capitale naturale 51
　e capitale sociale 51
　e capitale umano 51
　ideale 38
Cultural studies 48
Cultural welfare 193

D

Demenza di Alzheimer 183
Descartes, René 4
Didattica museale 86
Disabili mentali 94
Disabili visivi 94
Disagio psicologico 4
Disease 17
Distretti Industriali 52
Distretto Culturale 52
Distretto Culturale Evoluto (DiCE) 54
Disturbi cardiaci 140
Disturbo algico 140
Dolore 140
Domini culturali 42
"Dominio umano" di Engel 14
Donati, Pierpaolo 62
Dopamina 163
DSM-IV-TR 135
Dualismo 3
Dualismo cartesiano 4

E

Easterlin, Richard 63
Edonismo 123
Effectiveness 169
Efficacy 169
Emotional Regulation 148
Emotion-Focused Therapy 149
Emozioni positive 123
Engel, George 130
Epoca protoindustriale 48
Équipe multi specialistiche 20
Erudizione 37

Escludibilità 61
Esperienza ottimale 123
Eudaimonia 61, 124
Evento stressante 132

F

Fattori emotivi 152
Fidelizzazione 86
Fiducia 65
Fruizione culturale 126, 152
Funzione di appartenenza 9
Funzione riflessiva 149
Funzioni cognitive 189
Fuzziness 10

G-H

Gartenreich 90
Gender gap 220
Gerontologia 182
Guarigione 17
Helgason, Cathy 11
Hermitage 89

I

Idiosincraticità 54
Illness 17, 19, 22
Imitazione e apprendimento 65
Indotto 68
Industrie creative 50
Industrie culturali 50
Infertilità 140
Inflammaging, teoria dello 181
Informazione simbolica 122
Inibizione sociale (SI) 151
Innovazione 55
Insonnia 139
Insula 163
Intelligenza Artificiale 170
International Classification of Functioning (ICF) 20
International Council of Museums (ICOM) 92
Invecchiamento 179
Ipertensione 140
Ipervigilanza del sistema vegetativo 139
Ippocampo 184
Ippocrate 2, 22
Isolamento sociale 142

J-K-L

Jaspers, Karl 17
Kosko, Bart 10
Legge 1089/39 72
Leggi Bassanini 73
Livello d'istruzione 220
Logica binaria 12
Logica dicotomica 8
Logica fuzzy 9, 13
Logica multivalente 8
Logica trivalente 8
Lukasiewicz, Jan 8

M

Malattia
  definizione 6
  malattia come processo 7
  malattia dei costi 49
  malattie croniche 16
  malattie cronico-degenerative 181
  malattie dermatologiche 139
  malattie psicosomatiche 136
Malattia cardiaca come fattore cardio-protettivo 144
Marcel Proust 22
Maurizio Musolino 11
Meccanismi immunoregolatori 176
Medicina occidentale 17
Medico "meccanico" 16
Mentalizzazione 149
Mini Mental State Examination (MMSE) 187
Modello biomedico 3, 7
Modello biopsicosociale 13, 131, 141
Mostre 87
Motivazione intrinseca 123
Multifattorialità 4
Munari, Bruno 72, 85
Museo
  definizione 91
  funzioni 94
  Musei Capitolini 88
  musei di identità 80
  Museo Aldobrandi a Bologna 88
  Museo della Specola 91
  Museo Giovio di Como 88
  museoterapia 99
  museologia 92

N-O

Network, teoria del 181
Neuroni specchio 65
Neuroscienze 161
Nussbaum, Martha 61
Ossitocina 65

P-Q

Paradosso della felicità 63
Partecipazione 126
Partecipazione culturale 44
  e aspettativa di vita 172
Pensiero operativo 149
Percezione soggettiva del benessere 217
Personalità di tipo D 151
Philia 61
Piano assistenziale individuale (PAI) 20
Pinacoteca Ambrosiana 88
Placche e gomitoli di neurofibrille 184
Politiche per la salute 227
Povertà sociale 59
Predittività 6
Processo di consapevolezza 149
Produzione culturale 126
Produzione spontanea 47
Promozione della salute 18, 141
Prospettiva multifattoriale 131
Psicologia positiva 123
Psicosomatica 130, 136
Psychological General Well-Being Index (PGWBI) 216
Qualità della vita 39

R

Radicali liberi dell'ossigeno 180
Real world 168
Reazione di attacco o fuga 133
Relazione diadica nelle coppie 143
Relazione tra consumo e benessere 62
Relazioni e malattia cardiaca 144
Relazioni interpersonali negative 144
Resilienza 124, 145
Riduzionismo 3, 5
Rinascimento 88
Rischio percepito 174
Risposta iperprotettiva 143
Rivalità 61

S

Salute
  definizione 3
  salute auto-percepita 175
  salute auto-riferita 172
  salute sociale 15
Self-efficacy 147
Senso di coerenza 123
Sickness 17
Simbologie 49
Simulazione incarnata 164
Sindrome generale di adattamento 132
Sistema digerente ed emozioni 138
Sistema limbico 134
Sistema nervoso autonomo (SNA) 132
Sistema sensorimotorio 164
Sistemi Museali Locali 73
  requisiti minimi 76
Slow Museum 97
Social intensity support (SIS) 21
Società industriale 48
Società post-industriale 48
Soddisfazione di vita 123
Soft power 56
Soglia di accesso 67
Somatizzazione 136
Specialismo 2
Stakeholders 53
Statistica culturale 41
Stile di vita 39, 215

Strategia di coping 147
Stress 131
  e sistema gastrointestinale 138
  e sistema immunitario 141
  stress familiare 145
Strutture neurali dedicate alla bellezza 161
Successful aging 182, 183
Supporto sociale 142
Sviluppo 51

T

Television viewing e beni relazionali 64
Tempo libero 125
Teoria dell'adattamento 63
Teoria delle probabilità 10
Teoria generale dei sistemi 15-16
Teoria posizionale 63
Trasmissione culturale 37
Tumore 141

U-V-W-Z

Uhlaner, Carole Jean 61
Ulcera peptica 138
UNESCO 39
Valore sociale aggiunto 62
Variazioni epigenetiche 121
WHO 15
Wunderkabinett 88
Wunderkammern 88
Zadeh, Lotfi 8

Finito di stampare nel mese di dicembre 2012